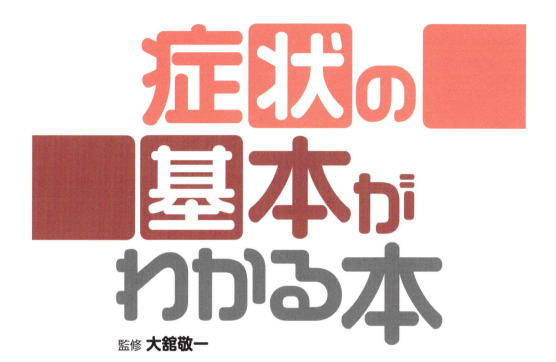

監修 大舘敬一

そのメカニズムと観察・検査・ケアのポイント

サイオ出版

改訂に際して

　今回、サイオ出版のご厚意により改訂版を発行する運びとなりました。サイオ出版には厚く御礼を申し上げます。

　前版は主に看護学を学ぶ学生さんや看護師として看護の現場で働く方に役立ち、好評を博しました。あるいは介護福祉に携わる人や一般の人にも役立ったことと存じます。本改訂版もできるだけ平易な記述にとどめ、医学的知識のない一般の人にも十分理解ができるように努めました。また、前版より8年が経過し、医学的変化がありましたので、現在にそぐわない部分も出てきました。これを改め最新の知識を入れさせていただきました。

　通常の医学書とは異なり、前版同様に症状から医学と看護学を学ぶように配慮してありますので、きっとこの点でも皆様のお役に立つと確信しております。精神疾患以外の症状はほぼ網羅してあります。

　看護学生の副読本として最適と信じます。本書を座右に置き活用していただけたら、望外の幸せに存じます。

2019年7月

監修者　　大舘　敬一
横浜市立大学名誉教授
横浜港運健康保険組合健康管理室室長

編集協力　戸田すま子
秀明大学看護学部教授

はじめに

　このたび、『ナーシングカレッジ2009年6月臨時増刊号』の「症状のキホンがわかる本」を単行本として発刊する運びとなりました。臨時増刊号では、ことのほかご好評をいただき、ありがとうございました。看護雑誌「ナーシングカレッジ」は、主に看護学生を対象とし比較的狭い読者を対象としているところがございますが、さらに多くの読者に愛読いただきたいと考えるからでございます。

　したがいまして、この第2版ともいうべき『症状のキホンがわかる本』は、主に看護学を学ぶ読者を引き続き対象に編纂しましたが、医師をめざす医学生や研修医、すでに看護師として看護の現場で働いている方、あるいは介護福祉に携わる方などの多くの読者の知識の整理にも役立つと、同時に、医学的知識のない一般の方にも読んで充分ご理解いただけるものと確信しております。

　臨時増刊号と大きく異なるのは、25の症状に加え、「出血傾向」「脱水」「不眠」「せん妄」「易感染性」の5つの症状を新たに取り上げ、項目数を30項目と増やしました。

　多くの医学関係の本や参考書はまず疾病をあげ、症状、原因などの病態、さらには治療あるいは看護ケアを学ぶように配列されているのが一般的です。本書は、患者さんが訴える症状から学ぶように工夫されていて、皆さま方が患者さんと接したときにひも解く資料としては最善のものと考えています。30項目の症状を取り上げていますので、精神疾患以外はほとんど網羅しています。編集にあたっては、図や表を多用して読者によりわかりやすく、また，キャラクターも取り入れ楽しく親しみやすく学べるよう工夫を施しています。ガイドラインがあるものは、最新のものに準拠するよう心がけました。看護ケアに関しては、本学科の戸田すま子准教授が閲覧・点検を行いました。

　本書を座右に置き活用していただけたら、望外の幸いに存じます。

2011年2月

監修者　　大舘　敬一
　　　　　横浜市立大学医学部看護学科教授
　　　　　横浜市市大学医学部医学科肝移植・消化器外科非常勤講師

編集協力　戸田すま子
　　　　　横浜市立大学医学部看護学科准教授

Contents

症状 01 動悸・不整脈 10

動悸とは 10
動悸が起きる原因とは 11
不整脈の原因は 12
致死的な不整脈とは 13

緊急性の低い不整脈とは 14
観察のポイントは 15
検査の方法は 16
ケアのポイントは 17

症状 02 胸痛 19

胸痛とは 19
胸痛の原因疾患とは 19
胸痛が起きるメカニズムとは 21

観察のポイントは 22
検査の方法は 23
ケアのポイントは 24

症状 03 ショック 25

ショックとは 25
ショックの徴候は 26

観察のポイントは 27
ケアのポイントは 30

症状 04 血圧異常 31

血圧とは 31
血圧を決定する因子は 32
高血圧が起きる原因は 33
血圧の調節機能とは 34

高血圧の合併症は 34
観察のポイントは 35
ケアのポイントは 36

症状 05 呼吸困難 38

呼吸困難とは 38
呼吸不全の原因は 39

観察のポイントは 39
ケアのポイントは 41

症状 06 咳・痰 43

咳とは 43
咳が出る原因は 43
痰とは 44

咳と痰の関係は 45
観察のポイントは 46
ケアのポイントは 47

症状 07 チアノーゼ 48

チアノーゼとは 48
チアノーゼを起こす原因は 49
チアノーゼの分類は 50

観察のポイントは 51
ケアのポイントは 53

5

Contents

症状08 喀血 55

喀血とは 55
喀血と吐血の違いとは 56
喀血が起きる原因は 57

観察のポイントは 58
ケアのポイントは 59

症状09 貧血 61

貧血とは 61
貧血の原因疾患は 62
貧血の症状は 63

観察のポイントは 63
検査の方法は 64
ケアのポイントは 65

症状10 出血傾向 67

出血傾向とは 67
出血傾向を起こす原因は 69
観察のポイントは 70

検査の方法は 71
ケアのポイントは 73

症状11 腹痛 75

腹痛とは 75
腹痛の生理学的分類とは 76
腹膜刺激症状とは 77

救急処置が必要な腹痛は 78
観察のポイントは 78
ケアのポイントは 79

症状12 悪心・嘔吐 81

悪心・嘔吐とは 81
悪心・嘔吐のメカニズムは 81
悪心・嘔吐の原因は 82

観察のポイントは 83
ケアのポイントは 85

症状13 下痢 87

下痢とは 87
下痢が起きる原因は 88
急性下痢・慢性下痢とは 89
季節関連の下痢とは 90

観察のポイントは 91
検査の方法は 92
ケアのポイントは 92

症状14 吐血・下血 95

吐血・下血とは 95
吐血・下血を起こす原因は 96
出血部位と出血量は 96

観察のポイントは 97
検査の方法は 99
ケアのポイントは 99

症状 15　黄疸 ･･････････････････････････････101

黄疸とは ･･････････････････････101
黄疸が起きる原因は ･･････････102
観察のポイントは ･･････････････104

検査の方法は ･･････････････････104
ケアのポイントは ･･････････････105

症状 16　肥満・やせ ････････････････107

肥満・やせとは ･･････････････････107
肥満・やせの原因は ･･････････108
肥満とやせの問題点は ･･････････108

観察のポイントは ･･････････････110
ケアのポイントは ･･････････････111

症状 17　排尿障害 ････････････････････114

排尿障害とは ･･････････････････114
排尿障害の種類は ･･････････････115
排尿障害の病態は ･･････････････117

観察のポイントは ･･････････････119
検査の方法は ･･････････････････120
ケアのポイントは ･･････････････121

症状 18　浮腫 ････････････････････････････123

浮腫とは ･･････････････････････123
水分の移動・浸透圧とは ･･････124
浮腫が起きる原因とは ･･････････125

全身性浮腫・局所性浮腫とは ･･････127
観察のポイントは ･･････････････127
ケアのポイントは ･･････････････128

症状 19　脱水 ････････････････････････････130

脱水とは ･･････････････････････130
脱水の分類は ･･････････････････130
重要な原因疾患とは ･･････････132

観察のポイントは ･･････････････134
検査の方法は ･･････････････････135
ケアのポイントは ･･････････････135

症状 20　発熱 ････････････････････････････137

発熱とは ･･････････････････････137
発熱が起きる原因は ･･････････137
発熱のメカニズムとは ･･････････138

発熱を起こす原因とは ･･････････139
観察のポイントは ･･････････････140
ケアのポイントは ･･････････････141

症状 21　頭痛 ････････････････････････････143

頭痛とは ･･････････････････････143
頭痛の分類は ･･････････････････144
一次性頭痛の特徴は ･･････････145

二次性頭痛の特徴は ･･････････146
観察のポイントは ･･････････････147
ケアのポイントは ･･････････････148

7

Contents

症状22 意識障害 ·················150

意識障害とは ·················150
意識障害を起こす原因は ·················151
植物状態と脳死の違いは ·················152

観察のポイントは ·················152
ケアのポイントは ·················155

症状23 めまい ·················157

めまいとは ·················157
めまいを感じるメカニズムは ·················157
めまいを起こす原因は ·················159
めまいを起こす主な疾患とは ·················160

観察のポイントは ·················162
検査の方法は ·················163
ケアのポイントは ·················164

症状24 不眠 ·················166

不眠とは ·················166
不眠を起こす原因は ·················166
睡眠のメカニズムとは ·················167

睡眠の必要性とは ·················168
観察のポイントは ·················169
ケアのポイントは ·················170

症状25 せん妄 ·················173

せん妄とは ·················173
せん妄の原因は ·················174

観察のポイントは ·················175
ケアのポイントは ·················177

症状26 痙攣 ·················179

痙攣とは ·················179
痙攣が起きる原因は ·················180
痙攣を起こす疾患とは ·················180

観察のポイントは ·················181
ケアのポイントは ·················183

症状27 関節痛 ·················185

関節痛とは ·················185
痛みが起きるメカニズムは ·················186
関節痛が起きる原因は ·················186

観察のポイントは ·················187
検査の方法は ·················189
ケアのポイントは ·················189

症状28 運動麻痺 ·················191

運動麻痺とは ·················191
麻痺の分類は ·················192
運動麻痺の原因部位は ·················193

観察のポイントは ·················194
ケアのポイントは ·················196

症状29	易感染性 …………………………………………… 198

易感染性とは …………………… 198	観察のポイントは ……………… 203
免疫機構とは …………………… 198	ケアのポイントは ……………… 204
易感染性が起きる原因は ……………… 201	

症状30	不正出血 …………………………………………… 206

不正出血とは …………………… 206	観察のポイントは ……………… 210
年齢による特徴は ……………… 207	ケアのポイントは ……………… 211
機能性不正出血の原因は ……………… 208	

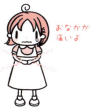

関連疾患 STUDY

心房細動 …………………………… 18	前立腺肥大症 ……………………… 118
気管支喘息・気管支拡張症 ………… 45	変形性関節症 ……………………… 190
ファロー四徴症とCOPD …………… 51	白血病 ……………………………… 205
体質性黄疸 ………………………… 106	子宮癌 ……………………………… 208
拒食症と過食症 …………………… 109	

関連症状 lecture

便秘 ………………………………… 94	全身性炎症反応症候群（SIRS） ……… 140
メタボリックシンドローム ……… 110	全身倦怠感 ………………………… 142
食欲不振 …………………………… 113	てんかん …………………………… 181
血尿 ………………………………… 122	乳幼児の熱性痙攣 ………………… 184

本書に登場する略語 ……………………………… 213
Index ……………………………………………… 215

症状 01

動悸・不整脈

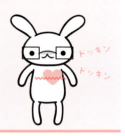

動悸とは

 自己の心臓の拍動が、速くまたは強く感じられる状態です。

　心臓は、休むことなく規則的に収縮と拡張を繰り返しています。これは、右心房の上大静脈入口近くにある**洞房結節**（洞結節ともいう）が、ペースメーカー（歩調とり）の役割を果たしているためです。
　洞房結節に生じた活動電位は、右と左の心房に伝わり、心房が収縮します。すると、その興奮が下位のペースメーカーである房室結節に伝わり、ヒス束→右脚・左脚→プルキンエ線維→末端の心筋へと順に伝わり、左右の心室がほとんど同時に収縮します。
　こうして電気的興奮が左右の心室に規則正しく伝えられることを、**洞調律**といいます。つまり、「正常なリズムである」ということです。心臓は通常、1分間に50〜90回収縮し、これによって左心室から大動脈に、右心室から肺動脈に血液が規則的に送り出されます。通常、緊張や興奮、激しい運動のあとなどを除き、心臓の鼓動を意識することはほとんどありません。
　一方、特別な理由がないにもかかわらず、「ドキドキする」「不規則に感じる」「違和感がある」など、心臓の鼓動を自覚することもあります。臨床の場面で重要なのは、何らかの疾患によってもたらされる動悸と不整脈です。

MEMO

動悸と感受性

動悸は自覚症状なので、感受性の強い人の訴えは強くなる傾向がある。そのため、訴えの強さは、疾患の重症度の目安にはならない。

MEMO

訴えのバリエーション

「ドキドキと速く感じる」「突然、タタタタッと速く打つ」「ドキン、ドキン、ドドドッと、規則的に速くなる」「一瞬、心臓が止まる」など、動悸と不整脈の自覚の表現は多彩である。看護記録にもこうした表現を記録しておくと、情報の共有につながる。

● 興奮の伝わり方

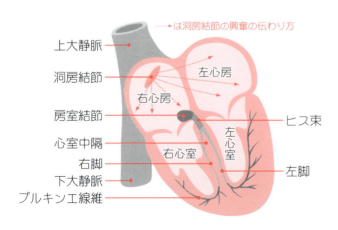

〈脱分極と再分極〉
洞房結節の細胞の膜電位が徐々にプラスに振れて脱分極し、膜電位が閾値を超えると活動電位が発生する。活動電位が発生した後は、再び膜電位が下がってマイナスに振れる（これを再分極という）。脱分極と再分極を繰り返すことで心臓全体に興奮が伝わり、心臓の収縮と弛緩が繰り返される。

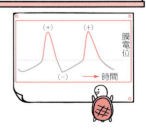

動悸が起きる原因とは

心臓に起因するものと、心臓以外に起因するものに分けられます。

　動悸の原因は、①**心臓の調律異常**、②**1回拍出量の低下**、③**心疾患以外の病気**、④**生理的なもの**、⑤**精神的なもの**、⑥**薬品や嗜好品**などに分けることができます。

❶ 心臓の調律異常による動悸

　上室性頻拍症などのように、正常な調律がとれず心拍数が増加すると動悸として自覚します。

❷ 1回拍出量の低下による動悸

　心臓のポンプ作用の低下した状態、すなわち心不全では1回拍出量が低下し、その分を心拍数で補おうとするため、動悸を患者は自覚します。

❸ 心疾患以外の病気による動悸

　甲状腺機能亢進症、褐色細胞腫、貧血、低血糖、発熱、呼吸器疾患などによって動悸を自覚することがあります。

❹ 生理的な動悸

　運動、労作、排泄、性交、興奮、気温・気圧変化、妊娠などにより、心臓の活動が過剰になることによって動悸が生じます。

❺ 精神的な動悸

　心臓神経症、不安神経症、過換気症候群などによっても動悸が生じます。これは、精神的ストレスによる自律神経への影響や、心拍動に対する感受性の亢進などが原因と考えられます。

❻ 薬品や嗜好品

　心臓を刺激するホルモンや薬品は、動悸を生じます。アドレナリン、エフェドリン、甲状腺ホルモンなど。また、タバコ、アルコール、茶、コーヒーなども、動悸を生じさせることがあります。

心不全
心不全とは、何らかの心臓疾患により、ポンプ作用が低下した状態。左心不全と右心不全に分けられ、左心不全では労作時の呼吸困難、動悸、息切れがあり、右心不全では全身あるいは下腿の浮腫が症状がみられる。

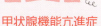

甲状腺機能亢進症
甲状腺ホルモンが過剰に分泌されると全身の代謝が亢進し、動悸をはじめ、甲状腺腫大、眼球突出、発汗、体重減少、手のふるえなどが起きる。

不整脈の原因は

心筋を収縮させる興奮が正常に出現しなかったり、伝わらなかったり、何度も伝わったりします。

何らかの原因で心臓の電気的興奮がスムーズに伝わらないと、規則正しい心臓のリズムに異常が起こります。心拍のリズムが不規則になることを**不整脈**といいます。脈拍に現れますが、心電図でチェックします。人によっては自覚されないこともあります。

不整脈は、心筋を収縮させる興奮の生成に関するトラブルや、興奮が伝わっていくプロセスのトラブルによって生じます。通常の脈拍よりも速くなった場合を頻脈性不整脈、遅くなった場合を徐脈性不整脈といいます。また、トラブルが生じる場所により、上室性不整脈、心室性不整脈にも分けられます。

● 興奮の生成に関するトラブル

①洞房結節のトラブル

ペースメーカーである洞房結節の自動能が、正常の頻度（50〜90回/分）から逸脱すると、不整脈が生じます。洞房結節が興奮しすぎてリズムが亢進すると頻脈になり（洞性頻脈）、興奮が減少してリズムが低下すると徐脈（洞性徐脈、洞不全症候群）になります。

②洞房結節以外のトラブル

本来であれば洞房結節の興奮を伝えるのが仕事である伝導系の細胞が、興奮を伝える一方で自ら興奮をすることによって不整脈が生じることもあります。また、心筋梗塞などによって心筋が虚血状態になると、正常な状態では自ら興奮をすることができない固有心筋が、勝手に興奮して不整脈を起こすこともあります。上室性期外収縮、心室性期外収縮など。

● 興奮が伝わるプロセスのトラブル

①伝導遅延と伝導ブロック

洞房結節から生じた興奮が心臓内を伝わる過程で電気的連絡がうまくいかず、そこから先に興奮が伝わりにくくなったり、全く伝わらなくなって、不整脈が生じます。房室ブロック、脚ブロックなど。

②リエントリー

興奮の伝導路にブロックが生じたり、伝導そのものが遅くなったり、興奮に対する心筋の反応が早くなったりすると、心臓内に異常な電気回路が生じ、興奮がぐるぐると伝わり続けるようになることがあります。リエントリーは不整脈の成因として最も重要で、多くの頻脈性不整脈の成因となります。心房細動、心房粗動、心室細動、心室性頻拍症など。

MEMO

不整脈の背景

不整脈が起きる疾患のなかで最も重要なのは、虚血性心疾患（狭心症、心筋梗塞）、心臓弁膜症、高血圧性心疾患、特発性心筋症などの心疾患である。

MEMO

心筋梗塞と不整脈

心筋梗塞を起こすと不整脈が出現しやすいのは、正常な心筋と壊死した心筋の境界が電気的に不安定になるため。

MEMO

期外収縮

一定の周期以外に出現する興奮によって、心筋が収縮すること。単発で出現しているのであれば危険性はなく、健康な人でも現れることがある。一方、期外収縮が連続して出現するようになると危険になることもある。

MEMO

上室性期外収縮

心房性期外収縮ともいう。心臓が正常に収縮する前に心房からの刺激が起こり、刺激伝導系を通って心筋が収縮する。

MEMO

心室性期外収縮

心室から刺激が発せられ、正常のQRS波よりも早期にQRS波が出現する。心電図上では、幅が広くて高いQRS波として表現される。

●リエントリー

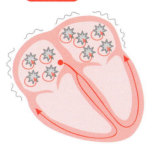

主に肺静脈方面からの刺激のため、心房内で小さなリエントリーが多発。心房は細かく揺れる

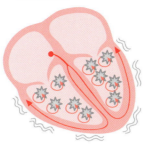

心室内で小さなリエントリーが多発。心室は収縮不能になる

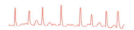

> **MEMO**
> **WPW症候群**
> ウォルフ・パーキンソン・ホワイト症候群。先天的に心房と心室の間に余分な伝導路があり、洞房結節から発した興奮がこのバイパスを通って早く伝わり、拍動のリズムを乱す。発作性上室性頻脈の原因になる。

致死的な不整脈とは

緊急に処置をしないと生命に危険が及びます。危険な心電図波形を頭に入れておきましょう。

ひと口に不整脈といっても、すぐに処置を行わないと生命にかかわる致死的な不整脈もあれば、危険性はあるものの緊急性が低い不整脈、危険性がほとんどない不整脈などさまざまです。どのような病棟や外来で仕事をするにしても、致死的な不整脈はきちんと把握しておく必要があります。

● 心室細動

最も重症な不整脈で、心室が細かく震え、血液を拍出することができない心停止の状態です。脈拍は触知不能、血圧も測定不能です。意識消失、痙攣などを起こします。胸骨圧迫による心臓マッサージに続いてただちに電気的除細動を行わないと、救命できません。

● torsades de pointes

トルサード・ド・ポアンと読みます。多形性心室頻脈の一種で、心室細動に移行することもある危険な不整脈です。QRS波の先端が横軸を中心にねじれながら変化し、紡錘形を呈します。心臓の拍出力がほとんどなくなり、失神発作や心臓突然死を起こすこともあります。

● 心室性頻拍症

心室性期外収縮が連続して起こります。頻脈が速いほど、持続時間が長いほど、波形が多形であるほど重症です。

> **MEMO**
> **電気的除細動**
> 電気的除細動の適応になるのは、心房細動、心室細動、脈の触れない心室頻脈。直流除細動器（DC）と自動体外式除細動器（AED）があり、DCは医師が行うが、AEDには制限がない。

01 動悸・不整脈

● 正常心電図

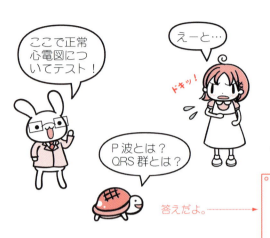
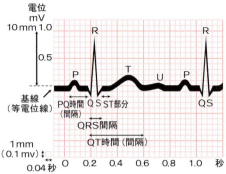

● 致死的な不整脈

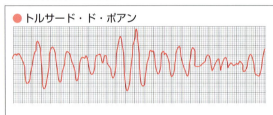
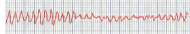
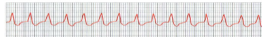

緊急性の低い不整脈とは

緊急性が低くても、治療を必要とする不整脈です。

● 洞不全症候群

　洞房結節の機能不全により生じる不整脈です。アダムス・ストークス症候群を伴っている場合、脈拍数が50回/分以下の場合はペースメーカーの適応が考慮されます。

● 房室ブロック

　房室結節の伝導が障害されて生じる不整脈です。Ⅰ度あるいはウェンケバッハⅡ型の房室ブロックは緊急性が低いのですが、Ⅲ度の完全房室ブロックはアダムス・ストークス症候群が起きる危険性があります。

MEMO

アダムス・ストークス症候群

心臓性失神、心原性失神ともいう。心拍出量が低下して脳への血液供給が減少し、意識消失や痙攣を起こす。房室ブロック、心室細動、心室頻脈、洞不全症候群などが原因で起きる。心室細動などの致死的な不整脈が原因の場合は、電気的除細動が必要となる。

MEMO

完全房室ブロック

急性心筋梗塞、心筋症などでみられる危険な不整脈。心電図上ではＰ波とQRS波が全く無関係に現れる。高度な徐脈となり、ペースメーカーの適応となる。

● 心房細動

脈拍が150回/分以内であれば緊急性はありません。ただし、心房細動が継続すると左心房内に血栓が生じ、脳や腹部の血管に流出して塞栓症を起こすことがありますので注意が必要です（p.18「STUDY」参照）。

● 心室性期外収縮

波形が異なる多源性の期外収縮あるいはその連続が出現しないかぎり、緊急性はありません。ただし、心筋梗塞時にR on T型の不整脈が起きると危険です。

観察のポイントは

 患者が訴える症状を聞き出します。上手な問診を行うと、原因がある程度わかります。

● 動悸の一般的な問診ポイント

動悸の原因はさまざまです。適切な治療につなげるために、次のような質問を行いましょう。
「動悸が始まったのはいつか」
「どのように始まり、どのように終わったか」
「たびたび繰り返すか」
「他に症状は？（めまい、ふらつき、意識レベル低下、胸痛、呼吸困難、悪心・嘔吐、チアノーゼ、四肢の冷感、浮腫など）」
「既往歴は？」
「服用している薬は？」
「ストレス、嗜好品、アルコール、喫煙などは？」

● 不整脈の問診ポイント

患者の「脈がとぶ」「動悸がする」というような表現から、不整脈の種類をある程度推測することができます。
「脈がとぶ」
心房性あるいは心室性の期外収縮が起きている可能性が大きいです。期外収縮が起きると、血液の拍出量が少なくなるので、脈がとんだように感じます。重症度は軽度。
「脈が強く打つ」
心室性期外収縮の後、いつもより多い量の血液が強く押し出されることで脈拍を強く感じます。重症度は軽度。
「動悸がする」
拍動が速くなったり、血液の拍出量が多くなったりすると、動悸を感じます。規則的な動悸であれば発作性上室性頻拍、発作性心房粗動、特発性心室頻脈など、不規則的であれば発作性心房細動、持

---

01 動悸・不整脈

MEMO

特発性
特発性とは、原因がわからないことをいう。

続性心房細動などが原因と考えられます。重症度は軽度〜中等度。
「胸が痛い」「胸のなかが苦しい」
虚血性心疾患に伴う不整脈、心室性期外収縮が原因です。重症度は中等度〜重度。
「むくみがある」
徐脈性不整脈、心不全に伴う頻脈性不整脈で起きます。重症度は軽度〜中等度。
「めまい・眼前暗黒感がある」
洞房結節の興奮が数秒間止まる、房室ブロックが高度になる、持続しない心室性頻拍症が起きる、トルサード・ド・ポアンが反復するなどが原因です。重症度は中等度〜重度。
「失神する」
失神から突然死に至る可能性が高い重症ケースです。一過性心室細動、心筋症、迅速な心室性頻拍症、持続するトルサード・ド・ポアン、7〜8秒以上の洞房結節の興奮の停止、他の部位が補充収縮をしない房室ブロックなどは、緊急の処置が必要です。

●脈拍測定のポイント

脈拍を測定する際に留意すべき点は次のとおりです。
- **脈拍数**：成人では、脈拍数が100回/分を超えると頻脈、50回/分以下になると徐脈と判断されます。
- **リズム**：規則正しいか不規則か、確かめます。期外収縮では脈が1回抜けたようになります。心房細動ではリズム、大きさ、間隔が不同になります。
- **大きさ**：左心室から拍出される血液量が多くなると脈が大きく触れ、少ないと小さく触れます。
- **遅速**：脈拍の振れ幅の変化を確認します。急に脈が触れてすぐに消失する場合を速脈、ゆっくり触れてゆっくり消失する場合を遅脈といいます。

検査の方法は

動悸・不整脈の訴えがある場合、まず行うのは心電図検査。心疾患による動悸か否かが判別できます。

動悸・不整脈の原因を調べるための検査には、心電図検査、心臓エコー検査、血液検査などがあります。

●心電図検査

緊急時にはモニター心電図が用いられますが、不整脈の十分な解析を行うことはできません。確定診断のためには、標準12誘導心

眼前暗黒感
突然、クラッとして目の前が暗くなるように感じること。

一過性心室細動
一過性に心室細動が現れて失神、全身痙攣などを起こすが、数十秒以内に自然に治ってしまう。心室細動に準じる危険な不整脈であり、適切な治療をしないと突然死につながる。高齢者にみられる。

脈拍のとり方
一般的に橈骨動脈で脈拍測定を行う。数だけを診るのであれば15秒間測定して4倍すればよいが、不整脈の有無を知るためには60秒間、120秒間の触診を行う。

脈拍欠損
心房細動では脈拍欠損が起こることが多い。正確に確かめるには、1人が心拍出数を、もう1人が脈拍数を同時に1分間測定し、差を出す。

脈の左右差
脈拍に左右差がある場合は、動脈狭窄が疑われる。

電図検査を行います。一方、不整脈がたまにしか出現しないような場合は、24時間ホルター心電図、イベントレコーダーなどによる検査を行います。運動時、労作時などに動悸が出現する場合は、運動負荷心電図検査を行います。

●心臓エコー検査

超音波により心臓の血流、弁の動きを調べます。

●血液検査

採血を行い、貧血（ヘモグロビン、ヘマトクリット、赤血球数など）、脱水（電解質）、低血糖（血糖値）、甲状腺機能亢進（甲状腺ホルモン検査）、心筋梗塞（トロポニン）、心不全（BNP：脳性ナトリウム利尿ペプチド）などを調べます。

ケアのポイントは

背景となる疾患に注意し、致死的に移行しやすい危険な不整脈の出現を見逃さないようにします。

●危険な不整脈を見逃さない

循環器病棟やCCUでは、心室細動や心室性頻拍症などの致死的な不整脈につながりかねない波形の徴候を知っておくことが大切です。次のような不整脈が出た場合には、すぐに医師に報告する必要があります。

- **ショートラン型**：心室性期外収縮が、数個連続して発生した場合。
- **多源性期外収縮**：形の異なる複数の心室性期外収縮が発生した場合。興奮が複数箇所で起きています。
- **R on Tの不整脈**：心室が興奮から回復している段階で現れるT波の上に、心室の興奮を示すR波が発生した場合。心筋梗塞のときは心室細動へ移行しやすいので危険です。

●日常生活指導を行う

ストレス、過労、喫煙、飲酒、入浴、寝不足などは不整脈の原因となりますので、こうした要素を少なくするための日常生活指導を行います。

また、抗不整脈薬やβ遮断薬、カルシウム拮抗薬、ジギタリスなどの治療薬が処方されている場合は、与薬の目的や効能、副作用などを説明し、自己判断で服薬を中断しないように伝えます。

MEMO

イベントレコーダー
不整脈や胸痛などの症状が出た場合にのみ、心電図の記録を行える心電図計。

MEMO

運動負荷心電図検査
トレッドミル、エルゴメーター、二段式の階段などを用い、安静時以外の心機能を調べる検査。

MEMO

交感神経と不整脈
交感神経が優位になるとカテコールアミンが放出され、それに刺激されて心臓の拍出力が増し、脈拍が速くなる。

MEMO

飲酒と不整脈
飲酒をすると交感神経が刺激され、洞性頻脈を引き起こす原因になる。

MEMO

睡眠の援助
苦痛や不安があると不眠が生じることが多く、交感神経優位によってさらに動悸を増悪させることにもつながる。就寝前に、マッサージや足浴などのリラクゼーションを行うとよい。

---

01 動悸・不整脈

●不整脈の治療

薬物治療	抗不整脈薬、β-遮断薬、カルシウム拮抗薬、ジギタリスなどの服用
電気的除細動	心室細動、心房細動に有効。自動体外式除細動器（AED）は、一般人でも使用可
カテーテルアブレーション	不整脈の根治療法。主に発作性上室性頻拍症や心房細動に有効
植え込み型除細動器（ICD）	AEDを体内に埋め込む治療法。心室細動からの蘇生例や致死性の高い心室性不整脈に有効
人工ペースメーカー	高度の徐脈性不整脈に有効。使用法は、恒久的あるいは一時的（手術時など）

MEMO

抗不整脈薬

ナトリウム、カリウム、カルシウムなどのイオンの伝達をコントロールし、刺激の伝わりや細胞の興奮を変化させることで不整脈を治療する。交感神経の興奮による刺激を遮断することで、不整脈の発現を防ぐタイプ（β-遮断薬）の薬もある。

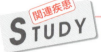

STUDY 関連疾患

心房細動

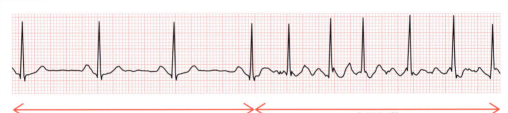

←―― 正常なリズム（洞調律） ――→←―― 心房細動 ――→

　原因は心疾患や高血圧に合併することもあるが、とくに原因のないものも多い。加齢とともに増加する。80から90％は肺静脈から電気的インパルスが左心房に入り、リエントリーを繰り返し細動になるといわれている。心房細動発作は心拍数が多くなり心臓のポンプ作用が低下し、心不全の危険があり、患者は胸内苦悶感に襲われる。整脈に戻すのが一般的である。しかし、慢性化して苦しさを自覚しない人もいる。心房細動患者は年率約5％で脳梗塞を発症するといわれており、これは左心房内に血栓ができて脳に飛ぶからである。それを抑制するために、ワルファリンなどの抗凝固薬を服用することが以前は一般的であったが、現在は以下のようにカテーテル治療によるアブレーション（経皮的カテーテル心筋焼灼術）が薦められる。

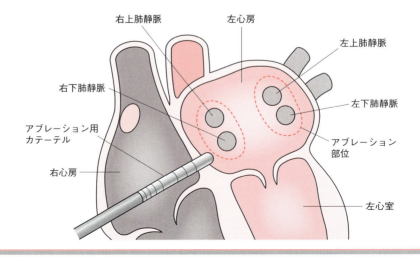

症状02 胸痛

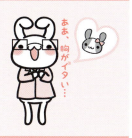

胸痛とは

胸の痛みの総称です。鎖骨から横隔膜までの間の病変で生じます。

　胸痛というのは、胸部の痛みの総称です。一般的に、鎖骨から横隔膜までを胸部といい、この範囲内にある臓器（心臓、肺、食道、大動脈、脊髄、胸椎、胸骨、胸膜など）や皮膚、筋肉などの痛みは、すべて胸痛として知覚されます。まれに、膵臓、胆嚢、胃など、横隔膜より下にある臓器の病変で胸痛が生じることもあります。

　痛みがある部位から、疾患を推測することも可能です。前胸部の痛みは虚血性心疾患や肺血栓塞栓症などが、側胸部の痛みは胸膜炎や自然気胸、肋間神経痛などが、胸痛より背部痛が激烈である場合は解離性大動脈瘤が疑われます。

胸痛の原因疾患とは

重大なのは心臓、肺、大動脈の疾患です。生命に直結するものもあります。

　胸痛といっても、疾患によって痛みの性質や持続時間などは異な

> **MEMO**
>
> **解離性大動脈瘤**
> もともとは動脈硬化が原因の大動脈瘤があり、これが大きく膨らんで内膜に亀裂が入り、内膜と中膜の間に血液が入り込んで解離する。大動脈破裂が次に起こり、大変危険な状態になる。

● 疼痛部位と疾患の関係

側胸部痛
- 胸膜痛
- 気管支炎
- 肺炎
- 肋間神経痛
- 帯状疱疹
- 自然気胸 など

前胸部痛
- 狭心症・心筋梗塞
- 心膜炎・心筋炎
- 肺血栓塞栓症 など
- 食道・胃・十二指腸疾患
- 胆石・胆嚢炎

背部痛
- 解離性大動脈瘤
- 急性膵炎
- 気管支炎・肺炎 など

ります。胸部には心臓や大動脈、肺など生命に直結する循環器や呼吸器がありますので、緊急に対処しなければならないケースが少なくありません。

　胸痛を伴う疾患のうち、ただちに生命にかかわる重大な疾患は**虚血性心疾患、解離性大動脈瘤、肺血栓塞栓症**です。自然気胸、肺炎など臨床でよく遭遇する疾患の特徴も知っておきましょう。

❶ 虚血性心疾患

　限局的なはっきりとした痛みではなく、不快な感覚を伴った圧迫感や重圧感、締め付けられるような絞扼感、焼けるような灼熱感などと表現されます。前胸部の中央あたりに痛みを感じ、前頚部、左肩、左上肢にまで痛みが広がります。痛みの広がりは関連痛や放散痛とよばれ、原因には狭心症と心筋梗塞があります。

❷ 解離性大動脈瘤

　大動脈に解離が生じると、突然、「錐でもまれるような」あるいは「焼けるような」激痛を感じます。大動脈は背中側にあるため、痛みは前胸部よりも背部のほうに強く感じます。

❸ 肺血栓塞栓症

　下部深部静脈に生じた血栓が肺動脈に塞栓し、胸痛を起こします。胸痛がみられるのは約半数で、呼吸困難などの呼吸器症状が強く現れます。手術後に起きることが多いので注意し、予防が大事です。

❹ 自然気胸

　軽い痛みを突然感じ、呼吸困難が起こります。若い、やせた男性に多い疾患です。

● 胸痛の３大疾患の特徴

	臨床像	基礎疾患	冠危険因子	胸痛の性状	胸痛部位	持続時間	起こり方	誘因	随伴症状	随伴所見	誤認される疾患
虚血性心疾患	中高年（男性に多く、女性は閉経後）	糖尿病、脂質異常症、喫煙	関係あり	圧迫感、絞扼感	左側中心の前胸部痛・関連痛あり	数分〜20分は狭心症、30分以上は心筋梗塞	増強性、再現性あり	労作、緊張、寒冷、夜明け	動悸、息切れ、心筋梗塞ではショック	うっ血があればラ音	肩こり、胃炎、胃潰瘍、歯痛
解離性大動脈瘤	中高年（男性に多い）	高血圧、マルファン症候群など	高血圧	前兆のない胸痛、直後が強い	胸背部痛	ときに持続する鈍痛	突然、再現性なし	なし	息切れ、意識障害、ショック	大動脈弁閉鎖不全	心筋梗塞、腰痛、肩こり
肺血栓塞栓症	年齢は関係なし	下部深部静脈血栓症	関係なし	胸痛よりも息切れなどの呼吸器症状	前胸部痛	さまざま	突然、安静解除後	なし	息切れ、意識消失、ショック	ときに喘鳴	気管支喘息、狭心症、失神発作

（相川大、羽田勝征：胸痛に問診だけでどこまで迫れるか？　Heart View、9（1）：98、2005より引用、一部改変）

❺ 肺炎

激しい痛みではなく、咳や痰などを伴います。

❻ 急性胸膜炎

刺すような鋭い痛みが生じます。感冒症状や発熱を伴い、呼吸や咳によって痛みが強まります。

❼ 肋間神経痛

肋間に沿ってピリピリした鋭い痛みが繰り返し起こります。

胸痛が起きるメカニズムとは

化学的・物理的な刺激が大脳皮質に伝わることで痛みを感じます。狭心症では疼痛物質が分泌されます。

痛みは、化学的あるいは物理的な刺激がニューロンを通じて大脳皮質に達することで生じます。狭心症を例にとって、痛みの伝わり方をみてみましょう。

狭心症は、動脈硬化や血管攣縮によって心筋が虚血になることで起こります。虚血状態の心筋からは疼痛物質のブラジキニンが分泌され、痛覚の受容器が刺激されます。すると、この刺激が内臓知覚ニューロンを介して第1～5胸髄で脊髄神経に達し、知覚路を上行して大脳皮質に達し、初めて「痛い」と感じるのです。

狭心症では、胸痛だけでなく左肩や左上肢にも**関連痛**を感じることがありますが、これは心臓に分布する内臓神経と、左肩や左上肢に分布する知覚神経が脊髄の中で隣り合っているため、本来は心臓の痛みであるのに、大脳が肩や腕の痛みと勘違いすることで起こります。

胆嚢炎や急性膵炎など、腹腔にある臓器の痛みが胸痛として感じられることがあるのも、同様にこれらの臓器に分布する内臓神経が脊髄を経て中枢に伝わり、大脳が胸痛と勘違いするためです。

> **MEMO**
> **自然気胸**
> 空気が胸腔内に漏れて肺が圧迫されて縮む。もともと肺に小さな袋状の突出（ブラ）があり、これが破裂して起こる。外傷が原因で起こるものと区別するため、自然気胸と呼ばれている。

> **MEMO**
> **食道の痛み**
> 食道には迷走神経と交感神経が分布しているため、病変が起きると狭心症に似た痛みが生じることがある。嚥下により痛みは増強する。

● 関連痛のメカニズム

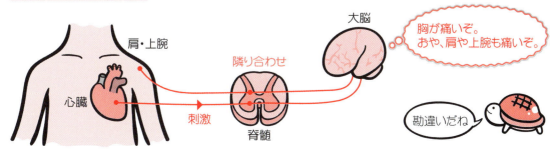

観察のポイントは

> 胸痛が持続している場合は、救命処置を最優先します。主な疾患の特徴を知っておきましょう。

● 持続する胸痛には迅速な対応を行う

　まず、「今、胸が痛いですか。苦しいですか」という問いかけから始めましょう。現在も胸痛が持続している場合は、急ぎバイタルサインを確認し、まず応急処置を行います。生命にかかわる疾患の可能性を念頭に置きながら、医師の指示を受け、心電図モニターの装着、気道確保、酸素投与、血管確保、鎮痛などを行っていきます。

● 年齢性別と関連が深い疾患を知っておく

　胸痛を起こす疾患には、緊急に集中治療を行う必要がある重大なものがたくさんあります。生命にかかわる疾患の特徴を頭に入れ、予測に基づく観察を行うことが重要です。たとえば、狭心症や心筋梗塞などの虚血性心疾患は中年以上の男性や閉経後の女性に多いこと、解離性大動脈瘤は高血圧の男性に起こりやすいこと、自然気胸はやせた若い男性に起こりやすいことなど、疾患に特有の臨床像を念頭に置いてアセスメントを行うと、次に質問すべき内容が明確になってきます。

　とはいえ、腹部臓器によって胸痛が起きることもありますので、患者の訴えによく耳を傾け、先入観と知識だけで決め付けないようにしましょう。

● 問診のポイント

　検査の合間に、状況が許せば問診を行いましょう。問診では、以下のような痛みの性状や疼痛部位、発生状況、持続時間などを聞き取ります。

「痛みの性状は？」
　激痛か、鈍痛か、絞扼感・圧迫感・重圧感・灼熱感などはあるかなど。これまでに体験したことがないような胸痛を訴える場合は、緊急処置を要します。

「疼痛部位は？」
　どこが痛むのか、限局性の痛みか、不明瞭な痛みか、関連痛はあるかなどを聞きます。

「発生状況は？」
　労作・興奮・食事・入浴・寒冷などの誘因の有無を聞きます。手術後のベッド上安静、長時間の座位などの状況があれば、肺血栓塞栓症の危険性もあります。

「持続時間は？」
　何分持続したか、反復しているか、安静によって消失したかなど

● 狭心症と心筋梗塞の違い

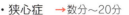

痛みが続く時間
- 狭心症　→数分〜20分
- 心筋梗塞→30分以上続く

痛みが起きる誘因
- 狭心症（労作性狭心症）
　→労作や緊張、興奮、寒冷などで誘発されることが多い
- 心筋梗塞→突然に発症

痛みの緩和
- 狭心症　→ニトログリセリン製剤を舌下すると1〜2分で消失
- 心筋梗塞→心筋が壊死して疼痛物質が分泌されているため、モルヒネが必要

（吹き出し）冠動脈を拡張させて血流を改善し、大動脈の血圧を下げることで心臓の負担を軽くするんだ。

（吹き出し）ニトログリセリンで狭心症の胸痛がとれるのはどうして？

心電図
- 狭心症
　→ST低下
- 心筋梗塞
　→ST上昇

安静時狭心症	不安定狭心症
横になって安静にしているときに起こります。重力によって体液が移動し、心臓の負担が大きくなることが原因だと考えられています。	胸痛を起こす頻度が高くなったり、痛みがひどくなったり、安静にしているのに胸痛が起きるなど、症状のパターンが不安定になった狭心症のことで、心筋梗塞を起こす危険性が高くなります。

（吹き出し）こんなのもあるんだ。

02　胸痛

を聞きます。心筋梗塞は、狭心症よりも痛みの持続時間が長くなります。

「随伴症状は？」

冷汗、咳嗽、血痰、チアノーゼ、悪心・嘔吐、吐血などの随伴症状があるかどうか聞きます。こうした随伴症状により、呼吸器疾患による胸痛なのか、消化器疾患による胸痛なのか、大まかに判断できます。

検査の方法は

A　問診や観察、基本的検査で疾患を推測し、さらに詳しい検査を行います。

狭心症や心筋梗塞が疑われる場合は、心電図検査が有効です。狭心症で胸痛が治まっている場合は帰宅が可能になりますが、心筋梗塞と診断された場合はCCUへの入院となります。胸部X線検査、心エコー検査、血液検査などを行います。心筋梗塞によって心筋が壊死すると、血中にトロポニン、クレアチニンキナーゼ、AST（GOT）などの酵素タンパク、白血球、CRPなどが増えます。

解離性大動脈瘤が疑われる場合は、胸部単純X線検査、胸部・腹部CT、MRIなどで解離の状況を調べます。

肺血栓塞栓症が疑われる場合は、胸部単純X線検査、CT、肺血

MEMO

CCU
Coronary Care Unitの略で冠動脈疾患治療ユニットのこと。急性心筋梗塞などの冠動脈疾患、危険な不整脈などの循環器疾患を専門的に治療する。

23

流シンチグラム、肺動脈造影などを行います。

ケアのポイントは

A 鎮痛薬の投与で、まず痛みをとります。
患者や家族の不安の除去に努めます。

●痛みを緩和する

何より重要なのは、痛みの緩和です。医師の指示に従って鎮痛薬の投与を行います。狭心症では**ニトログリセリン製剤**、心筋梗塞では**モルヒネ**が用いられます。

狭心症や心筋梗塞、自然気胸などは、上体をやや起こした体位をとると心臓への負担が軽くなり、楽に感じられるようになります。また、呼吸器疾患の場合は、低酸素血症を防ぐために酸素を持続的に投与します。

●心身の安静を保つ

突然襲ってきた激しい痛みのために、患者はもちろん家族も大きな不安を抱えています。身体的苦痛の除去を行うとともに、精神心理的な苦痛にも目を向け、できるだけ安静な気持ちで過ごせるようにかかわっていくことが大切です。また、再び同様の胸痛発作を起こさないために、生活習慣の改善についてもアドバイスをしていきましょう。

MEMO

シンチグラフィー（シンチグラム）

シンチグラフィーは放射線物質を用い、その物質に親和性のある体内組織への集積を調べる方法で、シンチグラムはその記録したもの。肺血流シンチグラフィーでは、肺における血流状態を調べる。

MEMO

ニトログリセリン製剤

血管の平滑筋に作用して血管を拡張させる。冠動脈が拡張することによって心筋への血流が増加し、狭心症の痛みを消失させる。硝酸イソソルビドも同じで、両者とも注射薬、内服、舌下、貼付の剤型で利用可能。

症状 03
ショック

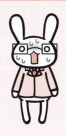

📖 ショックとは

 循環血流量の減少、心拍出量の減少、末梢血管抵抗の突然の低下によって起きる急性循環不全です。

　全身の急性循環不全により、末梢循環（とくに重要臓器の循環）が障害され、組織での代謝が円滑に営まれなくなった際に生じる各種の生体反応のことです。局所的ではなくて全身性、慢性ではなくて急激に出現します。

　循環している血流量、心臓のポンプ作用、末梢血管の抵抗という血圧維持の3要素のうち、1つでも破綻すると血圧が維持できなくなり、**末梢の循環不全**が起こってショックとなります。ショックは次の4つに分類できます。

❶ 循環血液量減少性ショック

　循環血液量が急激に減少したことによって起こり、血圧の低下、頻脈、中心静脈圧の低下、末梢血管抵抗の増大などが現れます。外傷による体外への出血、動・静脈瘤の破裂や潰瘍などによる体内での出血、熱傷や脱水などによる血漿の流出によって起こります。出血による場合は出血性ショックともいわれます。

❷ 心原性ショック

　心臓のポンプ作用が低下することにより、心拍出量が減少してショックが生じます。心筋梗塞や心筋炎のように心筋自体の障害によるものが多い。心拍出量が減少するために静脈側にうっ血が生じ、中心静脈圧や末梢静脈圧が上昇します。胸痛、チアノーゼ、浮腫、意識障害なども現れます。

❸ 血液分布異常性ショック

　末梢血管抵抗の急激な減少や血漿成分の組織感激への急激な移動が原因となります。アナフィラキシーショックは薬物などによる激しい抗原抗体反応によって起こるショックで、急激な血管抵抗の減弱と血圧低下が起こります。誘発物質が体内に入ると短時間（5分以内のことが多い）に、症状が出現し呼吸困難を伴います。敗血症ショックでは細菌からのエンドトキシンによって発症し、悪寒戦慄、

MEMO

骨折による出血
骨盤骨折を起こすと、軟部組織内への出血が起こり、見えない形での循環血液量減少性ショック（出血性ショック）が起こることがある。とくに骨盤骨折では起こりやすい。

MEMO

薬物性ショック
薬物性ショックの誘因となる主な薬物は、抗生物質、麻酔薬、解熱・鎮痛薬、酵素製剤、ホルモン剤、ワクチン、血液製剤、造影剤など。

● ショックの分類と原因

循環血液量減少性ショック (hypovolemic shock)	出血（外傷性出血、消化管出血、子宮外妊娠破裂）
	脱水（脱水、熱中症、嘔吐、下痢、糖尿病昏睡）
	血管透過性亢進（広範囲熱傷、汎発性腹膜炎、急性膵炎、イレウス、低栄養）
心原性ショック (cardiogenic shock)	心筋梗塞（急性心筋梗塞、拡張型心筋症、心筋炎、弁膜症、心損傷）
	重症不整脈（洞不全症候群、房室ブロック、心室頻拍、上室性頻拍、など）
血液分布異常性ショック (distributive shock)	神経原性（脊髄損傷、血管迷走神経反射）
	アナフィラキシー（薬物、ハチ、食物、など）
	感染性（敗血症）
	急性腎不全（副腎クリーゼ）
心外閉塞・拘束性ショック (obstructive shock)	主要心・血管閉塞（肺血栓塞栓症、急性大動脈乖離、心房粘液腫、新防壁在血栓）
	胸腔内圧上昇（緊張性気胸、陽圧呼吸）
	心圧迫（心タンポナーデ、収縮性心膜炎）
	血管圧迫（縦隔腫瘍）

（日本救急医学会監修、日本救急医学会専門医認定委員会編：救急診療指針、改訂第4版、p.74、へるす出版、2011より改変）

発熱、呼吸困難、頻脈、血圧低下が起こり、初期では皮膚が暖かいことにより、ウォームショック warm shock とよばれます。神経原性ショックでは、痛み、不安などにより副交感神経が優位になり、末梢に血液がプールされ血圧低下が起こります。

❹ 心外閉塞・拘束性ショック

心臓以外の原因によって心臓のポンプ機能阻害されて起こるショックです。急性心タンポナーデでは、心臓の外（心膜腔）に血液や体液が急激に溜まった状態で心臓が圧迫されショックとなり、肺塞栓では、急激な肺動脈の上昇により、右心不全からショックとなります。緊張性気胸でもショックを起こします。

ショックの徴候は

A 蒼白、冷汗、虚脱、脈拍触知不可、呼吸不全の5つを「ショックの5徴」といいます。

何らかの原因によって全身の急性循環不全が生じると、心拍数を上げて心拍出量を増やしたり、末梢血管抵抗を高めるなどして循環を回復させるための反応が起きてきます。これをホメオスタシス（恒常性機能の維持）といいます。

しかし、原因が取り除かれないといずれ回復不可能となり、臓器

MEMO

開心術後の低拍出症候群
開胸して行った心臓手術後、心機能が回復せず、低血圧のままでいること。ファロー四徴症や弁膜症の後に起きやすい。

MEMO

心タンポナーデ
心臓と心外膜との間に大量に液体が貯留し、心臓の拍動が阻害された状態のこと。心臓が十分に拡張できなくなり、循環不全を引き起こす。血圧低下、頻脈、呼吸困難などの症状が出現し、頸部の静脈が怒張する。

が酸素不足・低エネルギー状態となり、不可逆性の臓器障害へと至ります。緊急性が高いだけに、何よりも早期発見が求められます。ショックを起こしたときに現れやすい徴候を知っておきましょう。

ショック時に現れる代表的な徴候は、①**蒼白**（pallor）、②**冷汗**（perspiration）、③**虚脱**（prostration）、④**脈拍触知不可**（pulselessness）、⑤**呼吸不全**（pulmonary insufficiency）の5つで、ショックの5徴といいます。英語の頭文字をとって「ショックの5P」とよぶこともあります。このほか、不安状態、意識障害、筋力低下などがみられることがあります。

MEMO
ウォームショック
皮膚が温かい状態で引き起こされるショックをウォームショックという。毛細血管が拡張して末梢の血流量が増加し、相対的に循環血流量が不足することによってショック症状が出現するが、冷汗はみられない。敗血症性ショックなどでみられることがある。ショックが改善されなければ、通常のコールドショックに陥る。

観察のポイントは

 冷静に観察を行い、ショックの重症度を客観的に判断し、呼吸と循環の確保を行います。

●すぐに観察すべき点

患者にショックの徴候が現れた場合、あるいは救急でショック症状を呈する患者が搬送されてきた場合には、次の点について急ぎ確認します。

「呼びかけに対して反応はあるか」
虚脱、不穏、意識レベルの低下などを確認します。ショックを起こすと、ボーっとして言葉を発しなくなることがあります。意識レベルの程度を観察しますが、治療を急ぐので、清明、傾眠、前昏睡（semicoma）、昏睡（coma）の分類で意識程度をみておきます。

「呼吸の状態はどうか」
呼吸の速さ、胸の動き、呼吸の深さ、努力呼吸の有無などを確認します。ショックが進行すると、呼吸困難や頻呼吸がみられます。

「皮膚の状態は？」
皮膚が蒼白になっているか確かめるとともに、皮膚に触って体温を推測します。冷汗がみられるかどうかの確認も重要です。

●ショックを客観的に評価する

血圧や脈拍の測定、過剰塩基、尿量、意識状態などにより、客観的にショックかどうかの評価を行います。**ショックスコア**によってそれぞれ4段階で評価し、合計点数で判断します（p.28）。

ショックか否かを簡便に判断する方法としては、**ショックインデックス**（ショック指数）があります。これは「脈拍数を収縮期血圧で割った数値が1.0以上になった場合にショックと判断する」というものです。

出血性ショックの重症度を判断する方法もあります。詳しくは「吐血・下血」の項（p.98）を参照してください。

MEMO
緊急度の判断
患者がショックを呈しているときに要求されるのは、緊急処置が必要かどうかの判断。診て、聴いて、触って……など、五感による情報収集を行う。

ショックの危険性を知っておく

ショックは、放置すれば死に至る病態です。処置が遅れると次のような状態が出現する危険性もあります。

- **播種性血管内凝固症候群（DIC）**

さまざまな原因で発症しますが、ショックを原因として発症することもあります。全身の小血管内に血栓が形成されることで凝固因子が不足し、多発性の出血を起こします。これによって、さらに臓器障害が進み、多臓器不全（2個以上の臓器不全のこと）へと進行すると危険な状態になります。診断基準があり、それに基づいて診断され、アンチトロンビンⅢ補充、ヘパリン、ガベキサートメシル酸塩、トロンボモジュリン製剤などが治療に用いられます。原疾患の治療も重要です。

- **ショック肺**

ショック回復後に成人呼吸促迫症候群（ARDS）が起こった場合です。出血、外傷、熱傷、有毒ガスなどによってショック症状が出現し、その後、急性の呼吸困難や低酸素血症、肺の損傷などが現れます。死亡率は50～60％と高く、重篤な状態です。胸部X線検査を行うと、肺に集まった好中球によって肺がすりガラス状に写ります。

循環管理を行う

ショックの治療で重要なのは、原因となっている疾患の病態を早期に解明し、治療を行うことです。看護師はバイタルサインのチェックを行いながら、初期治療を行います。重症のショック患者に必要な初期治療は、気道の確保によって呼吸を維持すること、輸液路の確保によって血圧・循環の維持を行うことです。

- **呼吸の管理**

意識レベルが低くなると舌根沈下によって気道が閉塞し、呼吸困

MEMO

薬物療法

心機能障害、アナフィラキシーショック、難治性ショックなどの治療にはカテコールアミン製剤が有効。ノルアドレナリン、ドパミン、ドブタミンなどがある。末梢血管を収縮させ、心筋収縮力を高めて血圧を上昇させる。

ショックスコア

	スコア			
	0	1	2	3
収縮期血圧（BP）(mmHg)	100≦BP	80≦BP<100	60≦BP<80	BP<60
脈拍数（PR）(回／分)	PR≦100	100<PR≦120	120<PR≦140	140<PR
過剰塩基（BE）(mEq／dL)	−5≦BE≦+5	±5<BE≦±10	±10<BE≦±15	±15<BE
尿量（UV）(mL／時)	50≦UV	25≦UV<50	0<UV<25	0
意識状態	清明	興奮から軽度の応答への遅延	著明な応答への遅延	昏睡

5項目に各0～3を与えて合計点数が
0～4点：非ショック
5～10点：軽度および中等度ショック
11～15点：重症ショック
　と判定する

（小川龍：ショックの定量的評価法、救急医学、vol.3、329～332、1979より一部改変）

● 気道の確保（頭部後屈顎先挙上法）

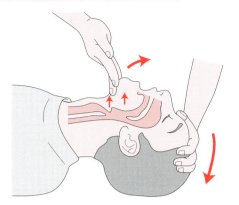

枕を外し、片方の手で頭部を後方に後屈させ、もう一方の手を顎先中央の骨に当てて引き上げる

難をまねきます。下顎挙上法あるいは頭部後屈顎先挙上法によって気道を確保します。呼吸の状態によって、あるいは吐物の誤嚥を防ぐために気管内挿管が必要になることもあります。動脈血血液ガス分析やパルスオキシメータによって動脈血酸素飽和度を測定し、必要に応じて酸素療法や人工呼吸器による管理を行います。

・血液・循環の維持

輸液のための留置針は、少なくとも2本留置します。1本は中心静脈路（IVHルート）に留置することが望ましく、種々の薬剤投与のためにダブルルーメンやトリプルルーメンのカテーテルを使用することが多いものです。もう1本は輸血を考慮してなるべく太いものを留置します。こうした処置がスムーズにできるように、先を読んだ準備を行いましょう。

心原性ショック以外では、循環を維持するために急速輸液を行います。状態が落ち着いた後は、収縮期血圧が100mmHg以上、脈圧30mmHg以上、中心静脈圧（CVP）3〜10cmH$_2$O、時間尿量30mL以上を満たすように輸液の量を調節します。

● 治療のあらましも知っておこう

急速輸液によっても状態が改善しない場合は、原因に応じての治療が行われます。医師の介助ができるように、治療のあらましを知っておきましょう。

出血性ショックの治療は、出血源を検索して止血することと、輸液・輸血によって循環を維持することです。輸血は、全血輸血あるいは成分輸血で行い、アルブミン製剤輸注もショックに有効です。

心原性ショックの場合は、心機能評価のために心エコー検査を行い、スワン・ガンツカテーテルを挿入して心機能を連続的に測定します。

ダブルルーメンカテーテル
2つの内腔をもつカテーテル。混注が不可とされている薬剤を同時に投与することができる。トリプルルーメンカテーテル、4ルーメンカテーテルなどもある。

アルブミン製剤
膠質浸透圧の改善と循環血液量の是正を目的として行う。出血性ショック時には、等張アルブミン製剤または加熱ヒト血漿タンパクを用いる。

成分輸血
不足した血液成分にしたがって輸血すること。赤血球濃厚液、新鮮凍結血漿輸血がある。

心エコー検査
心臓の形の異常、弁や心筋の動きなどを視覚的にとらえる検査。心筋や弁の動きを波形でとらえるのがMモード、断層画像で心臓の内部構造をとらえるのがBモード。

スワン・ガンツカテーテル
肺動脈に挿入するカテーテルで、先端にバルーンが付いている。通常、右内頸静脈から挿入し、右心房、右心室を経由して肺動脈が分枝している部分に留置する。右房圧、右室圧、肺動脈圧、肺動脈楔入圧が観察でき、心機能の評価を行うことができる。

ケアのポイントは

A 患者の状態によって安楽な体位を工夫し、循環の改善を促します。家族支援も重要です。

●緊急カートは常備しておく

急激なショックでは心停止に至ることもあります。観察を綿密に行い、医師とともに異常の早期発見に努めましょう。そのためには、バイタルサインを頻回に測定するとともに、施されている処置に対する反応を十分に確認し、事細かに医師に報告することが重要です。

なお、ナースステーションに備えてある緊急カートは、いつでも使えるように器材や薬剤を補充しておく必要があります。電気的除細動の準備もしておきましょう。

●ショック体位をとる

ショック状態にある場合、循環血液量を増やすことができる体位をとることが重要です。よく実施されるのが、下肢を挙上した体位で、一般に**ショック体位**とよばれます。

●家族への支援も行う

ショックの重症度が高い場合は、家族の面会制限が必要になることもあります。「この時期に感染を起こすと、病状が悪化するおそれがあります」と、面会制限の理由を説明しましょう。その分、患者の状態や様子を家族にわかりやすく伝えます。

MEMO

気管挿管時のコミュニケーション

気管挿管を行うと、会話によるコミュニケーションがとれなくなる。「はい」「いいえ」で答えられるように会話を工夫したり、文字盤を利用するとよい。

●ショック体位

15cm〜30cm

出血性ショックの場合、脳血流や心拍出量を維持・増加させるために、足元を15〜30cm 程度挙上した仰臥位にする。心臓や脳などの重要臓器に血液を集中させる。頭部に外傷がある場合は禁忌。

症状 04 血圧異常

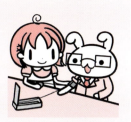

血圧とは

血液が血管壁に与える圧力のことです。脈圧や平均血圧も、血圧を知るための重要情報です。

　血圧とは、血液が血管壁に与える圧力のことです。血液の流れには**体循環**と**肺循環**があります。左心室から大動脈に押し出された血液が全身を巡って右心房に戻ってくる体循環の動脈の圧力を、一般的に**血圧**とよんでいます。

　左心室が収縮して大動脈に血液が送り出されたときの血圧が**収縮期血圧（最高血圧）**です。一方、大動脈弁が閉じて心臓から血液が駆血されなくなったときの血圧が、**拡張期血圧（最低血圧）**です。

● 血液循環、収縮期・拡張期血圧、平均血圧

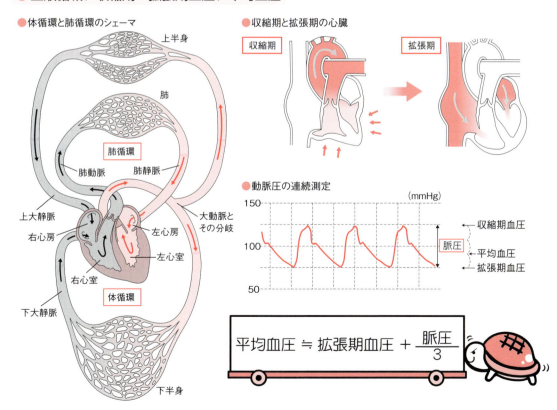

$$平均血圧 ≒ 拡張期血圧 + \frac{脈圧}{3}$$

収縮期血圧と拡張期血圧との差を**脈圧**といいます。大動脈や大腿動脈、頚動脈などに動脈硬化が進むと、血管壁の弾力が失われます。すると、収縮期血圧が高くなり、拡張期血圧は逆に低くなって、脈圧が大きくなります。

一方、細い血管に動脈硬化が進むと、**平均血圧**が高くなります。平均血圧は、平均した血圧のことで、おおよそ収縮期血圧に脈圧の3分の1を加えた数値のことです。血圧異常というと、収縮期と拡張期それぞれの数字にだけ関心が集まりがちですが、このように脈圧や平均血圧から読み取れる情報もたくさんあります。

なお、低血圧は慢性的なものであれば、生存率には関係しませんので心配いりません。低血圧が問題になるのは、出血や心不全などによって急性の低血圧が生じた場合だけです。臨床的に問題になるのは、高血圧です。

> **MEMO**
> **低血圧**
> 高血圧と違って国際的な基準はないが、一般に、収縮期血圧が100mmHg以下を低血圧と呼んでいる。起立性低血圧の尺度は、収縮期血圧が起立時と臥位時で20mmHg以上差があること。

🔍 血圧を決定する因子は

 血圧を規定する因子は、心拍出量、末梢血管抵抗、大動脈の弾性です。

血圧は、心拍出量と末梢血管抵抗で決まりますが、大動脈の弾性も影響を及ぼします。

収縮期血圧を決定する因子は、**心拍出量**と**大動脈の弾性**です。拡張期血圧を決定する因子は、**心拍出量**と**末梢血管抵抗**です。心拍出量が多いほど、大動脈の弾性が低いほど、末梢血管の抵抗性が大きいほど、血圧は高くなります。

血液は、大動脈→動脈→細動脈→毛細血管→細静脈→静脈→大静脈という順序で流れていきます。末梢血管の抵抗性で重要な役割を果たすのが細動脈です。細動脈は平滑筋に取り巻かれており、収縮・拡張することで毛細血管に流れ込む血液の量を調節しています。この調節が正常に行われると血液はスムーズに流れ、血圧は上昇しま

> **MEMO**
> **心拍出量と末梢血管抵抗**
> 心拍出量は、「1回拍出量×心拍数」。末梢血管抵抗は、血管壁の抵抗、血管の収縮拡張状態、血液の粘性などで規定される。

● 末梢血管抵抗

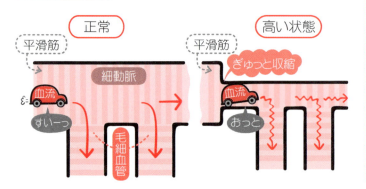

せん。この状態を、末梢血管の抵抗性が正常な状態といいます。

これに対して末梢血管の抵抗性が高い状態というのは、細動脈を取り巻いている平滑筋が何らかの影響で常に収縮傾向にある状態のことです。細動脈が細くなるために抵抗性が高まり、血液がスムーズに流れにくくなって血圧が高くなります。

高血圧が起きる原因は

本態性高血圧は原因不明です。何らかの原因疾患によって二次的にもたらされる高血圧もあります。

慢性的に血圧が高い状態を高血圧といい、**収縮期血圧が140mmHg以上または拡張期血圧が90mmHg以上**を高血圧と定義しています。ただし、学会では収縮期血圧が130mmHg以上または拡張期血圧が80mmHg以上を高値血圧として、グレーゾーンを設けています。また、病院での血圧と家庭での血圧を分けることとなりました。75歳以下では治療上の降圧目標を130/80mmHg以下とした。

はっきりした原因が特定できないことが多く、これを**本態性高血圧**といいます（高血圧の約97％）。遺伝、食塩の過剰摂取、ストレス、肥満などのリスクファクターが複雑に重なることで発症します。ほとんどの場合、中高年になってからじわじわと血圧が高くなります。

これに対して、高血圧の原因疾患が明らかなものを、**二次性高血圧**といいます。糸球体腎炎や腎盂腎炎など腎機能の低下、腎動脈の狭窄や閉塞、褐色細胞腫や原発性アルドステロン症などの内分泌疾患などにより、血圧が上昇します。原因となる疾患が治療可能のこともあります。

MEMO

腎機能低下と高血圧
腎機能が低下すると、血圧上昇の因子であるナトリウムを尿中に排泄することができなくなり、血液中の水分量が増加する。その結果、循環血液量が増加し、血圧が上昇する。

● 成人における血圧値の分類

分類	診察室血圧 (mmHg) 収縮期血圧		拡張期血圧	家庭血圧 (mmHg) 収縮期血圧		拡張期血圧
正常血圧	<120	かつ	<80	<115	かつ	<75
正常高値血圧	120-129	かつ	<80	115-124	かつ	<75
高値血圧	130-139	かつ/または	80-89	125-134	かつ/または	75-84
Ⅰ度高血圧	140-159	かつ/または	90-99	135-144	かつ/または	85-89
Ⅱ度高血圧	160-179	かつ/または	100-109	145-159	かつ/または	90-99
Ⅲ度高血圧	≧180	かつ/または	≧110	≧160	かつ/または	≧100
（孤立性）収縮期血圧	≧140	かつ	<90	≧135	かつ	<85

（日本高血圧学会高血圧治療ガイドライン作成委員会編：高血圧治療ガイドライン2019より許諾を得て転載）

血圧の調節機能とは

**A 自律神経が脳の命令を伝えます。
血液中の物質も血圧調節に関与しています。**

血圧は、自律神経や血液中のさまざまな物質によって、調節されています。

神経系の調節は、延髄にある血管運動中枢で行われます。大動脈や頸動脈にある受容体から血管の伸縮情報が伝わると、自律神経を通じて血圧の調節が行われます。血圧を上昇させたい場合には交感神経が強力な血管収縮の命令を伝えます。血圧を下降させたい場合には、副交感神経が血管をやや拡張させるような命令を伝えます。

一方、血液中のさまざまな物質によって行われる調節を、体液性の調節といいます。血管を収縮させる物質には、**ノルアドレナリン、アドレナリン、アンジオテンシンⅡ**などがあります。血管を拡張させる物質には、**乳酸、アデノシン、カリウム、ヒスタミン**などがあります。組織の酸素分圧の低下や二酸化炭素の上昇、pHの低下などによっても、血管は拡張します。

ところで、興奮すると、どうして一時的に血圧が上がるのでしょう。メカニズムは次のようなものです。感情の激変が起きると、大脳皮質からのインパルスが血管運動中枢と心臓促進中枢に伝わり、脊髄を経て末梢の交感神経全体が興奮してきます。その結果、心臓は1回拍出量を多くし、細動脈は平滑筋を収縮させ、副腎髄質はアドレナリンとノルアドレナリンを血液中に放出します。これらはすべて血圧を上げる因子ですから、血圧が上昇することになります。

高血圧の合併症は

**A 高血圧は動脈硬化を促進します。
脳、心臓、腎臓などに悪影響が及びます。**

血圧が高い状態が続くと、血管壁に常に高い圧力がかかり続け、血管性の疾患が発生します。

脳の血管では、脳梗塞、脳出血、脳動脈瘤の発生や破裂などが起きやすくなります。また、末梢血管抵抗が高くなると心臓の仕事量が増えるため、左室肥大や心不全などが起きやすくなります。冠動脈に動脈硬化が進むと、狭心症や心筋梗塞の危険性を増します。

腎臓にも大きな影響が現れます。腎臓には細動脈がたくさん分布しており、高血圧によって細動脈が硬化すると腎血流量が減り、腎機能が低下して腎不全に至ることもあります。

MEMO

延髄の循環中枢

延髄には循環中枢があり、心臓促進中枢、心臓抑制中枢および血圧を調整する血管運動中枢より成り立つ。

MEMO

心拍数の変化

心拍数は、延髄にある心臓抑制中枢と心臓促進中枢によって支配されている。心臓抑制中枢が迷走神経を興奮させると心臓の拍動が減少し、血圧を低下させる。一方、心臓促進中枢が交感神経を興奮させると心臓の拍動が促進され、血圧が上昇する。

● 血圧に影響する因子

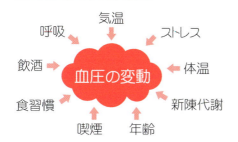

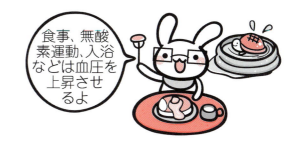

観察のポイントは

A 血圧を上昇させる原因を知るために、日常生活の聞き取りを行います。

● 問診のポイント

最近では、家庭用の血圧計の普及によって、「血圧が高い」という理由で受診する患者も多くなっています。一方、頭痛や動悸、呼吸困難、意識障害などで受診し、検査の結果、高血圧であることがわかるケースもあります。現時点での血圧を知ることはもちろん重要ですが、単に数字を知るだけでなく、血圧上昇の背景を問診によって確かめることが重要です。

「日常の血圧はどれくらいか」

血圧は測定する時間帯や環境によっても影響を受けますので、家庭用血圧計を使用している場合は、日常の血圧値を聞きます。夜間や早朝に上昇するタイプの場合は、診療時には正常値に戻っているので、家庭での測定値の情報が重要になります。

「数年前と現在との血圧の違いは？」

数年前に比べて徐々に上昇している、急に上昇したというように、年単位、月単位での血圧変動の経過を聞きます。

「随伴症状はあるか」

高血圧状態が続くと、頭重感、頭痛、めまい、動悸、肩こり、耳鳴り、不眠、手足のしびれ、悪心・嘔吐、食欲不振、全身倦怠感などの症状が現れることがあります。

「二次性高血圧を引き起こす疾患の有無は？」

腎臓疾患、内分泌疾患、心・血管系疾患、神経系の疾患などの既往を聞きます。妊娠中の女性の場合は、妊娠高血圧症候群が出現している可能性もあります。

「血圧に影響する因子の有無は？」

血圧は加齢とともに上昇傾向になります。また、心身のストレス、代謝の亢進、飲酒、喫煙、食習慣などによっても変動します。血圧に影響を及ぼす因子があるかどうか聞きます。

MEMO

検査方法

バイタルサインの測定や問診、視診、聴診などを行う。実施されることが多い検査は、血液検査、尿検査、心電図、眼底検査、胸部X線検査、心エコー検査。

MEMO

飲酒と血圧

飲酒をした直後は末梢血管が拡大して血圧が下がるが、飲酒を長年にわたって続けていると高血圧が発症しやすくなる。原因は、血管の収縮反応性が弱まることや、インスリン抵抗性が増大することなどと考えられているが、はっきりしたことは不明。

MEMO

喫煙と血圧

タバコに含まれるニコチンには、交感神経を刺激して血管を収縮させる作用がある。また、動脈硬化も促進するため、喫煙を続けると血圧が上昇する。

04 血圧異常

● 浮腫がないか観察する

腎疾患によって高血圧がもたらされている場合は、浮腫が生じていることがあります。下腿前面や眼瞼など皮下組織が薄い部分で浮腫の確認をします（詳しくは「浮腫」の項p.123を参照）。

ケアのポイントは

**合併症を防ぐことが重要です。
食事、運動、禁煙、節酒などを指導します。**

● 継続的に観察を行う

血圧はいろいろなファクターの影響を受けやすく、白衣高血圧のように緊張によって高く測定されることもあります。1回の測定値だけで判断せず、日を置いて継続的に観察する必要があります。

また、日内変動を知るために、家庭用血圧計で日常の測定を勧めたほうがよい場合もあります。

● 正しい血圧測定法を身につける

マンシェットの幅、巻き方、血圧計の位置など、血圧測定に影響を及ぼす要素はたくさんあります。正しい血圧測定法をきちんと身につけましょう。ポイントは次のような点です。

①マンシェットの幅

腕の太さに応じたものを用いますが、一般的に、成人は12cm幅を使用します。腕に比べて幅が狭いと血圧の測定値は高くなり、広いと低くなります。

②マンシェットの巻き方

指が2本入る程度に巻きます。巻き方がゆるいと血圧は高くなり、きついと低くなります。

③血圧計の位置

腕の高さが心臓と同じ高さになるように、血圧計の位置を調節します。腕の高さが心臓より高くなると血圧は低くなり、心臓より低くなると血圧は高くなります

④測定時の患者の状態

運動、食事、入浴、興奮、不安などは、交感神経の作用によって血圧を上昇させます。できるだけ安静状態の時に測定します。

⑤室温

寒いと皮膚表面の血管が収縮して血圧が上昇します。気温による影響を受けないように室温を調節します。

● 生活習慣の改善を援助する

高血圧のケアのポイントは、合併症を防ぐために血圧を正常範囲内にコントロールすることです。そのためには、食事と運動の両面

白衣高血圧

家庭での血圧は正常であるにもかかわらず、医療機関で測定すると血圧が高くなる。緊張によるストレスのための上昇と考えられる。白衣高血圧の約3割は将来的に高血圧に移行するといわれているので、経過観察を行う。

仮面高血圧

昼間は正常で、朝や夜に血圧が上昇する。医療機関の測定では、発見できないケースが多い。

から生活習慣を改善することが重要になります。

　具体的には、①BMIが25を超えないように適正体重を維持する、②塩分は1日6g未満に制限する、③コレステロールや飽和脂肪酸の摂取を制限する、④アルコールを控える（エタノールに換算して、男性は20〜30g/日以下、女性は10〜20g/日以下）、⑤1日30分以上を目標に有酸素運動を定期的に行う（心血管病がない場合）、⑥禁煙する、⑦可能ならストレスのない生活環境を整える、などです。

　完璧に実行することは大変に難しいことです。患者の病態や生活に合わせて、どのようにしたら実行できるか考え、工夫していきましょう。

● 薬物治療の知識を得ておこう ───────────

　本態性高血圧の治療は、合併症がない場合は生活習慣の改善から始めますが、すでに合併症が存在する場合は薬物療法も並行して行われます。

　降圧薬には、利尿薬、β遮断薬、カルシウム拮抗薬、ACE阻害薬、アンジオテンシンⅡ受容体拮抗薬などがあり、症状によって使い分けます。いくつかの薬を併用することもあります。

　二次性高血圧の場合は、原因疾患の治療を行います。褐色細胞腫、原発性アルドステロン症、腎血管性高血圧などの場合は、外科治療を行います。

● 降圧薬の種類と特徴

利尿薬	血管内の水分を減らして血圧を下げる。血液のカルシウムが減少することが多い
β-遮断薬	心臓の働きを抑制して血圧を下げる。狭心症や頻脈を伴う高血圧に有効
カルシウム拮抗薬	細動脈の平滑筋に作用し、血管を広げて血圧を下げる。顔面がほてることもある
ACE阻害薬	レニン-アンジオテンシン系の酵素をブロックして血圧を下げる。副作用は空咳
アンジオテンシンⅡ受容体拮抗薬	アンジオテンシンⅡの受容体をブロックして血圧を下げる。ACE阻害薬より効果が強力

MEMO

排便と血圧上昇

排便時に努責をかけると血圧上昇をきたす。便秘を予防するための生活指導も大事。食物繊維の摂取と適度な運動を勧めたい。

04

血圧異常

症状 05 呼吸困難

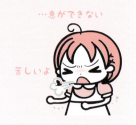

呼吸困難とは

「息が苦しい」と感じたら、呼吸困難です。

「息苦しい」「息がつまる」「十分に空気が吸えない」など、呼吸に伴う違和感や不快感を呼吸困難といいます。呼吸困難のなかには、**呼吸不全がある呼吸困難**と、**呼吸不全のない呼吸困難**があります。

呼吸不全というのは、動脈血酸素分圧（PaO_2）が60Torr以下になった状態です。このうち、動脈血二酸化炭素分圧（$PaCO_2$）が45Torr未満のものを**I型呼吸不全**、45Torr以上のものを**II型呼吸不全**といいます。ちなみに、呼吸不全の状態が1か月以上続いている場合は、**慢性呼吸不全**といいます。

呼吸困難は自覚症状ですから、呼吸不全がなくても呼吸困難を感じる場合もあります。反対に、意識障害があったり、呼吸困難に慣れてしまったりすると、呼吸不全があるのに呼吸困難を感じないという場合もあります。トリアージを必要とする場合は、呼吸不全で呼吸困難を感じている患者を優先する必要があります。

呼吸の調節を行っているのは、延髄と橋にある**呼吸中枢**で、周期的に吸気と呼気の指令が出されています。呼吸状態を見守っているのが肺の伸展受容体や頸動脈洞や大動脈弓にある**化学受容体**です。

MEMO

PaO_2と$PaCO_2$

動脈血に溶け込んでいる酸素（O_2）と二酸化炭素（CO_2）の量を分圧で表したもの。それぞれ、肺における血液酸素化能力、ガス交換能力の指標になる。基準値は、PaO_2が80〜100Torr、$PaCO_2$が35〜45Torr。

なお、TorrはmmHgと同じとして扱って差し支えない。

MEMO

呼吸筋

横隔膜、肋間筋、腹部の筋肉などのほか、胸鎖乳突筋などの呼吸補助筋より成り立っている。これらの筋肉は共同して換気のために働く。

●呼吸不全と呼吸困難

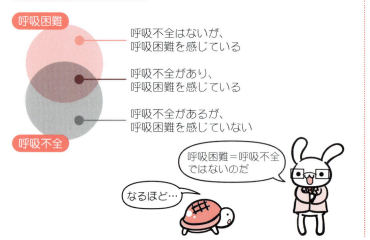

これらは、呼吸状態をチェックするセンサーで、何か異常が起きると情報を呼吸中枢に送ります。そして呼吸中枢から呼吸筋に「もっと呼吸をしなさい」という指令が出され、呼吸の調節が行われます。

呼吸困難は、呼吸中枢からの要求を肺が満たしきれないような場合に生じますが、これだけでは説明できない呼吸困難もあります。

呼吸不全の原因は

> 1つは肺胞までの空気の出入りの障害（肺胞換気量の低下）、もう1つは肺胞でのガス交換の障害です。

正常な呼吸は、肺胞までの空気の出入りがスムーズに行われ、なおかつ肺胞でのガス交換が支障なく行われて、初めて成立します。このうちのどちらかに支障があると、呼吸運動を行っているのに動脈血の酸素濃度が低下し、二酸化炭素濃度が上昇して、呼吸困難が生じます。

呼吸困難を起こす疾患の大半は呼吸器疾患ですが、心臓疾患、血液疾患、代謝性疾患などによっても呼吸困難が生じることがありますので、よく目にする原因疾患の特徴を知っておくことが大切です。

急性と慢性に分けて呼吸困難の原因疾患の特徴を把握しておくとよいでしょう。

MEMO
肺胞換気量の低下
肺胞換気量が低下すると低酸素血症が生じ、呼吸困難が起きる。肺胞換気量の低下は重症の気管支喘息、肺気腫などで生じ、PaO_2が低下するとともに$PaCO_2$が上昇し、呼吸性アシドーシスとなる。

MEMO
ガス交換の障害
肺炎、間質性肺炎、肺線維症、肺血栓塞栓症、ARDS（成人呼吸促迫症候群）などでは、肺胞でのガス交換が障害される。

観察のポイントは

> 呼吸困難の程度を呼吸のリズムや深さ、スケールで客観的に判断します。

● 問診のポイント

呼吸困難を起こす症例のなかには緊急を要するものもありますので、患者の状態を素早く的確に観察することが求められます。

問診のポイントは、①**いつから呼吸困難が起きているのか（急性か慢性か）**、②**発熱、咳、痰、胸痛、喘鳴などの随伴症状はあるか**、③**起きた時の状況はどうか**、④**既往歴はあるか**などです。

● 呼吸の観察を行う

呼吸のパターンやリズム、深さ、回数、呼吸の姿勢などの観察も欠かせません。とくに気をつけたい異常呼吸は、**チェーン・ストークス呼吸**（浅い呼吸→深い呼吸→浅い呼吸→呼吸停止というように、15～40秒間隔で繰り返す呼吸）、**ビオー呼吸**（大きくゆったりした呼吸と呼吸の一時停止を繰り返すパターン）、**クスマウル大呼吸**（異常に深く規則正しい呼吸）などです。

● 呼吸パターン

● 正常呼吸

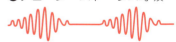

● チェーン・ストークス呼吸

● ビオー呼吸

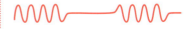

● クスマウル大呼吸

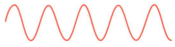

● 呼吸困難を起こす原因疾患と特徴

急激に呼吸困難が現れる場合	自然気胸	突然の胸痛の後に呼吸困難が生じます。聴診をすると、気胸を起こした側の呼吸音の減弱、呼吸音の左右差などがみられます。胸部X線撮影を行います
	胸膜炎	発熱、炎症所見、患側の呼吸音源弱、摩擦音などがみられます。胸部X線撮影を行います
	肺炎	発熱、咳、痰などが数日続いた後に呼吸困難が生じます。胸部X線撮影で診断できます
	肺血栓塞栓症	突然、胸痛と呼吸困難が現れます。安静・臥床の後に起きるため、手術後には注意が必要です。肺血流シンチグラフィーで欠損像が見られます
	気管支喘息	喘鳴、呼気延長、起座呼吸が特徴で、聴診をすると笛のような音楽様呼吸雑音が聴取できます。喘息は青壮年でも窒息に至ることがありますので注意が必要です
	異物吸入	吸気の延長、咽頭の喘鳴がみられます。幼少児に多いので、異物吸入の機会の有無を確かめます
	ARDS	ショック、敗血症、重度外傷などの後に肺に変化が現れ、数日で急性呼吸不全に陥ります。肺にびまん性、非特異的炎症が起きます
	過換気症候群	心因性の呼吸困難で若い女性に多いのが特徴です。手足や口唇のしびれを伴います
徐々に呼吸困難が現れる場合	上・下気道の閉塞障害	慢性閉塞性肺疾患（COPD）は喫煙歴のある慢性気管支炎患者に多く、気管支が肉厚になって閉塞し、徐々に呼吸困難が現れます。腫瘍や大動脈瘤によって咽頭や気管が狭窄した場合も徐々に呼吸がしづらくなります
	低換気状態	神経や筋肉の障害、意識障害、呼吸筋疲労などにより、呼吸困難をきたします
	心不全	喘鳴、泡沫状の痰、心電図の異常が特徴で、循環器疾患の既往があります。急性心筋梗塞では、心筋壊死によって血液検査に異常が現れます
	貧血や代謝性疾患など	貧血に伴う末梢での酸素不足で、労作時に呼吸困難が生じます。糖尿病、肝硬変などによっても、呼吸が困難になることがあります

　聴診で聞かれる呼吸音や副雑音なども、原因を推測する手がかりになりますので、慎重に聴診を行いましょう。**水泡音**が聞かれた場合は肺炎や肺結核など、**笛音**が聞かれた場合は気管支喘息や肺気腫など、**捻髪音**が聞かれた場合は間質性肺炎や肺線維症などが疑われます（「咳・痰」の項p.46参照）。

● 動脈血酸素飽和度を調べる

　呼吸不全の状態を正確に調べるには**動脈血酸素分圧（PaO₂）**の測定が必要ですが、**パルスオキシメータ**を使うとベッドサイドで簡便に**経皮的酸素飽和度（SpO₂）**を測定することができます。SpO_2が90％以下であれば呼吸不全と判断できます。一方、SpO_2が95％以上であれば呼吸不全ではないと考えられ、緊急性は薄くなります。その中間値の場合は、総合的に判断する必要があります。SpO_2とPaO_2の関係を把握しておきましょう。

● 呼吸困難の程度を把握する

　呼吸困難は自覚症状ですから、その程度を客観的に評価する必要があります。臨床でよく用いられるのは**ヒュー・ジョーンズHugh-Jonesの分類**です。Ⅳ度あるいはⅤ度の場合は、重症の呼吸器疾患と考えられます。

MEMO

検査方法
基本的検査のほか、血液ガス、胸部X線検査などを行い、原因疾患の目安がついた段階で確定診断のための検査を行う。

MEMO

パルスオキシメータ
指にクリップ部分をはさんで測定する。酸素と結合した酸化ヘモグロビンが赤い光を吸収しないという性質を利用し、酸化ヘモグロビンの割合を測定する。マニキュアをしていたり、寒さのために血流が低下したりすると、正確な測定ができないので注意。

● ヒュー・ジョーンズの分類

Ⅰ度	同年齢の健常者と同様に労作ができ、歩行、階段の昇降も健常者なみにできる
Ⅱ度	同年齢の健常者と同様に歩行できるが、坂・階段の昇降は健常者なみにできない
Ⅲ度	平地でさえ健常者なみには歩けないが、自分のペースなら1km以上歩ける
Ⅳ度	休みながらでなければ、50m以上歩けない
Ⅴ度	会話、着物の着脱にも息切れがする。息切れのため外出ができない

● SpO_2とPaO_2の関係

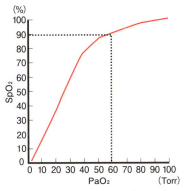

SpO_2 90%≒PaO_2 60Torrと考えるとよい

05 呼吸困難

Q ケアのポイントは

A 窒息を防ぐとともに、呼吸に伴う苦痛を軽減するための工夫を行います。呼吸リハビリの援助も必要です。

● 呼吸管理を行う

何より危険なのは窒息ですから、緊急時にはただちに医師に報告し、指示を受けて酸素の投与を行います。意識レベルが低く、呼吸回数の著しい増加や低下があり、酸素吸入では改善できない場合は、人工呼吸が必要になることがあります。自分で痰の排出ができない場合は、定期的に痰の吸引を行います。

● 起座位で楽になるケースも

呼吸困難の患者のケアのポイントは、呼吸に伴う苦痛を軽減することです。呼吸不全がある患者の多くは、仰臥位や側臥位にすると体重による圧迫で肺にうっ血が起こりやすくなり、肺の換気量が減って呼吸がさらに困難になります。**起座位**の姿勢をとると楽になるのは、上半身を起こすことで下半身の静脈が拡張し、一時的に静脈血をプールすることで心臓に戻る血液が減り、心臓や肺の負担が軽くなるためです。内臓が下がって横隔膜の動きが大きくなることも、呼吸を楽にさせる一因です。

● 呼吸リハビリの援助を行う

慢性呼吸不全がある患者では、呼吸リハビリテーションの援助を行います。長い年月にわたって息切れなどに悩まされると、活動性が下がって筋肉量の低下が起こってきます。呼吸理学療法、運動療法、食事療法、禁煙指導などを行い、身体的な条件に合わせて生活と身体能力のバランスがとれるように援助していきます。

呼吸訓練はベッドサイドでも行えますので、**口すぼめ呼吸、腹式**

MEMO

人工呼吸器の適応の目安

酸素投与時でもPaO_2が50Torr以下の場合、$PaCO_2$が60Torr以上の場合、呼吸数が35回/分以上あるいは5回/分以下の場合、1回換気量が3mL/kg以下の場合、肺活量が10mL/kg以下の場合などは人工呼吸器の使用を考える。

MEMO

胸郭の動きの観察

呼気時に鎖骨上窩や下部肋骨の陥没がみられることがある。これは、横隔膜や肋間筋だけではスムーズな呼吸運動ができずに、胸部や肩部、頚部などの呼吸補助筋が呼吸を助けているため。

● 楽な体位（起座位）と口すぼめ呼吸

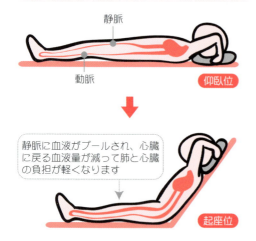

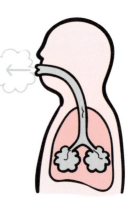

口すぼめ呼吸

口を閉じて鼻から息を吸い、口をすぼめて少量ずつゆっくりと息を吐きます。
口をすぼめると気道内が陰圧にならないので、十分に息を吐き出すことができます。

呼吸など、呼吸法の指導も行っていきましょう。肺を最大限に動かして効率的な呼吸を行うことにより、呼吸が楽になります。

● 在宅酸素療法の知識も必要

在宅酸素療法（HOT）を導入すると、酸素濃縮器や携帯型酸素ボンベなどを利用して、安定した呼吸状態で日常生活が送れます。また、**在宅人工呼吸療法（HMV）**は、筋萎縮性側索硬化症などの終末期に用いられる呼吸療法で、在宅で呼吸管理が行えます。訪問看護でケアを行うことが多い症例ですから、器具管理についても学習しておきましょう。

 MEMO

HOTの適応基準

PaO_2が55Torr未満の場合は絶対適応。また、PaO_2が55〜60Torrでも睡眠時や運動時に低酸素状態の悪化がみられる場合、パルスオキシメーターで88％以下、肺高血圧症を伴う場合なども適応となる。

症状 06

咳・痰

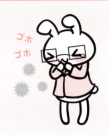

咳とは

異物の侵入を防ぐため、呼気を一気に吐き出すこと。生体防御反応の一種です。

咳は、気道内に侵入しようとする病原菌や異物を体外へ排除するための防御反応の一種です。咽喉頭、気管、気管支分岐部に多く分布する咳受容体が異物の侵入をキャッチすると、主として求心路の迷走神経を介して**咳中枢**に情報が伝えられます。

異物侵入の情報を受けた咳中枢は、「咳をして、異物を外に出せ」という指令を送ります。この指令は遠心路の肋間神経や横隔膜神経を介して**肋間筋、横隔膜、声門などの効果器**に伝わります。

咳が出るプロセスは次のとおりです。まず、瞬間的に息を吸い込みます（**吸入相**）。次に声門を閉じて息をこらえ、呼吸筋を収縮させて胸腔の内圧を高めます（**加圧相**）。胸腔の内圧が100mmHgを超えると、声門が一気に開放され、肺から空気が押し出されます（**呼出相**）。その結果、50〜120m/秒ものスピードで肺の中の空気が爆発的に外に吐き出され、それとともに気道の中の異物が外に排出されます。

咳が出る原因は

気道に化学的・物理的な刺激が加わることで咳が誘発されます。温度刺激でも咳が出ることがあります。

咳受容体を刺激する因子には、化学的な刺激と物理的な刺激があります。

化学的な刺激とは化学物質を含んだガスなどのことで、主に細気管支が刺激されることによって咳が出ます。物理的刺激とは、煙、塵埃、小さな異物、痰などで、咽頭から気管支までの間が刺激を受けることで反応が起きます。

このほか、急に冷たい空気を吸ったとき、気道粘膜に炎症が起きたとき、耳や食道、腹部臓器の疾患などによっても咳が誘発されます。

MEMO

咳受容体
咽喉頭、気管、気管支以外には、鼻粘膜、副鼻腔粘膜、耳管、心膜、横隔膜などにも咳受容体が存在し、迷走神経、三叉神経、舌咽神経などを介して咳中枢に刺激が伝わる。

痰とは

> **A** 気道表面の粘液が過剰に分泌され、線毛運動では排出できない状態になったものが痰です。

　気道の内側は粘膜でおおわれており、気管腺（粘液腺）や杯細胞から1日50～100mLほど分泌される粘液でさらにおおわれています。異物が侵入すると粘液によって捕獲され、気管支の奥にまで入り込めない仕組みになっています。

　気道粘膜の上皮細胞には**線毛**が密集しており、喉頭方向に向けて波打つような運動を行っています。これを**線毛運動**といいます。粘液で捕らえられた異物は、この線毛運動によって気道の外に移動されます。私たちは、このようにして粘液に包まれて送り戻されてきた異物を、知らないうちに飲み込んでいるのです。この段階では、痰という認識は全くもっていません。咳も出ません。

　ところが、気道を守る粘液が、線毛の運搬能力を超えるほど過剰に分泌されると、気道に違和感が生じてきます。何か張り付いているような不快な感じがして、思わず咳払いをした経験は、誰もがもっているはず。これが、「粘液」から「痰」に変わる境目です。

　粘液が多くなる主な原因は、病原性微生物が侵入して気道から肺胞にかけて炎症が起きたり、喫煙や大気汚染などで粘膜が刺激されたり、肺にうっ血が起きた場合などです。炎症が起きると、大量に分泌された粘液の中に、はがれた上皮細胞や白血球の死骸などが含まれるようになり、粘り気が増してきます。

　風邪をひくと、気管支からの粘液分泌が亢進して半透明の痰が出ます。一方、膿性の痰は炎症の存在を意味します。肺炎球菌による感染ではさび色の痰が、嫌気性菌では悪臭のある痰が、うっ血性心不全では泡沫状の痰がみられます。

線毛運動の速度
線毛が異物を移動させるスピードは4～6mm/分とされている。1個の線毛上皮細胞には約200本の線毛がある。

血痰
痰に血液が混じったもので、気管支拡張症や肺癌、肺結核などで生じる。

● 気管支の構造と線毛運動

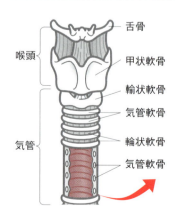

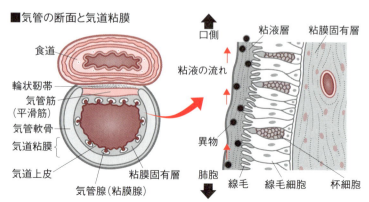

咳と痰の関係は

線毛運動では排出できない痰を早急に排除するための防御反応が咳です。痰を伴わない咳もあります。

　炎症が起きると粘液が粘度と量を増し、さらに線毛の輸送機能も低下してきます。その結果、痰の排出がスムーズに行えなくなり、気道表面に滞留することになります。そして、痰によって気道粘膜の咳受容体が刺激されて咳中枢から排除指令が出され、爆発的な呼気が起こって痰は口のほうに排出されることになります。

　咳は、痰を伴った咳（**湿性咳嗽**）と、痰を伴わない咳（**乾性咳嗽**）に分けることができます。また、**急性咳嗽、亜急性咳嗽、慢性咳嗽**という分け方もできます。急性咳嗽は3週間以内の咳、亜急性咳嗽は3週間以上続く咳、一般検査では特定できない咳嗽で8週間以上続く場合を慢性咳嗽といいます。

●咳の分類と原因

急性咳嗽	湿性咳嗽	感冒、細菌性気管支炎、細菌性肺炎、気管支喘息
	乾性咳嗽	感冒、マイコプラズマやクラミジアによる気管支炎や肺炎、気胸、薬剤性肺炎、過敏性肺炎、肺癌
亜急性・慢性咳嗽	湿性咳嗽	慢性気管支炎、気管支拡張症、後鼻漏、気管支喘息、肺結核、COPD
	乾性咳嗽	間質性肺炎、肺癌、胃食道逆流、ACE阻害剤による副作用、咳喘息、肺結核、COPD

 MEMO

痰と細菌増殖
痰にはタンパク質が多く含まれており、細菌増殖の温床となる。咳によって排出されることで、さらなる感染の広がりが予防できる。

MEMO

検査方法
血液検査、胸部X線検査、痰培養検査などを行い、疑われる疾患によって確定診断のための検査を行う。

06 咳・痰

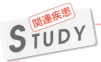 関連疾患

気管支喘息・気管支拡張症

　気管支が狭窄することが原因で生じる疾患が、気管支喘息です。さまざまな抗原刺激によって起きるアレルギー疾患で、気管支の過敏性が存在します。刺激が加わると気管支を取り囲む筋肉が収縮して広範な気道狭窄が生じ、分泌物も増加して呼吸困難になります。

　この状態のときに起きるゼーゼー、ヒューヒューという音を喘鳴（ぜんめい）といいます。気管支喘息で出る痰は透明でどろりとしており、粘液が固まってできたクルシュマンらせん体がみられることがあります。

　一方、気管支の一部が拡張したままの状態になる疾患が気管支拡張症です。拡張した部分に粘液が溜まりやすくなり、粘膜が慢性的な炎症を起こします。慢性的に咳や痰が出ますが、ときに血痰や喀血をみることもあります。

観察のポイントは

咳や痰の性状や随伴症状を確かめ、呼吸に伴う雑音の有無を聴取します。

● 問診のポイント

問診では、次のような点を聴取します。

「乾いた咳か湿った咳か、急性か慢性か」

痰の有無、持続する期間によって、原因が推測できます。患者に咳払いをしてもらうと、痰が絡んでいるかどうか判別できます。また、1日のうち、いつ、どのようなときに咳が出るかという質問も、原因を探るうえで役立ちます。

「随伴症状はあるか」

咳や痰とともに、発熱、胸痛、呼吸困難、息切れ、喘鳴、嗄声などがあるかどうか聞き取りをします。また、体重の減少、食欲不振などの有無も確認します。

「痰の色や性状は？」

膿が混じっているか、血が混じっているか、粘り気が強いか、においは強いかなど、色や性状を確かめます。

● 呼吸音を聴取する

呼吸音を聴取し、正常な呼吸音かどうか、**副雑音**はないかなどを正確に把握します。副雑音というのは、呼吸時に聞こえる異常呼吸音のことで、ラ音あるいはラッセル音ともいいます。正常な状態では副雑音はありません。

副雑音が聴かれる場合は、音のする部位はどこか、音は連続的か

MEMO

喘鳴
連続性の異常呼吸音で、気管より上部気道に由来して吸気時に聴かれる場合と、気管分岐部より末梢に由来して呼気時に聴かれる場合がある。前者をstridor、後者をwheezingという。

MEMO

呼吸音
頸部の気管側に聴診器を当てると、ヒューヒューという音が聴こえる。これが気管呼吸音で呼気と吸気はほぼ同じ長さ、同じ大きさで聴かれる。胸骨の上部の両側を聴診したときにハーハーと小さく聴こえるのが気管支肺胞呼吸音、それ以外の胸部で聴こえるサーサーという音が肺胞呼吸音。

● 呼吸音と副雑音

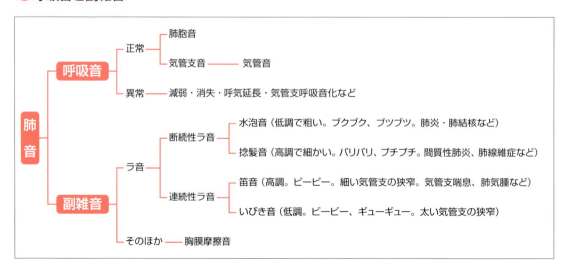

断続的か、高い音か低い音か、呼気時か吸気時か、どんなふうに聴こえるかなどを確認します。これらの音を正確に聴くことで、診断やケアに必要な情報がたくさん得られます。それぞれの副雑音の特徴を知っておきましょう。

ケアのポイントは

加湿や体位ドレナージなどで痰の排出を促します。痰が排出されれば咳も止まります。

●エネルギーの消耗を防ぐ

よりよいケアを行うためには、乾性咳嗽なのか湿性咳嗽なのか、咳き込む時間や場所などがある程度一定しているのか、睡眠は十分にとれているのか、生活に支障をきたしているのかなどの観察が必要です。

咳はエネルギーを消耗する動作です。1回の咳で2kcalのエネルギーが消費されます。2分間に1回咳が出る状態が10時間続くと、消費エネルギーは1200kcalにも達します。とくに、就寝中の咳は睡眠の妨げになり、体力の消耗をさらに進めます。しかし、咳は痰の排出のために必要な行為ですから、湿性咳嗽では鎮咳薬の使用は慎重にすべきです。

●痰の排出を促すために加湿をする

ほとんどの場合、激しい咳は、痰が排出できないことが引き金になって起こります。痰は粘り気が強くなればなるほど排出しにくくなりますから、水分を十分にとるように促しましょう。加湿器で部屋の湿度を適度に維持するのも効果的です。

痰が排出されると咳も治まりますので、ネブライザーの使用、体位ドレナージ、去痰薬の服用なども考慮します。有効な呼吸、咳嗽・痰の喀出方法の指導を行い、安定した呼吸への援助をすることで、不安や苦痛の緩和をはかりましょう。

MEMO

ネブライザー
超音波で薬液を振動させて小さな粒子にし、気道の奥まで到達させるための装置。回路が微生物で汚染されると、気道の防御システムを素どおりして肺の奥まで微生物が侵入してしまうので、十分な管理を行う必要がある。

MEMO

体位ドレナージ
聴診や胸部X線などで痰の貯留している部位を確認し、貯留した肺の区域を最も高い位置にして、重力によって痰を気道に排出させる。

症状 07
チアノーゼ

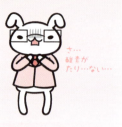

チアノーゼとは

毛細血管を流れる血液中に、酸素を失った還元型ヘモグロビンが増加した状態です。

　チアノーゼとは、皮膚や粘膜が暗い紫色に変化した状態のことです。健康な状態の皮膚は赤みがかったピンク色ですが、これは皮膚の下を流れる毛細血管の血液の色（正確には赤血球中のヘモグロビンの色）が反映されているためです。

　全身を循環してきた血液は肺動脈から肺の毛細血管に入り、肺胞の壁で二酸化炭素を離し、代わりに酸素を受けとります。酸素と結合したヘモグロビンを**酸化ヘモグロビン**といい、酸素と結合していないヘモグロビンを**還元型ヘモグロビン**といいます。

　正常な血液に含まれる還元型ヘモグロビンは動脈血では0.75g/dL、静脈血では3.75g/dL程度とされています。静脈血が黒ずんでいるのは還元型ヘモグロビンの量が多いためです。

　では、毛細血管にはどの程度の還元型ヘグロビンが含まれているのかというと、動脈血と静脈血の平均値と考えられますので、通常の毛細血管中の血液には約2.25g/dLの還元型ヘモグロビンが存在していると推定できます。

　ところが、何らかの原因で血液中の還元型ヘモグロビンが多くなってくると、毛細血管を流れる血液の色が黒ずんできて、皮膚や粘

MEMO
ヘモグロビン
鉄を含むヘムとグロビンというタンパク質が結合したもの。鉄には二価と三価があり、三価の鉄をもつヘモグロビンは酸素と結合できない。

●正常な肺胞でのガス交換

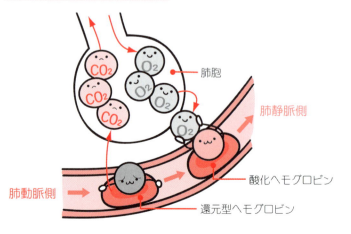

MEMO
ガス交換
肺や細胞でのガス交換（酸素と二酸化炭素との交換）は、拡散の原理で行われる。異なる濃度の2つの液体や気体が半透膜をはさんで隣り合っている場合、濃度の濃いほうから薄いほうへと物質の移動が起こり、一定の成分濃度になる。

膜の色が暗紫色に変化してきます。毛細血管内の血液中に還元型ヘモグロビンが5g/dL以上存在するようになると、チアノーゼとして観察されるようになります。

チアノーゼを起こす原因は

肺胞でのガス交換の不良や心臓の構造の欠陥、血流の停滞などがチアノーゼの原因です。

毛細血管内の還元型ヘモグロビンが増加するメカニズムは、次の4つに大別されます。

❶動脈血の酸素化の不足

肺胞でのガス交換が正常にできないと、血液内に還元型ヘモグロビンが増加します。動脈血酸素飽和度が76％以下になるとチアノーゼが出現します。原因は、肺炎、進行性肺癌、COPD（慢性閉塞性肺疾患）、肺線維症など。

● チアノーゼの原因

①動脈血の酸素化不足

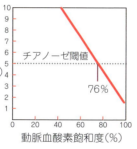

①動脈血の酸素化の不足
動脈血酸度飽和度が76％以下で、毛細血管内還元型ヘモグロビン濃度が5g/dL以下になり、チアノーゼが出現するよ。

②静脈血が動脈血に流入

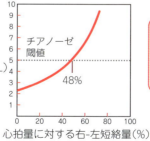

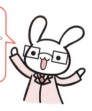

②静脈血が動脈血に流入
先天性心疾患で起きます。右左シャントが48％を超えるとチアノーゼが出現するよ。

③血流の停滞

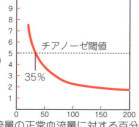

③血流の停滞
毛細血管の血流が35％以下になるとチアノーゼが出現するよ。

07 チアノーゼ

❷ 静脈血が動脈血に流入

心室中隔や心房中隔に欠損（孔）があり、さらに肺動脈狭窄があると、静脈血が大循環に流入するために（右左シャント）、還元型ヘモグロビンが増加します。右左シャントが48％以上になるとチアノーゼが出現します。原因は、ファロー四徴症、大血管転位症、三尖弁閉鎖症、総肺静脈還流異常症などの右左シャントのある先天性心疾患。

❸ 血流の停滞

毛細血管の血流が遅くなると、血液が末梢組織にとどまる時間が長くなり、結果的に酸素を組織に放出してしまい、還元型ヘモグロビンが増加します。血流が正常血流量の35％以下になるとチアノーゼが出現します。原因は、寒冷、静脈閉塞、動脈閉塞など。

❹ 多血症

血液中のヘモグロビンの濃度が高いと（多血症）、還元型ヘモグロビンの量も多くなります。その結果、チアノーゼが現れやすくなります。

チアノーゼの分類は

A　中枢性チアノーゼと末梢性チアノーゼおよびその混合型があります。

チアノーゼは、肺や心臓が原因で起きる**中枢性チアノーゼ**と、血流の停滞で起きる**末梢性チアノーゼ**に分けられます。この2つが混合する**混合型チアノーゼ**もあります。

● 中枢性チアノーゼ

動脈血の酸素飽和度が低下することによって生じます。原因は心・肺レベルの中枢にあり、前記の原因のうち、①**動脈血の酸素化の不足**、②**静脈血が動脈血に流入**がこれに当たります。脳神経疾患によって呼吸中枢が障害されたり、酸素と結合しないメトヘモグロビンが増えることでも起こります。全身の皮膚や粘膜にチアノーゼが生じるため、全身性チアノーゼともいいます。

● 末梢性チアノーゼ

局所的に酸素飽和度が低下することによって生じます。前記の原因のうち、③**血流の停滞**がこれに相当します。1肢か2肢、あるいはその末端の皮膚に局所的にみられ、粘膜には認められません。末梢の循環障害によってチアノーゼが起きた場合は、局所を温めることで改善します。

右左シャント

右心系から左心系へと血液が流れ込む状態を右左シャントという。ファロー四徴症のように、心室中隔欠損に加えて右心室から左心室へと血液が流れこみやすい条件がそろっていると、右心室から左心室に向けて血液が流れ込み、静脈血が動脈血に流入してチアノーゼが起きる。

左右シャント

左心系から右心系へと血液が流れ込む状態を、左右シャントという。右心室と左心室の間に孔があいていても、通常は左心室のほうの圧力が高いため、左心室から右心室へと血液が流れ込む。動脈血が静脈血に流入するので、チアノーゼは起きない。

貧血とチアノーゼ

通常、動脈血酸素飽和度が76％以下になるとチアノーゼが出現するが、貧血ではチアノーゼが現れにくい。たとえば動脈血酸素飽和度が65％のときでも、貧血でヘモグロビン濃度が7g/dLしかないと、還元型ヘモグロビンは7×（1－0.65）＝2.45g/dLで5g/dL以下となり、チアノーゼは現れない。

メトヘモグロビン

酸素と結合できない三価のヘモグロビンのこと。メトヘモグロビンが増加すると、特有のチョコレート色の色調により、皮膚がチアノーゼを呈する。メトヘモグロビンが15％を超えると脳虚血が起こり、60％を超えると致死的となる。

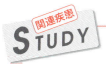
ファロー四徴症とCOPD

ファロー四徴症は小児に多い先天的な心臓疾患で、生後まもなくチアノーゼが起きます。
① 肺動脈弁狭窄
（肺に血液を送る肺動脈の入口が狭い）
② 心室中隔欠損
（右心室と左心室を隔てる壁に穴が開いている）
③ 右室肥大
（肺動脈の入口が狭いために肥大する）
④ 大動脈騎乗
（左心室だけにつながるべき大動脈が右心室と左心室の両方にまたがって存在している）
という4つの徴候がみられます。全身を巡ってきた静脈血が動脈血に混じってしまうため、動脈血に還元型ヘモグロビンが多くなり、チアノーゼが生じます。

一方、高齢者を中心に多いのがCOPD（慢性閉塞性肺疾患）や肺気腫、慢性気管支炎などです。長期にわたって気道が閉塞状態になるため、新しい酸素が肺胞に入りにくくなり、肺胞でヘモグロビンが酸素と十分に結合することができなくなってチアノーゼが起ります。

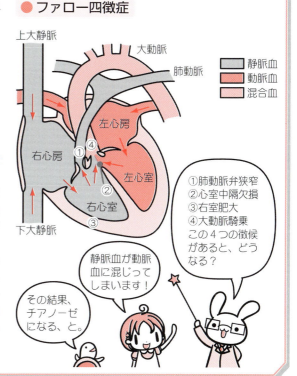

07 チアノーゼ

● 混合型チアノーゼ

中枢性と末梢性の両方によって生じるチアノーゼです。うっ血性心不全や心原性ショックなどによって起こり、血液の酸素化と血流がともに低下することで生じます。

 ## 観察のポイントは

A　急性か慢性か、中枢性か末梢性か鑑別する一方で、迅速にバイタルチェックを行います。

● 急性か、慢性か判断する

チアノーゼが現れている患者は、まず急性のものか慢性のものか区別することが重要です。患者に、「いつごろからチアノーゼが出現したのか」「ばち指のような慢性チアノーゼ特有の症状はないか」などの確認を行います。一般的に、急性に起きたチアノーゼは緊急処置を必要とすることが多いと考えられます。

●中枢性か、末梢性か判断する

中枢性か、末梢性か判断するポイントは次のような点です。

「どこに出ているか」

中枢性チアノーゼでは全身に現れ、皮膚だけでなく口腔粘膜や舌でも観察できます。末梢性チアノーゼでは皮膚や爪床のみに現れます。なお、皮膚で観察しやすいのは、口唇、爪床、頬部、鼻翼、耳朶など毛細血管が豊富で皮膚が薄い部分です。また、上下肢や左右でチアノーゼの出現に差がある場合は、動脈閉塞などが疑われます。

「ばち指はあるか」

慢性の中枢性チアノーゼではばち指がみられますが、末梢性チアノーゼではみられません。ばち指が観察される場合は、成人では慢性肺疾患や進行した肺癌が疑われ、小児ではファロー四徴症のように右左シャントを伴う先天性心疾患が疑われます。

「マッサージや加温の効果はあるか」

中枢性チアノーゼでは効果がありませんが、末梢性チアノーゼでは効果があります。

「動脈血酸素飽和度は低下しているか」

中枢性チアノーゼでは低下していますが、末梢性チアノーゼでは低下していません。

●バイタルサインの確認

意識、体温、血圧、脈拍、呼吸の状態を確認します。急性のチアノーゼの場合は、迅速にチェックすることが求められます。呼吸困難がある場合には、酸素投与などの処置をしながらバイタルのチェックを行います。酸素吸入で状態の改善がみられない場合には、気管内挿管、気道切開などが必要になることもあります。

ショックが原因でチアノーゼが出現している場合は冷汗、皮膚蒼白などの症状が認められ、うっ血性心不全が原因の場合は浮腫、頸静脈の怒張、疲労感なども現れます。

●ばち指

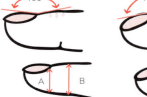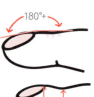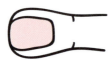

MEMO

検査か救命か

チアノーゼを呈する患者は緊急処置を必要とすることが多いため、原因究明のための検査よりも救命処置を優先する。

MEMO

ばち指の触診

爪床下部の結合組織が増殖するため、爪を圧迫するとスポンジを押したような感触がある。

MEMO

SaO_2とSpO_2

SaO_2は本来の動脈血酸素飽和度で、動脈血中のヘモグロビンのうちの酸化ヘモグロビンの割合を示す。血液ガス検査で測定する。SpO_2は経皮的パルスオキシメータで求める酸素飽和度で、測定が簡単で、SaO_2と近似した評価となる。

MEMO

一酸化炭素中毒とチアノーゼ

一酸化炭素中毒ではチアノーゼは出現しない。これは、一酸化炭素中毒になるとCO-Hb（一酸化炭素と結合したヘモグロビン）が増加するものの、還元型ヘモグロビンは増えないため。しかし、呼吸困難や低酸素血症により、意識障害から死に至ることもあるので注意が必要。

ケアのポイントは

チアノーゼを起こす病態を理解し、酸素消費量が多くならないように心身の安静が保てるようにします。

●病態との関連を考えた観察

チアノーゼの原因となっている病態をきちんと把握し、関連する症状の観察も行いましょう。常にチアノーゼがある患者の場合は、チアノーゼが強く現れていないか、元気はあるか、表情は生き生きしているかなど、日常の生活のなかでの観察を怠らないようにしましょう。

●ぐずり、啼泣、便秘・怒責に要注意

いつになくチアノーゼが強く認められる場合は、原因をアセスメントする必要があります。とくに乳幼児の場合は、ぐずり、啼泣、入浴、哺乳、便秘・怒責などによってチアノーゼが強くなることがありますので、授乳時間や睡眠パターン、排尿・排便パターンなどの観察が大切です。

ぐずりや啼泣、入浴、便秘などでチアノーゼが強くなるのは、酸素の必要量が増えるためです。ぐずりが続くような場合は、抱っこしてあやしながら、ぐずりの原因（たとえば空腹、不快感、痛みなど）を考えて除去し、安静に過ごせるように工夫しましょう。

●酸素投与の危険性

COPDの患者は身体が低酸素状態に慣れているので、チアノーゼがあるからといって高流量の酸素投与を安易に行ってはいけません。酸素の投与量が多すぎると血液中に増加した二酸化炭素によって呼吸中枢が麻痺し、意識障害を起こす危険性があります。これをCO_2ナルコーシスといいます。COPDの患者には、酸素投与量を慎重に設定する必要があります。

●気道内異物は迅速に除去

小児や高齢者に急にチアノーゼが起きた場合は、気道内に異物が詰まって窒息を起こした可能性があります。意識がある場合は、患者はのど仏をわしづかみにする動作をしていることが多いので、すぐにハイムリック法（上腹部圧迫法）で異物の除去を行います。ただし、乳幼児や妊婦は腹部の臓器を傷める危険性があるので、背部叩打法を行います。

---

07 チアノーゼ

MEMO

喘息とチアノーゼ
喘息の重積発作を起こすと酸素の供給が極度に低下し、チアノーゼ、意識障害、昏睡などを起こす。酸素療法、薬物療法など緊急な対処が必要。

MEMO

背部叩打法
立位または座位の傷病者の後方から行う。掌の基部で左右の肩甲骨の中間あたりを力強く何度も叩く。妊婦や乳幼児に適応。

● 窒息時のハイムリック法

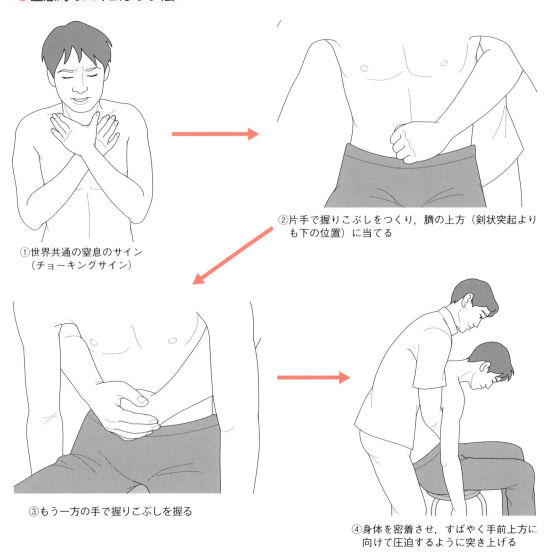

①世界共通の窒息のサイン（チョーキングサイン）

②片手で握りこぶしをつくり，臍の上方（剣状突起よりも下の位置）に当てる

③もう一方の手で握りこぶしを握る

④身体を密着させ，すばやく手前上方に向けて圧迫するように突き上げる

（越谷市立病院監：見てわかる臨床看護技術．ナーシングカレッジ、13（3）：61より改変）

症状 08 喀血

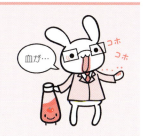

喀血とは

> 下気道からの出血のこと。出血量の多少により、血痰と喀血に分けられます。咳とともに喀出されます。

　喀血とは、**下気道**（気管、気管支、細気管支、肺胞、肺実質）からの出血を指し、ほとんどの場合、咳とともに口から吐き出されます。

　出血量が少ない場合には痰に血液が混じる程度で、これを**血痰**といいます。出血量が2mL以上になると血液のみを喀出するようになり、これを**喀血**とよんで区別しています。血痰と喀血を合わせて気道出血ともいいます。

　喀出した血液の量により、喀血は3つに大別されます。一般に24時間以内に喀出された血液の量が10〜20mL未満の場合は小喀血、20〜100mL未満の場合は中喀血、100mL以上の場合は大喀血と呼びます。

　血痰や喀血と紛らわしいのが、鼻出血や口腔出血です。鼻腔を含む上気道（咽頭から喉頭）の出血は喀血に似ていますので、鑑別する必要があります。鼻をすすった後に起きた出血、咳と関係なく唾液に混じった血液などは、上気道からの出血であると比較的容易に判別できますが、ときには鼻腔の奥の出血が下降して喉頭に溜まって喀出されることもあります。

MEMO
気管支の左右差
気管支が気管から分岐する角度は左右で微妙に異なる。右が約30度、左が約50度と左のほうが角度が急になっており、長さも右3cm、左4〜5cmと左のほうが長い。

MEMO
肺胞
直径0.2mm程度の袋状構造で、左右両肺で約3億個ある。肺胞の壁には毛細血管が網状に張り巡らされており、ここでガス交換を行う。

● 上気道と下気道

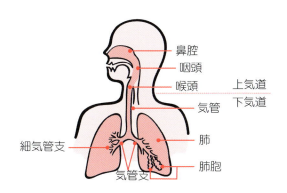

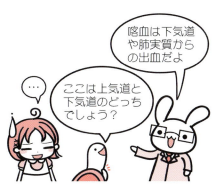

一般的に、下気道からの出血では痰の中に血液が混じり、上気道からの出血の場合には痰の周りに血液が付着していることが多いものです。

喀血と吐血の違いとは

 咳＋鮮紅色＝喀血で、嘔吐＋暗赤色＝吐血です。鑑別が困難な場合は既往歴や内視鏡検査で判断します。

口からの出血をみた場合は、喀血と吐血の鑑別が重要です。鑑別を行う際には、下の表を参考にしてください。喀血は「**咳とともに、一部鮮紅色で泡立っている血液を喀出する**」、吐血は「**嘔吐とともに、一様に暗赤色の血液を吐出する**」と、見た目にも明確な違いがあります。

しかし、実際にはこのような典型的な喀血の例ばかりでなく、喀血か吐血か判別が難しいケースも少なくありません。咳とともに起こらない喀血もありますし、出血が肺胞内にしばらくとどまっていれば暗赤色を呈する血液を喀出することもあります。また、吐血であっても、大量であれば鮮紅色を呈しています。

喀血か吐血か鑑別が困難な場合は、既往歴、胸部X線所見、診察所見などで総合的に判断を行うことになります。検査可能な状態であれば、上部消化管内視鏡検査を行い、消化管からの出血があるかどうか早急に確かめます。

●喀血と吐血の見分け方

	喀血	吐血
前駆症状	咳をしたい感じ	悪心や胃部不快感
発症	咳をして血液を喀出する	嘔吐とともに血液を吐き出す
外観	一部が泡立っている	泡立つことは決してない
色調	一部が鮮紅色	一様に暗赤色
pH	アルカリ性〜中性	酸性
持続性	血痰として続く	反復することがあるが持続性ではない
ラ音の有無	聴取される	聴取されない
随伴症状	あれば胸部症状	あれば腹部症状
内容	白血球、微生物、ヘモジデリンをもったマクロファージ	食物残渣
既往歴	肺疾患	消化性潰瘍、慢性肝機能障害など
貧血	ときにみられる	普通にみられる
便潜血（初期）	陰性	陽性

（Hinshaw & Murray より一部改変）

喀血の泡立ち
喀血は気道で空気と交じり合うため、一部が泡立っている。

色の違い
喀血が暗赤色をしているのは、出血してすぐに口から出るため。吐血が暗赤色をしているのは、胃酸の影響でヘモグロビンが黒褐色の塩酸ヘマチンに変わるため。

咳が出る理由
出血した血液が気道を刺激することで咳が出る。咳とともに血液も喀出される。

喀血に随伴する胸部症状
呼吸困難、喘鳴、胸痛、チアノーゼなど。

ヘモジデリン
ヘモグロビン由来の顆粒状の色素。赤血球がマクロファージに貪食され、リゾチームが分解される過程で生じる。

喀血が起きる原因は

気管支を栄養する血管が破綻して出血したり、肺実質の破壊によって血管が損傷されて出血します。

肺には、気管支や肺に酸素や栄養を送り込んでいる気管支動脈系と、ガス交換に関与している肺動脈系の2つの血管系があります。さまざまな原因により、この2つの血管系に出血が起きると喀血が生じます。

❶ 気管支動脈系からの出血

血痰・喀血の90％以上を占めているのが気管支動脈系からの出血です。気管支動脈は気管支に併走している血管で、気管支の壁や腺などに栄養を与えた後、気管支静脈から上大静脈へと戻ります。

この気管支動脈と肺動脈との間には特殊な吻合があり、体循環の気管支動脈は血圧が高く、末梢抵抗が少ない肺動脈は血圧が低いという特徴があります。慢性的な炎症、気管支拡張症、肺結核などでは、相対的に肺動脈系の血流量が低下し、気管支動脈系の血流量が増加する傾向がありますので、もともとの血圧の相違とあいまって、血管に破綻が起きやすくなり、喀血が生じます。

❷ 肺動脈系からの出血

肺実質の破壊により、ガス交換を行う肺動脈系の血管が損傷されて出血します。肺動脈系からの出血は、血痰・喀血の約5％とごくわずかですが、腫瘍が太い肺動脈に浸潤して血管が破綻すると、大出血を起こすこともあります。

● 喀血の原因疾患

気管支拡張症	血痰・喀血で最も頻度が高く、多量の血痰を特徴とする。しばしば大喀血を起こす
肺炎・肺膿瘍	炎症組織の破壊、気管支動脈系の拡張などにより、出血が生じる。血痰が多くみられる
肺癌	主に中枢気管支の内腔に腫瘍が露出し、血管壁が損傷されて出血を起こす
非結核性抗酸菌症	結核菌以外の抗酸菌で起こされる結核に似た疾患で、近年、増加傾向にある
空洞を伴う活動性肺結核	治療を必要とする肺結核で、空洞部分の血管の破綻により出血する
肺アスペルギルス症	真菌の一種によって生じた肺の空洞部分の血管が破綻し、出血する
出血傾向患者	白血病、血友病など、血液の凝固機能の障害により、出血しやすくなる

MEMO

原因疾患の推移
1960年代までは、血痰・喀血の原因疾患は、肺結核、気管支拡張症、肺膿瘍が多かった。これらの疾患は、発熱、咳嗽、膿性痰などの感染徴候を伴う。

MEMO

生理出血と喀血
まれに、生理出血と一致して喀血が生じることがある。子宮の内壁にしか存在しないはずの子宮内膜が、肺内で増殖するため（異所性子宮内膜症）。卵巣ホルモンに反応して、定期的に出血を起こす。

MEMO

その他の原因
うっ血性心不全、抗血液凝固薬の飲みすぎなど、肺以外の原因で喀血が起きることもある。

08 喀血

観察のポイントは

A 喀血の量や性状などを観察するとともに、緊急処置を要するか早急に判断し、救命を最優先します。

● 観察のポイント

　喀血は突然に起こるので、冷静に速やかに一般状態の観察を行います。
「喀出された血液の量はどのくらいか」
「性状（色、泡沫や混入物の有無など）はどうか」
「回数は、1回か持続しているか」
「随伴症状はあるか」
「血圧、呼吸などバイタルサインはどうか」
「緊急処置を必要とするか」

● 救急処置が必要かどうか判断します

　喀血といっても、救急処置を要するものもあれば、喀血後、すでに落ち着いているようなものもあります。喀血をみたら、まず窒息のリスクや出血性ショックの徴候（「吐血・下血」の項p.98を参照）など、緊急処置が必要かどうかの確認を行います。
　緊急処置を要する場合はICUに移して緊急に管理下に置き、呼吸器内科医、呼吸器外科医、放射線科医、看護師で治療チームをつくって治療に当たります。救急処置のための陣容が整っていない場合は、すぐに呼吸器内科医のいる専門病院に搬送する必要があります。
　緊急処置を要するのは、次のような場合です。
①**大量の血液が口からあふれ出るほど喀血量が多い**
②**喀血が持続して止まらない**
③**チアノーゼを伴う**
④**貧血の徴候がみられる**
⑤**顔面蒼白、冷汗、脈拍微弱などショックを起こしている**
⑥**少量の喀血量が次第に増えていく**

● 原因究明より、まずは救命

　喀血による死亡は窒息が最も多く、大喀血によって気道が完全に閉塞すると、10分程度で窒息死に至ります。大量の喀血がみられる場合は、原因の追及よりも救急処置が優先されます。重要なのは、
①**気道の確保、②換気の維持、③心肺機能の維持**です。
　気道の確保は、経口気管内挿管によって行います。気管支鏡検査や血液の吸引が行いやすいように、8.0Fr以上の太い気管挿管用チューブ（気管内チューブともいう）を用いることが多いことを覚えておきましょう。

随伴症状
咳嗽、呼吸困難、胸内苦悶、胸痛、喘鳴、チアノーゼなどの胸部症状が現れることが多い。喀血の前に、胸部に温かい液がこみ上げるような不快感や異臭を感じることもある。

MEMO
気管支鏡検査
気管や気管支の中に内視鏡を挿入し、直接、異常の確認を行う。必要に応じて一部の組織の止血処置も可能となる。細胞を採取することもある。

喀血の治療
太い血管から出血している場合は、気管支動脈塞栓術（IVR：Interventional Radiology）を行う。X線透視装置を用いて気管支動脈の中にカテーテルを入れ、ゼラチンスポンジやコイルなどを挿入して出血を止める。肺アスペルギルス症などの難治性の喀血の場合は、外科手術で病変を切除する。

● 出血が続くときの特殊気管内チューブ

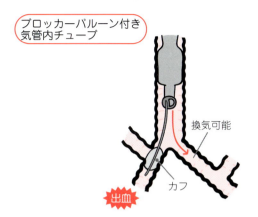

ブロッカーバルーン付き気管内チューブ

先端のカフで血液がブロックされ、左の健常な肺への血液流入が防げます。血液吸引もできます。左の健常肺での片肺換気。

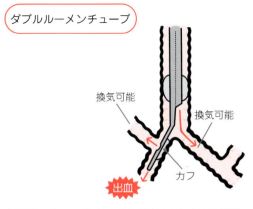

ダブルルーメンチューブ

右肺用のチューブには上葉気管支孔のための孔が開いており、より効率的な感が行えます。肥大の健常肺での片肺換気と右肺の上葉気管支での換気。

（石原諭ほか：救急医学24、1148〜1153、2000より改変）

ガス交換が不良の場合は酸素を投与して換気を維持し、必要に応じて輸液・輸血、強心剤投与などで心肺機能の維持をはかります。

ケアのポイントは

A 呼吸状態や酸素飽和度などをチェックしながら肺の安静をはかり、再喀血予防のための生活指導を行います。

● 健側肺を保護する体位をとる

聴診でのラ音聴取やX線所見などによって出血している側が確認できた場合は、健常な肺への血液の流入を防ぐために、原則として**出血している側の肺が下になるように側臥位**をとります。

● 肺の安静をはかる

再喀血を防ぐために、できるだけ心身の安静をはかります。身体を動かすことは肺の安静を阻害し、回復の遅れにつながります。重症の場合は、会話や面会の制限も行います。

● 出血量が多い場合

出血量が多く、通常の気管内チューブでは気道が確保できない場合は、ブロッカーバルーン付き気管内チューブやダブルルーメンチューブなど**特殊気管内チューブ**を用いることもあります。これらのチューブを挿入することにより、出血側から健側への血液の流入を防ぐとともに、健常な肺のみでの片肺換気が可能になります。

MEMO
出血側の確認
肺癌や肺結核などの既往症の調査、呼吸音の聴取、X線所見、CTスキャン、気管支鏡などによって、出血側の確認を行う。まれに、出血側の胸部熱感を訴えることもある。

MEMO
自己喀出が困難時の体位
出血量が多い患者、意識障害がある患者は、上気道の閉塞を防ぐために側臥位にする。

MEMO
コミュニケーションの工夫
会話の制限を指示されている患者には、筆談や文字盤を用いてコミュニケーションをとる。

08 喀血

●呼吸状態や酸素飽和度をチェック

　喀血をした患者は低酸素血症を伴っていることが多いので、呼吸状態や酸素飽和度を常にチェックすることが重要です。呼吸困難が認められる場合には酸素投与を行います。

●退院後、止血後の生活指導も大事

　患者は喀血したことで動揺しやすいため、不安を緩和することが大切です。慢性気管支炎、気管支拡張症などで小喀血や血痰を起こした患者には、止血後の生活指導を行いましょう。血痰や喀血を起こしやすい状態であることをわかりやすく説明し、痰を楽に出すための体位ドレナージや再喀血をしたときの体位なども指導します。

MEMO

食事や排便

食物摂取による刺激により再喀血する危険性があるので、一般に、喀血当日は絶食となる。また、怒責によっても再喀血することがあるので、便通の調節を行う。

症状 09 貧血

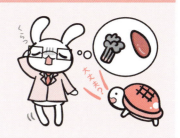

貧血とは

A 血中ヘモグロビン濃度が低下した状態です。組織への酸素供給に支障が生じます。

貧血は、血中の**ヘモグロビン濃度**が低下した状態のことで、ヘモグロビンは赤血球内に存在します。いわゆる脳貧血は一過性の脳循環の不全であり、貧血ではありません。

赤血球がつくられるのは骨髄です。骨髄の中には、赤血球や白血球、血小板などの血球成分に分化できる能力をもった骨髄系幹細胞がたくさん存在しています。この幹細胞に腎臓で産生されるエリスロポエチンが働き、いくつかのプロセスを経て赤血球が生まれます。赤血球の寿命は約120日で、毎日約200億個の赤血球が脾臓や肝臓で破壊され、同じ数の赤血球が新生されています。

赤血球には、酸素の運搬を行う**ヘモグロビン**という赤い色素がたくさん詰まっています。赤血球が核を失って円盤のような形をしているのは、表面積を大きくしてヘモグロビンと酸素を結合させやすくしたり、自身より細い毛細血管を通過できるように自在に形を変えるのに都合がよいからです。

ヘモグロビンは、ヘムとグロビンというタンパク質によって構成されており、ヘムには鉄が含まれています。肺で鉄が酸素を受け取り、全身の細胞に酸素を運搬するのですが、ヘモグロビンの濃度が低下すると組織への酸素の供給に支障が生じます。

MEMO

貧血の判定基準
WHOでは、ヘモグロビン濃度による貧血の基準値を設定しており、基準値より下回った状態を貧血としている。

● 貧血の基準（WHO）

対象者	ヘモグロビン濃度 (g/dL)
乳幼児、妊婦、高齢者	≦11
学童、成人女性	≦12
新生児、成人男性	≦13

● 赤血球の分化

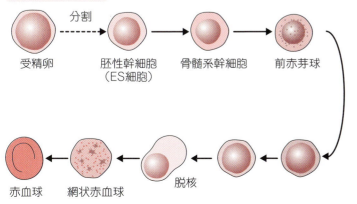

貧血の原因疾患は

血球の生産ラインの故障や材料不足で起こります。最も多いのは材料となる鉄の欠乏です。

貧血が起きる原因には、赤血球の産生障害、成熟障害、破壊亢進、喪失、体内分布異常などがあります。

❶赤血球の産生障害

赤血球をつくり出す骨髄が荒廃し、造血機能全体が低下するため、すべての血球の産生に支障をきたします。血球がつくられる工場の生産ラインが故障した状態といってもよいでしょう。**再生不良性貧血**、骨髄異形成症候群、**白血病**などで生じます。

❷赤血球の成熟障害

赤血球を産生するための材料が不足することで貧血が生じます。最も多いのは鉄の不足による**鉄欠乏性貧血**です。DNAの合成に必要なビタミンB_{12}や葉酸が不足すると**巨赤芽球性貧血**が生じます。

❸赤血球の膜の脆弱性

先天性あるいは後天性の原因で、赤血球の膜に異常が生じると寿命より早く壊れてしまいます。溶血性貧血を起こします。赤血球の

女性と鉄欠乏性貧血
成人の体内には約3gの鉄があり、1日に約1mgの鉄が尿中に排泄される（1か月で約30mg）。女性は、これに加えて1回の月経で約30mgの鉄が失われることになり、失う鉄の量は男性の2倍に相当する。女性に鉄欠乏性貧血が起きやすいのはこうした理由による。

● 貧血を呈する主な疾患の特徴

鉄欠乏性貧血

爪がさじ状になるなど

鉄の不足によって赤血球でヘモグロビンが合成できなくなり、小さく形もふぞろいな赤血球が末梢血に出てきます。
偏った食生活のほか、消化管の潰瘍や悪性腫瘍、子宮筋腫による慢性出血、胃切除などによっても生じます。

再生不良性貧血

歯肉出血など

骨髄系幹細胞が障害されるため、赤血球、白血球、血小板など末梢血のすべての血球が減少します。
骨髄穿刺による精密検査が必要で、重症例には骨髄移植を行います。

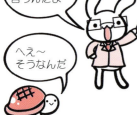
悪性貧血とも言うんだよ
へえ〜そうなんだ

巨赤芽球性貧血

ビタミンB_{12}あるいは葉酸の欠乏で核の成熟が障害されるため、核が未成熟なまま細胞質が大きくなり、巨赤芽球がつくられます。胃を全摘出して胃粘膜を失った人には、ビタミンB_{12}注射をしないと起こります。貧血の一般的な症状のほか、末梢神経障害、腱反射低下、位置覚や振動覚の低下などの神経障害が現れることもあります。

溶血性貧血

黄疸など

赤血球の寿命が短縮することで起こります。先天性では遺伝性球状赤血球症、後天性では自己免疫性溶血性貧血が多く、先天性の場合は、赤血球の破壊にかかわっている脾臓を摘出します。自己免疫性溶血性貧血では、免疫抑制剤を長期投与します。

形が球状になる遺伝性球状赤血球症は有名です。

❹ 鉄の欠乏

子宮筋腫からの出血、消化管出血、外傷、手術などによって血液が失われることや、鉄の吸収障害が原因です。これを鉄欠乏性貧血といい、貧血の原因で最も多く、8〜9割を占めます。

❺ 脾機能亢進症

脾腫となった脾臓で赤血球の破壊が亢進されるものです。多くは肝硬変による門脈圧亢進が原因です。

貧血の症状は

> **A** 低酸素血症による症状、心負担による症状、原因疾患特有の症状など、現れ方はやや異なります。

貧血によって組織への酸素の供給が障害されると、さまざまな症状が現れます。症状は、次の3つに分けて考えられます。

❶ 低酸素血症による症状

だるさ、易疲労感、立ちくらみ、頭重感、頭痛、顔色不良、肩凝り、集中力の低下など。ヘモグロビンの酸素運搬能が下がることで生じます。

❷ 心臓にかかる負担による症状

頻脈、動悸、息切れ、頻呼吸、呼吸困難など。貧血が高度になり、心臓に大きな負担がかかると浮腫も生じます。

❸ 貧血を起こしている原因による症状

溶血性貧血では黄疸、胃癌からの出血では心窩部痛や食欲不振など、貧血の原因によって特有の症状が現れることがあります。

観察のポイントは

> **A** 自覚症状を確かめるとともに、眼瞼粘膜の観察を行います。

● 問診のポイント

貧血は、早期に原因を特定し、治療・ケアのベースに乗せることが重要です。慢性に貧血が進行すると、貧血であることに気づかずに「だるい」「疲れやすい」「息が切れる」「動悸がする」といった

MEMO

二次性貧血
血液疾患以外の基礎疾患が原因となって起きる貧血のこと。感染症、膠原病、悪性腫瘍、肝疾患、腎疾患、内分泌疾患などで生じることがある。

MEMO

貧血の進行
ヘモグロビン濃度が低下するにつれて、貧血による症状は高度になってくる。血中ヘモグロビン濃度が7g/dL以下になるようなら、輸血が必要となる。

09 貧血

理由で受診することが多いので、問診で自覚症状の背景を確認します。循環器や呼吸器の疾患の可能性もあります。

「**どんな自覚症状があるか**」

動悸、息切れ、疲労感、頭痛など、自覚症状は実にさまざまです。慢性に進行した鉄欠乏性貧血では、ヘモグロビン濃度が基準値の半分以下になっても全く自覚症状が現れず、血液検査で貧血がわかるというケースも少なくありません。上記の症状に加えて、出血傾向、発熱などがある場合は急性白血病などの血液造血器疾患の可能性も考慮します。

「**基礎疾患はあるか**」

消化管の悪性腫瘍や潰瘍によって隠れた出血が起きていることもありますので、強度の貧血では消化管出血を疑う必要もあります。食欲の有無、消化器症状、便の色などの状態も聞きます。

貧血と動悸

貧血になると赤血球による酸素運搬が低下し、それを補うために心臓の拍動が亢進する。貧血で動悸を感じるのはこのため。

● **皮膚や粘膜の色を確かめる**

顔面などの皮膚の色調をみます。貧血が進行すると、青白く観察されます。しかし、皮膚の色には個人差がありますので、眼瞼粘膜や口腔粘膜の色調を確かめるほうがはっきりとわかります。

貧血になると、眼瞼粘膜や口腔粘膜の赤みが薄くなります。眼瞼粘膜は、親指で患者の下眼瞼を下に引き、「天井を見てください」と指示すると観察しやすくなります。

● **頚動脈、頚静脈の聴診をする**

頚動脈を聴診すると、心臓の収縮に合わせてザーッ、ザーッというやわらかな血管雑音が聴こえることがあります。貧血によって血流の速度が速くなることが、この雑音の原因です。

また、頚動脈のやや後ろにある頚静脈あるいは鎖骨上窩を聴診すると、ブーンというコマの回るような音が聴こえることがあります。これを静脈コマ音といいます。この音も、心拍出量の増加を意味しています。

失血による貧血

急性の出血によって循環血液量が減少すると、臥位と座位では血圧に大きな差が生じ、起立性低血圧が起きやすくなる。

 検査の方法は

A 貧血の原因を特定するために血球検査や生化学検査を行います。赤血球指数を出すと原因が類推できます。

貧血になると、さまざまな自覚症状に加えて、皮膚や眼瞼結膜の色調の変化、爪の色の変化や変形（慢性の鉄欠乏性貧血では爪がスプーン状に変形）、心臓雑音などが現れます。貧血が疑われる場合には、次のような検査を行います。

●貧血に関する主な数値（成人）

	男性	女性
赤血球数（RBC）	410〜530万/μL	380〜480万/μL
ヘモグロビン濃度（Hb）	14〜18 g/dL	12〜16 g/dL
ヘマトクリット値（Ht）	40〜48%	36〜42%

●平均赤血球指数による貧血の分類

	MCV（fL）	MCHC（%）	主な貧血
小球性低色素性貧血	80以下	31以下	鉄欠乏性貧血、慢性感染症（結核など）
正球性正色素性貧血	81〜100	32〜36	溶血性貧血、再生不良性貧血、白血病、腎性貧血、大量出血
大球性正色素性貧血	101以上	32〜36	巨赤芽球性貧血（ビタミンB_{12}欠乏症、葉酸欠乏症）

MCV：平均赤血球容積　MCHC：平均赤血球ヘモグロビン濃度

MEMO
網状赤血球
成熟した赤血球の一段階前の未熟な赤血球。色素で染めると網目状の模様が現れるのでこの名がある。網状赤血球の測定値は赤血球数に対する比率で表し、基準値は0.5〜2%。〔従来の表示の‰（プロミリ）とは%の10分の1のこと〕

❶血球検査（血算）

赤血球、網状赤血球、白血球、血小板などを測定します。なかでも重要なのが、**赤血球数（RBC）、ヘモグロビン濃度（Hb）、ヘマトクリット値（Ht）** などです。これらの数値を計算式に当てはめると赤血球指数が求められ、貧血の原因を特定する際に役立ちます。また、網状赤血球数を調べることで、骨髄における赤血球の産生能を類推することもできます。

❷生化学検査

血清鉄、鉄結合能、フェリチンなどを調べることで、体内での鉄の欠乏状態がわかります。また、ビタミンB_{12}、葉酸などの定量検査も、貧血の原因を知るために必要な検査です。

ケアのポイントは

原因に応じた治療・ケアが必要です。輸血を行う場合は、開始後5分間は患者のそばにいましょう。

●食事習慣の改善指導も重要

一般的に最も多い鉄欠乏性貧血では、これまでの食事習慣を振り返り、鉄分を多く含む食材を摂取するように指導を行いましょう。

鉄の吸収を助けるビタミンCを摂取するために、新鮮な野菜や果物も積極的に摂るように指導します。

また、過剰なダイエットが貧血の原因と考えられる場合も食事指導を行いますが、心理的に受け付けないケースもあります。必要に応じて、心理療法やカウンセリングに結びつけましょう。

● 薬物療法の援助を行う

一般的に、ヘモグロビン濃度が10g/dL以下になったら、鉄剤が処方されます。鉄剤が処方された場合は、便が黒くなったり、胃粘膜を荒らす可能性があることをあらかじめ説明しておきます。

胃の全摘手術を受けた人、妊婦、厳格な菜食主義者などは、ビタミンB_{12}が不足して、巨赤芽球性貧血を生じやすくなります。とくに胃の全摘後は経口でビタミンB_{12}を摂取しても吸収されにくいため、原則年に1～2回、筋肉注射で補います。

● 輸血の際は副作用の出現に注意する

ヘモグロビン濃度が7g/dL以下になると、成分輸血が行われることが多くなります。輸血の際には血液型や交差試験（患者の血球・血漿と輸血血液の血球・血漿を交差して混ぜ、凝集しないかどうか確かめる検査）を確認することが重要です。

輸血の副作用は、開始後5分までに現れやすいので、5分間程度は患者のそばを離れずにいることも重要です。寒気や血圧低下などに注意しながら観察を行います。

● 造血必須物質

鉄	食物から3価鉄として吸収され、胃液の中の塩酸の作用で2価鉄に還元され、小腸上部で吸収される。レバー、牛肉、海草類、貝類、ほうれん草、のりなど
タンパク質	あらゆる細胞の合成に欠かせない必須物質。鉄の吸収をよくするためにも役立つ。肉、魚、卵、豆類など
ビタミンB_{12}	赤血球の核を成熟させるために欠かせない。レバー、貝類、チーズ、卵黄など
葉酸	赤血球の核を成熟させるために欠かせない。通常の食事では不足しない。

MEMO

感染予防
白血病や癌患者などは、免疫機能の低下によって感染しやすい状態にあるので、感染予防が重要となる。

MEMO

輸血の副作用
輸血時には、悪寒、戦慄、発熱、発疹などの副作用が出現することがある。

症状 10 出血傾向

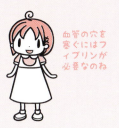

血管の穴を塞ぐにはフィブリンが必要なのね

出血傾向とは

A 「出血しやすい、なかなか止まらない」という状態のことです。止血・凝固機能の異常で起こります。

慢性的に出血しやすい状態のことを出血傾向といいます。止血・凝固機構が障害されているため、正常では出血しない程度の軽微な刺激で出血したり、いったん出血するとなかなか止まらなかったり、止血しても再び出血したり、などの状態になります。出血性素因ともいいます。

では、まず止血のメカニズムから学んでいきましょう。止血は、血管壁と血小板がかかわる**一次止血**と、血液凝固による**二次止血**の2段階で行われます。

❶血小板による一次止血

血管が破綻して血管壁に穴があくと、赤血球や血漿などが血管外に出てきます。これが出血です。出血すると血管壁が反射的に著しく収縮し、血流量を減少させると同時に穴を小さくして出血を止めようとします。しかし、これによって穴が完全に塞がるわけではありませんので、出血は続きます。

MEMO

血小板
骨髄の巨核球から産生される核のない細胞。血液1μL中に約15～35万個存在する。寿命は約8～10日で、脾臓で処理が行われる。

●一次止血栓の形成

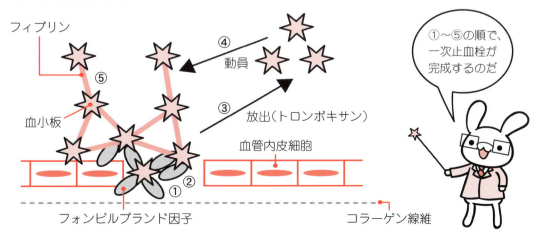

①～⑤の順で、一次止血栓が完成するのだ

（賀古真一、齊藤ゆかり：出血傾向. 岩岡秀明責任編集：症状が起きるメカニズムとケア. エキスパートナース、24(6)5月臨時増刊号、2008より改変）

次は、血小板による止血です。血小板は、正常な血管壁にはくっつかないようになっていますが、内皮細胞が損傷されてコラーゲン線維が露出した部分には粘着するという性質をもっています。このときに糊の役割を果たすのが、血液中のフォンビルブランド因子です。集合した血小板によって血管壁の穴は塞がります。これが一次止血です。

しかし、こうしてつくられた止血栓はもろいので、崩壊しやすいという特徴があります。

❷ 血液凝固による二次止血

一次止血を補強するために進行するのが二次止血です。一次止血で作られた止血栓を糊状のフィブリンがおおうことで強固になります。フィブリンができる反応を血液凝固反応といい、外因系と内因系で成り立っています。外因系は、血管内の因子が血管外の組織の細胞膜に触れることで活性化します。内因系は、血管壁の内皮細胞が損傷して基底膜にあるコラーゲン組織に他の因子が触れることによって活性化します。これにより、血管の外と内の両方から血液凝固反応が促され、最終的にプロトロンビンがトロンビンになり、トロンビンによってフィブリノゲンがフィブリンになり、フィブリンが強固な二次止血を完成させます。

❸ 不要なフィブリンを溶かす線維素溶解現象（線溶）

強固な二次止血栓が完了した後は、不要になったフィブリンの処理が行われます。フィブリンは不溶性ですから、そのままつくられ続けると血流が悪くなってしまいます。そこで、タンパク質分解酵素の1つであるプラスミンによって溶かされます。これを線維素溶解現象（線溶）といいます。いわば、止血のメカニズムの仕上げに相当する反応です。

この機能が適切に作用しないと血栓をつくって血管を塞ぐことになり、反対に作用が強すぎると再出血を起こす原因になります。

MEMO

フォンビルブランド因子

血中タンパク質の一種。血小板の粘着に欠かせない接着因子。この因子が先天的に欠損しているのがフォンビルブランド病で、血小板の粘着能が低下するため、一次止血が遅延して出血が長引く。手術はもちろん、生検などにも、因子を補うなどの注意が必要。

MEMO

フィブリノゲンとフィブリン

ノゲンは素という意味。通常、血液中には水溶性のフィブリノゲンが存在しており、血栓をつくる必要があるまで待機している。止血栓を作る必要が生じると、トロンビンという物質によってフィブリンという不溶性の物質に変わり、集まって網状の構造体をつくり、血液凝固を行う。これらの反応は、血管壁の損傷が生じた部分でのみ行われる。

● 血液凝固と線溶の仕組み

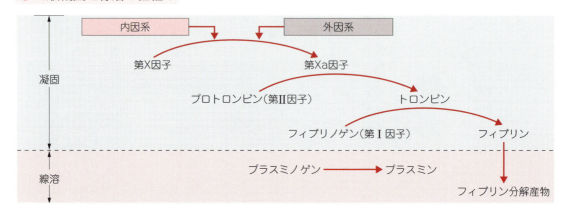

出血傾向を起こす原因は

血管、血小板、血液凝固因子のどこかに異常が生じると出血傾向が生じます。

出血傾向は、①**血管の障害**、②**血小板の異常**、③**血液凝固・線溶の異常**によって起こります。

❶ 血管の障害

正常な血管は、赤血球などの固形成分を通しませんが、血管壁の透過性が増したり、血管壁がもろくなったりすると、出血しやすくなります。先天性のオスラー病、後天性の単純性紫斑病、老人性紫斑病などが知られています。ステロイドを長期にわたって使用している場合にも起こることがあります。些細なことで皮下出血が起きやすいのが特徴です。

❷ 血小板の異常

血小板減少と機能異常があります。

①血小板減少

出血傾向の原因として、臨床的に最も頻度が高いのが血小板の減少です。産生低下、破壊・消費の亢進、脾臓での捕捉亢進などによって起こります。

- **産生低下**：何らかの原因で骨髄の造血機能が障害され、血小板を産生する能力が低下します。先天性の疾患もありますが、多いのは急性白血病、再生不良性貧血、骨髄異形成症候群などによる産生低下です。この他、放射線、薬剤、ウイルスなどによって産生低下が起きることもあります。
- **破壊・消費の亢進**：免疫機構が関連して発生する疾患には、膠原病、悪性リンパ腫、ITP（特発性血小板減少性紫斑病）などがあり、免疫機構とは無関係に発生する疾患には、DIC（播種性血管内凝固症候群）、TTP（血栓性血小板減少性紫斑病）などがあります。DICは微小血管の血栓形成と凝固因子の消費が起こり、そのために出血傾向と臓器障害が急激に進行し、重篤な状態になります。DICには必ず原因疾患がありますので、早急に診断して治療を行うことが重要です。
- **脾臓での捕捉亢進**：脾臓での血小板の破壊が亢進することによって出血傾向が生じます。多いのは、肝硬変に伴う門脈圧亢進症の脾臓によるものです。

②機能異常

血小板の数は正常ですが、正常に機能しないために出血傾向が生じます。血小板無力症、尿毒症、骨髄異形成症候群、薬剤（アスピリン、NSAIDs）など、機能異常が起きる原因はさまざまです。なお、

MEMO

DICの所見
創部や穿刺部の出血、皮下出血斑、血尿、血腫、消化管出血、脳出血、肺出血など、さまざまな部位で出血がみられる。また、放置しておくと、意識障害、呼吸促迫、黄疸、浮腫などの臓器障害による症状も出現することがある。早期診断による有効な薬物投与が重要であり、診断スコアがある。多臓器障害による症状も出現する。

MEMO

血小板無力症
先天性の疾患で、血小板数は正常でも血小板が凝集するための因子が欠損しているため、出血時間が延長する。血液凝固機能は正常。

アスピリンは血小板の凝集を阻害する作用をもっていますので、脳梗塞の予防薬や虚血性心疾患の治療薬として頻用されています。内服中に出血傾向を起こすことがありますので注意が必要です。

❸血液凝固・線溶の異常

先天性、後天性に血液凝固因子が欠如していたり、凝固機能のない血液凝固因子が産生されたり、血液凝固因子の生産が低下したり、血液凝固因子が過剰に消費されるなどの理由で、出血傾向が生じます。

血液凝固因子の第8因子が欠乏している血友病A、第9因子が欠乏している血友病B、フォンビルブランド因子が欠乏しているフォンビルブランド病などにより、血液凝固異常が生じます。これらの多くは先天性のものです。

後天性の血液凝固異常には、肝硬変に伴う血液凝固因子の産生低下、血液凝固因子やフィブリノゲンを大量に消費するDIC、肝臓での血液凝固因子の産生に欠かせないビタミンKの不足（ビタミンK欠乏症）などがあります。また、抗凝固薬として使用されているヘパリンやワルファリンにより、出血傾向を示すこともあります。ワルファリンによる出血は、胃潰瘍などの消化管出血が多いのが特徴です。

観察のポイント

出血の大きさや数、部位、服用している薬、既往、家族歴などは、原因を探る重要なポイントです。

●問診のポイント

問診時には、次の項目を確認しましょう。

①出血・出血斑の部位と程度

どの部位に出血したのか聞きます。鼻出血や皮下出血だけでなく、血尿、血便、血痰の有無も聞きましょう。歯みがきをしているときに出血すると止まりにくいというケースもあります。「これといった原因がないのに出血した」「些細な刺激で出血した」「出血すると容易に止まらない」などという情報は、とても大事です。出血したきっかけ、出血の程度、持続時間なども聞きましょう。

②出血・出血斑を認めた時期

いつ頃から出血しやすいことに気づいたか、聞きます。

③出血傾向の既往について

出血傾向に関係が深い疾患は、膠原病、悪性リンパ腫、白血病、再生不良性貧血、肝硬変、尿毒症など。これらの疾患の既往がないか確かめます。

④家族歴について

出血傾向をきたす疾患には、遺伝性、先天性のものがあります。遺伝性のものには、血友病、フォンビルブランド病などがあり、家族に、血液に関する病気がないかどうか確かめる必要があります。

⑤内服中の薬について

アスピリン、NSAIDs、ワルファリンなどの薬には出血傾向を起こすことがあります。鎮痛薬、解熱薬、抗炎症薬、抗血小板薬、抗凝固薬などの内服の有無を確かめます。

⑥頭痛、黒色便などの症状の有無

頭痛は脳出血を起こしているかどうかの判断ポイントになります。また、黒色便や血性嘔吐は消化管出血を起こしているかどうかの目安になります。脳出血や消化管出血は、致命的となることがあります。

● 出血の観察を行う

出血の大きさで分類すると、点状出血（直径2mm以下）、紫斑（直径2mm〜1cm）、斑状出血（1cm以上）などがあります。また、出血している部位によって分類すると、皮下出血、筋肉内出血、関節内出血、消化管出血（吐血・下血）、喀血などがあります。皮下出血の紫斑だけでなく、関節や筋肉の腫れにも注意する必要があります。

一般的に、皮膚表面に現れる点状出血、鼻出血、歯肉出血などは、血小板や血管壁の異常によって起きることが多いようです。一方、大きな斑状出血や関節内出血、筋肉内出血などは、血液凝固・線溶の異常によるものがほとんどです。

出血している部位が何か所あるのか、出血斑の大きさはどれぐらいか、止血困難な出血はないか、など具体的に記録しましょう。

検査の方法は

> **A** 血小板系の異常か、血液凝固・線溶系の異常か、種々の検査によってスクリーニングします。

出血傾向の原因を追及するためのスクリーニング検査には、血小板系の検査と血液凝固・線溶系の検査があります。

❶血小板系の検査

①血小板検査

1μL当たりの血小板の数を測定します。10万/μL以下であれば、血小板減少症であると考えられます。血小板数が3〜10万/μLになると打撲のときに紫斑が生じやすくなりますが、無症状であるこ

MEMO

血友病
伴性劣勢遺伝で男性のみに発病する。血友病Aは血友病Bの約5倍の発症率。出血時には、欠損している血液凝固因子を体内に注入する因子補充療法を行う。

MEMO

NSAIDs
非ステロイド性抗炎症薬。鎮痛薬として用いられることが多い。血小板の凝集が阻害されるため、出血傾向をもたらすことがある。

● 出血の種類

点状出血（直径2mm以下）

紫斑（直径2mm〜1cm）

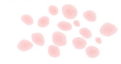

斑状出血（1cm以上）

MEMO

皮下出血の色の変化
出血直後は赤色（赤紫色）をしているが、治癒に至る過程で、茶色（紫色）→黄色→普通の肌色と変化していく。

10 出血傾向

とも多いものです。1～3万/μLでは非打撲時でも紫斑が現れたり、鼻出血、粘膜出血、口腔粘膜出血、月経過多などがみられるようになります。さらに血小板が減って1万/μL以下になると、頭蓋内出血、腹腔出血、消化管出血、血尿などが出現します。この段階では緊急に血小板輸血をしなければなりません。

②出血時間

耳朶（じだ）をメスで傷つけて出血させ、30秒ごとに濾紙を当てて血液を吸い取り、止血するまでの時間を測ります（デューク法）。通常では1～4分程度で止血しますが、血小板数の減少や機能異常などがあると止血までの時間が延長します。

③毛細血管機能検査

毛細血管機能に異常があるかどうか調べる検査です。血圧測定と同じように陽圧をかけ、収縮期血圧と拡張期血圧の間で5分間放置し、前腕に現れた点状出血を数えます。正常では10個以下ですが、毛細血管機能と血小板減少があると点状出血の数が多くなります。なお、血液凝固異常では異常を示しません。

❷ 血液凝固・線溶系の検査

①活性化部分トロンボプラスチン時間（APTT：activated partial thromboplastin time）

血液が凝固するまでの時間を測定します。血液凝固因子に異常があると、凝固に時間がかかります。血友病のスクリーニング検査として重要です。基準値は30～45秒。

②プロトロンビン時間（PT：prothrombin time）

中心的な血液凝固因子であるプロトロンビンと他の凝固因子の活性を調べる検査です。基準値は10～12秒で、活性が低下するとPT時間は延長します。

③ヘパプラスチンテスト（HPT：hepaplastin test）

プロトロンビン時間とともに、外因系、共通系の凝固因子の活性を調べる検査です。肝臓が合成する凝固因子を測定しているので、慢性的に進行する肝機能を評価することができます。

④フィブリノゲン検査

フィブリンの素であるフィブリノゲンの量を調べる検査です。

MEMO

プロトロンビン時間国際標準比（PT-INR：prothrombin time-internetional normalization rate）

最近では、PTの代わりにPT-INR（プロトロンビン時間国際標準比）を用いることが多くなっている。基準値は1.0。臨床的には、肝機能の評価、ワルファリンの維持量の調整などに用いられ、ワルファリンの維持量はPT-INR 2.0～2.5でコントロールされる。

● 出血傾向のスクリーニング検査と疾患

疾患名／検査	出血時間	血小板数	APTT	PT	フィブリノーゲン
血小板減少症	×	×			
血小板機能異常症	×				
血友病			×		
第VII因子欠乏				×	
フィブリノゲン減少症	×				×

ケアのポイントは

出血傾向があることを患者に理解させ、出血を起こさないための予防ケアを具体的に指導します。

出血傾向の原因は多彩で、そのほとんどが重要疾患です。適切な診断を行うとともに、出血傾向を緩和するためのケアを行います。

●止血を行う

血液凝固を促進させるために安静を守ることが大切です。一般的に、出血部位を心臓より高くし、圧迫あるいは冷却などで血管を収縮させて凝固を促します。医師の指示により、止血を促すために抗プラスミン薬を投与したり、血小板輸血を行うこともあります。

●予防的ケアを行う

出血傾向があると、普通であれば出血しないようなわずかな外力でも出血を起こしてしまいます。頭蓋内出血や消化管出血などは生命を脅かすことになりますので、予防的なケアは大変重要です。

まず、「自分は出血しやすい」という認識を患者にもってもらう必要があります。出血傾向の原因や対策をわかりやすく説明しましょう。出血予防のための日常生活の注意は、できるだけ具体的に行います。主なものは次のとおり。

①歯肉や粘膜からの出血を予防するには、やわらかめの歯ブラシを使う。
②転倒や打撲をしないように気をつける。入院中であれば、病室や廊下などの環境整備を行う。また、スリッパのように滑りやすい履物ではなく、滑りにくいものを用意してもらう。
③ベッドからの転落は頭蓋内出血を起こす危険性がある。安全のためにベッド柵を用い、転落の予防を徹底させる。また、ベッド柵にぶつかって皮下出血することもあるので、毛布などの厚めの布を柵に巻きつけるのもよい方法です。
④鼻は強くかまないように指導する。
⑤口腔内の観察を習慣化するように指導する。
⑥爪を切るときは、深爪を避けるように指導する。
⑦便秘しないように排便コントロールを行う。強い努責は血圧を上昇させ、出血を誘発する危険性がある。

●出血の可能性がある場合

転倒などによって出血した可能性がある場合は、速やかに医師に報告することが大事です。とくに血液腫瘍内科の患者は、些細な外力で頭蓋内出血、消化管出血を起こす危険性があるので注意が必要

MEMO

成分輸血

血小板、凝固因子など、必要に応じて血液成分を輸血することを成分輸血という。大出血時、手術時など緊急を要する場合に実施する。なお、血小板輸血に用いる濃厚血小板は常温で保存する。血小板は不安定な細胞であるため、冷却すると生体内での凝集能や粘着能が低下することがある。また、病棟ではできるだけ早く輸注するようにする。

MEMO

鼻出血と姿勢

鼻出血の場合は、顎を引いて前を向く姿勢をとらせる。出血量が多い場合は、顎を引いて側臥位にするとよい。なお、顎を上げて顔を上向きにすると、血液が後鼻孔から咽頭へ流れ込んでしまうので推奨されていない。

です。また、抗がん薬による化学療法を行っている場合は、血小板数に常に注意をしておく必要があります。

　出血傾向がある場合に禁物なのが筋肉注射です。また、手術時に腰椎麻酔を行うと胸や腰のクモ膜下腔に血腫ができてしまいますので、必ず全身麻酔で行います。出血傾向の原因によっては、成分輸血を行い、不足している物質を補います。

症状 11

腹痛

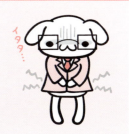

腹痛とは

 腹部に感じる痛みのことです。疝痛、強い疼痛、鈍痛などがあります。

　腹痛とは、腹部に感じる疼痛（痛み）のことです。一般的に、心窩部から恥骨の上部までを腹部といいます。

　大部分を胃、腸、肝臓、膵臓、胆嚢などの消化器が占めていますが、腎・尿路などの泌尿器、子宮・卵巣などの女性生殖器なども腹部にあります。これらの臓器の異常で腹痛が起こります。

　しかし、腹痛は腹部にある臓器だけが原因で起きるとはかぎりませんので、注意を要します。たとえば、心筋梗塞では心窩部に痛みを感じることがあります。また、虫垂炎の初期には心窩部に痛みを感じ、その後、虫垂がある右下腹部に腹痛が移動することもあります。

　痛みは、強さや持続時間によって、**疝痛（せんつう）、持続性の強い疼痛、持続性の鈍痛**に分けることができます。

● 疝痛

　間欠的に繰り返される鈍痛から激痛のことです。消化器のような管腔臓器の平滑筋が、痙攣性の収縮を起こすことで痛みが現れます。「キリキリと差し込むような痛み」と表現されることもあります。

● 持続性の強い疼痛

　臓器の破裂・穿孔・強い炎症などにより、強い痛みが持続します。腹膜炎、膵炎、胆嚢炎などで起きる痛みです。

● 持続性の鈍痛

　文字どおり鈍い痛みのことで、「重苦しい感じ」「不快感」なども含まれます。軽度の炎症や慢性の炎症を示す痛みです。

MEMO

自発痛と圧痛
自発痛は、じっとしていても感じる痛み。圧痛は、手や指で押したときに感じる痛み。

MEMO

消化管穿孔
管状の臓器の壁に穴があいた状態のこと。胃、十二指腸、小腸、大腸などの消化管で起こり、内容物が漏れ出して腹膜炎を起こす。消化管穿孔による疼痛は通常、激烈であるが、強い鎮痛薬を注射することにより手術判定を遅らせることがあるので注意を要する。

腹痛の生理学的分類とは

内臓痛、体性痛、放散痛（関連痛）などがあります。痛む部位から原因を知ることもできます。

● 内臓痛

　消化管や胆囊壁などの平滑筋が、過度に伸展したり収縮したりすることによって起きる痛みです。たとえば、胆石が胆囊の出入り口に嵌頓すると胆囊が拡張し、壁にある平滑筋が過伸展して強い痛みを引き起こします（胆石発作）。

　平滑筋に生じた張力の変化は、自律神経を経て脊髄後角に伝わり、脊髄を上行し、大脳皮質で痛みとして認知されます。また、肝臓や膵臓などの実質臓器の皮膜が急激に伸展した場合も、同様の伝わり方をします。

　内臓痛は自律神経を介して伝わりますので、悪心・嘔吐、顔面蒼白、冷や汗、血圧低下などの自律神経症状をしばしば伴います。逆流性食道炎、急性胃炎、胃潰瘍、十二指腸潰瘍、感染性腸炎、過敏性腸症候群、胆石症、尿管結石などで内臓痛が生じます。

● 体性痛

　腹膜、腸間膜、横隔膜などに分布する脊髄神経を介して伝わる痛みを体性痛といいます。インパルスは脊髄神経の求心路を経て脊髄後角に伝わり、脊髄を上行し、大脳皮質で痛みとして認知されます。腹膜炎では、非常に強い疼痛が生じます。

> **MEMO**
> **嵌頓（かんとん）**
> はまり込んで抜けなくなった状態を嵌頓という。たとえば、腸管などの内臓臓器が腹壁の間隙から脱出してもとに戻らなくなると、入り込んだ臓器の血液供給が断たれ、壊死を起こす。

● 腹痛部位と考えられやすい疾患

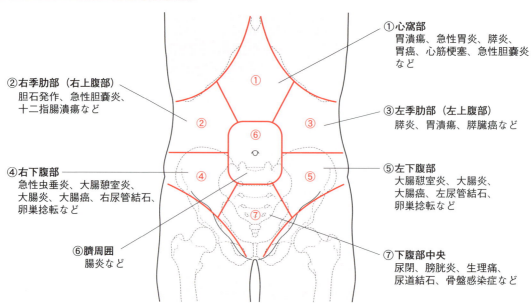

①心窩部
胃潰瘍、急性胃炎、膵炎、胃癌、心筋梗塞、急性胆囊炎など

②右季肋部（右上腹部）
胆石発作、急性胆囊炎、十二指腸潰瘍など

③左季肋部（左上腹部）
膵炎、胃潰瘍、膵臓癌など

④右下腹部
急性虫垂炎、大腸憩室炎、大腸炎、大腸癌、右尿管結石、卵巣捻転など

⑤左下腹部
大腸憩室炎、大腸炎、大腸癌、左尿管結石、卵巣捻転など

⑥臍周囲
腸炎など

⑦下腹部中央
尿閉、膀胱炎、生理痛、尿道結石、骨盤感染症など

消化管穿孔、急性虫垂炎、急性腹膜炎、イレウス、急性膵炎などを起こすと体性痛が生じます。

●放散痛（関連痛）

強い内臓痛刺激があると、隣接する神経線維にも刺激が及び、その神経線維に対応する皮膚に痛みが生じることがあります。これを放散痛あるいは関連痛といいます。たとえば、胆石発作を起こすと、右上腹部だけでなく右肩にも痛みを感じます。

> **MEMO**
> **痛みの違い**
> 内臓痛では、シクシク、キリキリなどと表現される鈍痛や疝痛が周期的に現れる。体性痛では、刺すような激しい痛みが持続的、局在的に現れる。

腹膜刺激症状とは

A 腹膜に炎症が及ぶと特殊な反応が現れます。腹膜の痛みで腹壁が硬くなります。

腹膜には脊髄神経の末梢が分布しているため、痛みの刺激に対して大変に敏感です。そのため、腹膜まで炎症が波及すると、以下のような特別な反応を呈することがあります。

●板状硬（ばんじょうこう）

胃潰瘍、十二指腸潰瘍などによって上部消化管に穿孔が起こると、消化液の強い刺激によって腹膜や腹筋が反応し、腹壁が板のように硬くなります。

●筋性防御

腹膜の緊張が高まり、触診をすると腹壁が反応して硬く触れます。

●ブルンベルグ徴候

疼痛のある部分を手で押したとき、押すときよりも放すときに痛みを強く感じます。反跳痛ともいいます。

> **MEMO**
> **腹膜**
> 腹壁、横隔膜下面、骨盤壁の内面を裏打ちしている膜。表面積は1.7～2m^{2}で、体表とほぼ等しい。

11 腹痛

●腹膜刺激症状

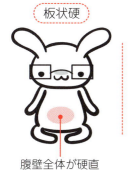
板状硬 — 腹壁全体が硬直

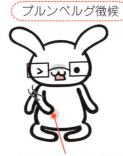
筋性防御 — 腹壁が反応性に緊張

ブルンベルグ徴候 — 押すときより放すときに強く痛む

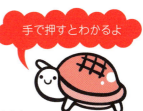
手で押すとわかるよ

救急処置が必要な腹痛は

急性腹症は命にかかわります。手術を念頭に対処します。

　腹痛には、緊急処置を必要とするものと、対症療法や経過観察で十分なものがあります。

　緊急性を要するものの代表ともいえるのが急性腹症です。急性腹症は、「急性に起こる激しい腹痛を主な症状とし、緊急開腹手術も念頭において診断と治療に当たる、腹部疾患の総括的名称」と定義されます。

　命にかかわる重大な病気であることが多く、診断が未確定でも手術せざるをえない場合もあります。ただ、最近では画像診断の発達により、診断のつかないまま手術するケースは非常に少なくなってきました。

　緊急処置の必要性が高い疾患には、腹膜炎を生じた虫垂炎、イレウス、消化管穿孔、急性胆嚢炎、急性胆管炎、重症急性膵炎、子宮外妊娠破裂、S状結腸軸捻転症などがあります。一方、急性胃腸炎、胃・十二指腸潰瘍、急性腸炎、尿路結石症、軽度から中等度の慢性膵炎、消化器の癌、過敏性腸症候群、便秘、大腸憩室炎などは、緊急処置の必要性が少ない疾患です。

MEMO

イレウス
腸閉塞のことで、結石や腫瘍などによる腸管内の物理的閉塞、腸管癒着、腫瘍などで生じる。単純性イレウス（閉塞性イレウス）と複雑性イレウス（絞扼性イレウス）に分けられ、複雑性イレウスは腸管や腸管膜の絞扼で血行障害が起こるため、緊急手術を要する。他に機能的なイレウスもある。

 ## 観察のポイントは

歩き方や姿勢、全身状態を見ます。バイタルサインや問診も重要です。

●問診のポイント

　問診により、腹痛を起こしている原因を推測することができます。姿勢や歩き方の観察を行う一方で、手際よく問診を進めていきましょう。問診のポイントは次のとおり。

「どこが痛むのか」

　腹部全体が痛いのか、どこか1か所が痛いのか、確かめます。腹部の痛みだけでなく、皮膚などの関連痛（放散痛）の有無も確認します。

「いつごろから痛みがあるのか」

　痛みがいつ始まったのか、突然か、徐々にか、持続しているのか、治まったのか、ひどくなっているのかなど、痛みの経過を聞きます。

「痛みの強さはどの程度か」

　鈍い痛みなのか、鋭い痛みなのか、刺し込むような痛みなのか、痛みを言葉で表現してもらいましょう。キリキリ、ジンジン、ズキズキなど擬音表現もカルテに記載しておくとよいでしょう。

● 疾患別にみた急性腹症

急性腹膜炎を呈するもの	①臓器の急性炎症の高度化……急性虫垂炎、急性胆嚢炎、急性膵炎など ②消化管の穿孔……上部：十二指腸潰瘍、胃潰瘍、胃癌、特発性食道破裂など 　　　　　　　　　　中部（空腸と回腸）：ベーチェット病などの潰瘍（まれ） 　　　　　　　　　　下部：大腸憩室穿孔、大腸癌など
腹膜刺激症状に乏しい敗血症	急性閉塞性化膿性胆管炎、肝膿瘍、骨盤腹膜炎など
腸閉塞症（イレウス）	①単純性腸閉塞……小腸閉塞（癒着）、大腸閉塞（癌）など ②複雑性腸閉塞……絞扼性腸閉塞、腸重積、腸捻転、ヘルニア嵌頓など
臓器の血行障害（腸管絞扼を除く）	上腸間膜動脈閉塞、卵巣捻転など
腹腔内大出血	子宮外妊娠による破裂、原発性肝癌による破裂など

「食事や便秘との関連はあるか」

腹痛が起きたきっかけを聞きます。食事に関連して起きる腹痛が多いので、食事をして何時間後くらいに痛みが始まったのか、何を食べたのかなどの質問も有効です。

「随伴症状はあるか」

悪心・嘔吐、下痢、便秘、発熱、吐血、下血など、腹痛に伴って現れた症状の有無を聞きます。

「既往歴は？」

今回の腹痛と同様の痛みが過去にあったかどうか、聞きます。また、手術歴の有無も重要です。

「妊娠の有無は？」

女性の場合は、月経との関係、妊娠の可能性などは重要なポイントです。

● 全身状態を観察する

全身状態やバイタルサインの測定を行い、緊急処置を必要とするものかどうか、的確に判断しなければなりません。緊急処置が必要なのは、腹膜刺激症状やショック症状などが出現しているケースです。場合によっては緊急手術を行わざるをえないこともあります。医師による患者と家族への説明に同席させてもらいましょう。

MEMO

検査方法
血液検査、尿検査、胸部・腹部X線検査、心電図などの基本検査を行い、さらに必要に応じて内視鏡検査、CT、MRIなどの検査を行う。

 ケアのポイントは

A 原因疾患に応じたケアを行います。末期癌の鎮痛薬治療も知っておきましょう。

● 痛みが軽減される姿勢を保持する

腹痛の原因疾患が判明した場合は、疾患に応じたケアを行います。そのうえで、安静を保ちながら痛みが軽減する体位を工夫したり、医師の指示のもとに保温や罨法を行ったり、精神的な安定をはかる

11 腹痛

ために十分な説明を行うなど、看護師が行う基本的なケアも大変に重要です。

体性痛がある患者は、腹部を伸展させることで痛みが増強しますので、身体を丸くする姿勢をとると楽になります。枕やクッションを用いて、安定した楽な姿勢がとれるように工夫しましょう。また、身体を曲げた状態での歩行移動は大変につらくなりますので、移動時は車いすやストレッチャーを用いて楽な姿勢を保持できるようにします。

● **癌による腹痛の鎮痛薬治療**

消化器癌のターミナルケアを行う際には、鎮痛薬による痛みの緩和が行われます。末期癌では強い痛みに襲われますので、痛みの段階に応じてさまざまな鎮痛薬を用います。最近では、早い段階からモルヒネ製剤を使用することが多くなっています。

WHOによる鎮痛薬の使用法は、①**経口的に**、②**時間を決めて規則正しく**、③**患者ごとの個別的な量で**、④**痛みの強さに応じた効力の鎮痛薬を選択し**、⑤**そのうえで細かい点に配慮する**の5原則です。

罨法
疾患や症状により、冷罨法あるいは温罨法を行う。腹膜炎がある場合は冷やすのが原則だが、寒冷によって全身の筋肉が緊張すると腹痛が増強することもあるので、必ず医師の指示に従う。

消化器癌の腹痛
消化器癌では、癌の初発症状としての腹痛、高度進行癌での腹痛、ターミナル期に生じる腹痛というように、種々の段階で腹痛がみられる。

症状 12 悪心・嘔吐

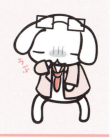

Q 悪心・嘔吐とは

A もともとは身体の防御反応で、悪心相、空えずき相、吐出相の3段階に分けられます。

　誤って摂取した毒物を体外に排出するために備わっている防御機能の1つが、悪心・嘔吐です。衛生的な食生活が営めなかった時代には、生命を守るために必要な生理的手段でした。現代ではこうしたことはまれになり、さまざまな疾患と関連して出現します。

　嘔吐は、次のような3相に区分できます。

❶ 悪心相
「嘔吐したい」というムカムカした感じを悪心（あるいは嘔気）といいます。心窩部から前胸部、咽頭にかけて感じられ、通常は嘔吐に至りますが、嘔吐を伴わないこともあります。

❷ 空えずき相
　嘔吐が始まる直前にさまざまな筋肉が収縮する段階です。嘔吐を伴わない場合もあります。

❸ 吐出相
　胃の内容物が食道や口腔を通じて口の外に吐き出される段階です。悪心相や空えずき相が出現することなく、いきなり吐出相が現れることもあります（脳出血、くも膜下出血、脳梗塞など）。

Q 悪心・嘔吐のメカニズムは

A 延髄の嘔吐中枢が制御しています。嘔吐に先行して自律神経症状が現れることもあります。

　悪心・嘔吐を制御しているのは、延髄にある嘔吐中枢です。何らかの原因で嘔吐中枢が刺激されると、十二指腸で胃に向かう逆蠕動運動が起きます。そして、胃の幽門が閉ざされ、噴門と食道が弛緩して開きます。このときに横隔膜と腹壁の筋肉が急激に収縮すると腹腔の内圧が高まり、胃の内容物が吐き出されます。小腸から逆流したものが含まれることもあります。

MEMO

つわり
つわりの原因ははっきりと解明されていないが、妊娠時に大量に分泌されるhCGホルモン（ヒト絨毛性ゴナドトロピン）の影響とする説、妊婦の体が胎児を異物と認識することによるアレルギー反応という説、自律神経のバランスの乱れであるとする説などがある。

MEMO

嘔吐と呼吸
吐く前には、反射的に深く息を吸い込み、同時に軟口蓋が閉じて呼吸が止まる。これは、吐物が気道や鼻腔に入らないようにするため。

嘔吐に先行して唾液分泌亢進、瞳孔散大、顔面蒼白、血圧や心拍の変化、発汗などの自律神経症状が生じるのは、嘔吐中枢のすぐ近くにこれらの随伴症状を引き起こす自律神経中枢があるためです。

悪心・嘔吐の原因は

神経系や神経伝達物質によって嘔吐中枢に刺激が伝わり、嘔吐反応が起こります。

悪心・嘔吐は、嘔吐中枢への刺激の伝わり方により、①**中枢性嘔吐**、②**反射性嘔吐**、③**その他**の3つに分けられます。刺激を伝達するのは、迷走神経、交感神経、舌咽神経、前庭神経などの求心路です。また、セロトニン、ヒスタミン、アセチルコリンなどの神経伝達物質も嘔吐中枢を刺激します。

❶ 中枢性嘔吐

嘔吐中枢が直接刺激されることによって悪心・嘔吐が出現します。

- 脳腫瘍、脳出血、くも膜下出血、脳梗塞、脳脊髄膜炎などによって脳圧が亢進すると、第四脳室に接している**化学感受引き金帯（CTZ）** が刺激され、その刺激が嘔吐中枢に伝わります。
- 血液中の薬物（モルヒネ、アルコール、ニコチン、抗がん薬など）、放射線、代謝・内分泌異常に伴う毒素（糖尿病性ケトアシドーシス、尿毒症、肝性昏睡など）によって化学感受引き金帯が刺激され、悪心・嘔吐を引き起こします。
- ヒステリー、うつ病、緊張、不安、不快な臭気や光景などによる精神心理的な刺激が、大脳皮質を介して嘔吐中枢に伝わります。

> **MEMO**
>
> **化学感受引き金帯（CTZ）**
> CTZはchemoreceptor trigger zoneの略。この部分にはセロトニン、グルタミン、ヒスタミン、オピオイド、アセチルコリンなどに対する化学受容体があり、嘔吐中枢を刺激する。

● 嘔吐のメカニズム

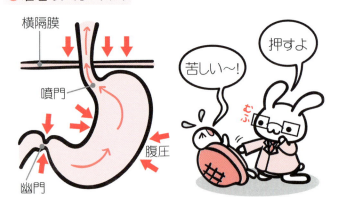

幽門が閉じて噴門と食道が開き、横隔膜と腹壁の筋肉が急激に収縮すると胃の内容物が吐出される

● 嘔吐の原因

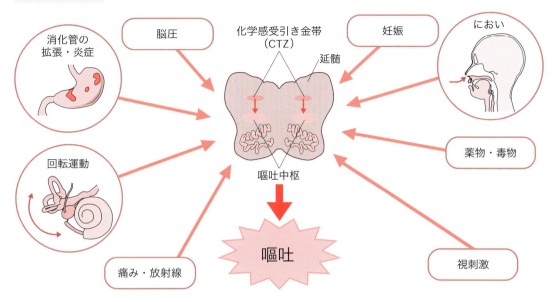

- メニエール病、乗り物酔いなどにより、迷路、前庭、小脳などからの刺激が嘔吐中枢に伝わります。多くの場合、めまいを伴います。

❷ 反射性嘔吐

末梢臓器の刺激によって反射的に起きる嘔吐で、舌・咽頭の舌咽神経、胸部・腹部内臓からの迷走神経、消化管から遊離されるセロトニンなどを介して嘔吐中枢が刺激されます。消化器疾患、肝・胆・膵疾患、心疾患、泌尿器疾患、婦人科疾患などに伴って生じます。

❸ その他

麻酔後に悪心を訴えるケースも多く、術後の早期離床や早期退院を阻害する要因として問題になっています（PONV）。

> **MEMO**
>
> **PONV**
> postoperative nausea and vomitingの略で、術後の悪心・嘔吐のこと。かつてのエーテル麻酔では80％と高率で発生したが、最近の吸入麻酔では20〜30％程度の頻度で起きるとされている。原因はまだ不明。

観察のポイントは

A 嘔吐以外の徴候が重要です。嘔吐と食事との関連などの問診を行い、吐物の観察を行います。

● 嘔吐に随伴する症状を観察する

嘔吐を出現させる原因は多岐にわたります。そのため、嘔吐以外にみられる徴候を観察することが重要です。

頭痛、麻痺、意識障害などの中枢神経症状がある場合は、脳腫瘍、脳出血、くも膜下出血、脳梗塞、脳脊髄膜炎などの中枢神経疾患が疑われます。めまいを伴う場合は、内耳・前庭・小脳の病変が疑わ

れますので、耳鼻科的診察が必要です。
　一方、胸痛など胸の症状を訴える場合は、心臓や肺の疾患が疑われます。腹痛を訴える場合は、消化器疾患や婦人科系疾患が疑われます。

● 問診のポイント

　問診のポイントは、次のような点です。
「いつから始まった？」
　嘔吐が始まったのはいつか、始まり方は突然か徐々にか、その後の経過はどうかなどを質問します。
「食事と関係あるか」
　食事と関係がある嘔吐なのか、無関係の嘔吐なのか聞き取りをします。食事前、食事直後、食後数時間、食後12～48時間など、嘔吐と食事との時間的な関連も重要な情報です。
「吐物の性状は？」
　吐物の量、色調、においなどを聞きます。
「既往症は？」
　嘔吐に関連する既往症として重要なのは、胃・十二指腸疾患や肝・胆・膵疾患などです。片頭痛で嘔吐が起きることもあります。そのほか、生活歴、妊娠の可能性、薬物療法の有無なども聞き取ります。

● 吐物の性状を観察する

　吐物の観察も重要です。異物や薬物が混入していないか観察し、血液の混入を色調で確かめます。**鮮血**であれば口腔から食道にかけての粘膜の損傷、**コーヒー残渣様（黒褐色）**であれば胃や十二指腸からの出血、と考えられます。
　食道の狭窄による通過障害（アカラシアなど）では、胃酸を全く含まない未消化の吐物となります。胆汁を含む多量の食物残渣の場合は総胆管開口部より下の腸閉塞が疑われます。また、吐物に糞臭を伴う場合は、進行した腸閉塞が疑われます。

> **MEMO**
> **検査方法**
> 観察、問診、診察などで疑われる疾患を絞り込み、必要に応じてCT検査、内視鏡検査、エコー検査、X線撮影、検便、血液検査などを行う。

> **MEMO**
> **アカラシア**
> 食道の機能障害の一種で、食道下部の開閉障害により、飲食物の通過が困難になる。食道と胃のつながり部分にある下部食道括約筋（LES）が弛緩しないことによって起きる。

● 食事と嘔吐の関係

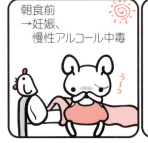

朝食前
→妊娠、
慢性アルコール中毒

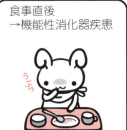

食事直後
→機能性消化器疾患

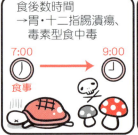

食後数時間
→胃・十二指腸潰瘍、
毒素型食中毒

7:00　食事　9:00

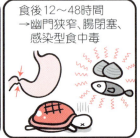

食後12～48時間
→幽門狭窄、腸閉塞、
感染型食中毒

ケアのポイントは

> **A** 嘔吐が続く場合は誤嚥を防ぐ体位にし、水分・電解質を補正します。制吐薬の知識も必要です。

●危険な嘔吐の特徴を見逃さない

　悪心・嘔吐を引き起こす疾患は多岐にわたるうえに、一度の嘔吐で治まってしまう軽いものもあれば、すぐに処置をしないと命にかかわる重症なものもあります。**腸閉塞**や**急性腹症**に伴う嘔吐、吐血、電解質異常などがある場合は、緊急処置が必要になりますので、徴候を見逃さないことが重要です。

　頭痛や意識障害を伴っていたり、麻痺や瞳孔の異常が認められたり、急激な胸痛や腹痛、背部痛が随伴していたり、ショック症状が認められるような場合は緊急処置が必要です。

●体位を工夫する

　高齢者、あるいは意識障害や麻痺を伴う患者は、吐物の誤嚥を防ぐために側臥位をとります。意識障害や麻痺があると誤嚥しやすくなるのは、嘔吐時に声門を閉じることができないからです。嘔吐が持続することが予想される場合は、鼻から胃にチューブを挿入し、胃内容物を体外へドレナージします。

●必要に応じて輸液を行う

　嘔吐による脱水状態が生じている場合は輸液を行い、血液検査データをみて水や電解質の補正を行います。とくに乳児や高齢者は脱水を起こしやすいので、注意が必要です。胃液を大量に失うと塩素イオンが失われ、低クロール血症になります。また、腸液が失われるとカリウムが減少します。

●制吐薬の使用

　悪心・嘔吐は、大変につらいものです。原因疾患を取り除くための治療が行われますが、その過程で嘔吐を止める必要がある場合は、制吐薬が用いられます。制吐薬には、CTZに作用するもの、前庭器官に作用するもの、大脳や脳幹部に作用するもの、上部消化管に作用するものなどの種類があります。通常疾患には、メトクロプラミドやドンペリドンなどCTZと消化管の双方に作用する薬がよく用いられます。

●がん化学療法による悪心・嘔吐への援助

　がん化学療法に伴う悪心・嘔吐は、とくに患者を苦しめます。よりよいケアを行うために、簡単にがん化学療法による嘔吐の特徴にふれておきましょう。がん化学療法に伴う嘔吐は、次の3つに分類

MEMO

急性腹症
「急性に起こる激しい腹痛を主な症状とし、緊急開腹手術も念頭において診断と治療に当たる、腹部疾患の総括的名称」と定義される。詳しくは、「腹痛」の項p.75を参照。

MEMO

ドレナージ
内容物を体外へ誘導すること。カテーテルを用いて行う。

MEMO

電解質異常
嘔吐によって胃酸が減少すると塩素イオンが失われるが、胃粘膜での重炭酸イオンの産生は続くため、血液のpHはアルカリ性に傾き、代謝性アルカローシスとなる。

● 主な制吐薬と特徴

種類	特徴	商品名
フェノチアジン系ドパミン拮抗薬	化学感受引き金帯（CTZ）に作用して悪心・嘔吐を軽減する。副作用は、鎮静作用、眠気、めまい、錐体外路症状、低血圧など	ウィンタミン、コントミン、ノバミンなど
非フェノチアジン系ドパミン拮抗薬	化学感受引き金帯（CTZ）に作用するとともに、上部消化管の働きを活発にして胃内容物を腸に送るのを促進し、悪心・嘔吐を軽減する。副作用は、鎮静作用、傾眠、小児の錐体外路症状など	プリンペラン、ナウゼリンなど
抗ヒスタミン薬	主に前庭器官に作用し、乗り物酔いやめまいなどによる悪心・嘔吐を軽減する。副作用は、眠気、動悸、頭重、口渇など	トラベルミン、アタラックス、ピレチアなど
ベンゾジアゼピン	大脳や脳幹部に作用し、不安や緊張などによる悪心・嘔吐を軽減する。副作用は、血圧低下、眠気、健忘作用など	ワイパックス、セルシンなど
5-HT₃受容体拮抗制吐薬	上部消化管のセロトニン受容体をブロックすることで、悪心・嘔吐を軽減する。抗癌薬による急性嘔吐に効果がある。副作用は、頭痛、不眠、動悸など	カイトリル、ゾフラン、シンセロン、セロトーン、ナゼア、アロキシなど
ステロイド薬	悪心・嘔吐に対する作用機序は不明。副作用は、興奮、高揚など	デカドロン、ソル・メドロールなど
サブスタンスP拮抗制吐薬	サブスタンスP受容体をブロックすることで悪心・嘔吐を軽減する。長期に作用する。副作用は便秘としゃっくり	イメンドカプセル

されます。抗がん薬の特徴を知り、わかりやすい情報を提供するなどして、患者の不安の軽減に努めましょう。「制吐薬適正使用のガイドライン、第2版（日本癌治療学会、2018）」があります。参考にしましょう。

①急性嘔吐

抗がん薬を投与してから1～2時間後に強い悪心・嘔吐が出現し、数時間で消失します。抗がん薬によって神経伝達物質であるセロトニンが大量に放出され、CTZが刺激されることによって生じます。セロトニンをブロックする5-HT₃受容体拮抗薬の使用で軽減できるようになりました。

②遷延性嘔吐

抗がん薬投与後24～48時間で始まり、数日から1週間続きます。抗がん薬による粘膜障害や代謝産物が原因ではないかと考えられていますが、まだはっきりした原因はわかっていません。アプレピタント（イメンドカプセル）が有効。

③予期性嘔吐

抗がん薬を投与する前から現れる悪心・嘔吐で、前回の抗がん薬投与で急性嘔吐の症状が強く現れた人ほど予期性嘔吐が現れやすい傾向にあります。

MEMO

嘔吐を起こしやすい抗がん薬

個人差はあるが、シスプラチン、ダカルバジン、シクロホスフォミドなどは悪心・嘔吐を起こしやすい。

症状 13
下痢

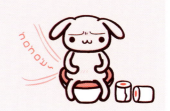

Q 下痢とは

**A 便の水分量が増えた状態が下痢です。
排便回数も増えてきます。**

　下痢とは、便の水分が増えた状態のことです。含まれる水分量が多くなると、便の重量も多くなり、排便の回数も増えるのが普通です。排便回数は個人差が大きいのですが、一般的には1日3回を超えると下痢と考えます。

　腸管には、1日に約9Lもの水分が流れ込みます。食事や飲水で摂取した水分、唾液、胃液、膵液、胆汁、小腸液などです。このうち、小腸で約7.5Lが吸収され、残りの1.5Lのほぼ9割が大腸で吸収されます。その結果、健康な場合、便の中に残される水分は100〜200mLとごくわずかです。

　これを便の状態からみると、小腸から大腸へと送られたばかりの便は、小腸で大半の水分が吸収されたとはいえ、まだ水溶液です。上行結腸を移動する間に水分が吸収されて半流動体になり、横行結腸で粥状、下行結腸で半固形から固形になります。食事をしてから便として排泄されるまでには、24〜72時間もの時間を要します。

MEMO

消化管の運動

消化管は、分節運動、振子運動、蠕動運動によって内容物を撹拌・運搬する。分節運動は小腸の内側にある輪状筋が分節ごとに円周方向で収縮と弛緩を繰り返し、振子運動は外側にある縦走筋が長軸方向で収縮と弛緩を繰り返し、ともに内容物と消化液を混ぜ合わせる。蠕動運動は、口側が収縮し肛門側が弛緩して次々に繰り返され、内容物を肛門側に向けて運搬する運動のこと。

● 消化管の水分の出入り

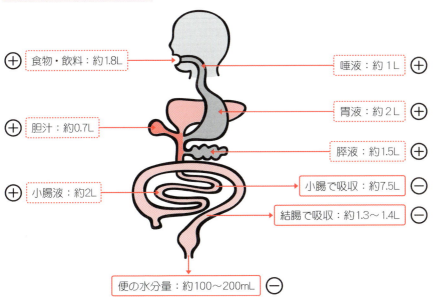

- 食物・飲料：約1.8L ⊕
- 唾液：約1L ⊕
- 胃液：約2L ⊕
- 胆汁：約0.7L ⊕
- 膵液：約1.5L ⊕
- 小腸液：約2L ⊕
- 小腸で吸収：約7.5L ⊖
- 結腸で吸収：約1.3〜1.4L ⊖
- 便の水分量：約100〜200mL ⊖

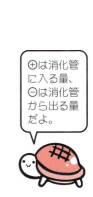

⊕は消化管に入る量、⊖は消化管から出る量だよ。

●便ができるまで

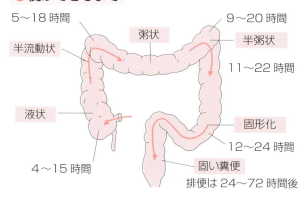

MEMO

大腸への移動
小腸の蠕動運動の波が回腸に達すると回盲弁が開いて内容物が大腸に送られる。

下痢が起きる原因は

A 消化管で必要以上の水分が分泌されたり、腸管で水分を吸収しきれないことで起きます。

下痢は、①必要以上の水分が分泌される、②水分を吸収できないのどちらかあるいは両方が原因となって生じます。結腸は、1日に最大で5〜6Lの水分を吸収する能力がありますが、この能力以上の水分が小腸から流れ込むと、固形の便をつくることができなくなります。発生機序によって下痢を分類すると、次の3つに分けられます。

❶ 浸透圧性下痢

腸管の中に浸透圧の高い物質があると、腸管壁の水分が腸管内に移動し、水分が増加して吸収しきれなくなり、下痢を起こします。食事などでとった塩分、タンパク質、アミノ酸、糖質などが原因になることもありますし、先天性乳糖不耐症や薬物治療、不適切な経腸栄養でも起きることがあります。

日常の看護で注意したいのは、経腸栄養の投与スピードです。投与スピードが速すぎると、浸透圧性下痢の原因になることを知っておきましょう。

❷ 分泌性下痢

消化管の粘膜から分泌される水分や消化液の量が異常に増え、吸収が追いつかなくなって下痢を生じます。感染した細菌の出す毒素（エンテロトキシン）による腸管の粘膜の炎症、消化液の分泌を促すホルモンの過剰生産などが主な原因です。

また、腸管の粘膜が損傷されると、水分の吸収が行えなくなるだけでなく、悪化して粘膜に潰瘍ができると出血や血漿の滲出が起

MEMO

非消化吸収性物質
ラクツロース、ソルビトール、Mg^{2+}含有制酸薬などは腸管からほとんど吸収されないので、摂取しすぎると下痢を起こす。

MEMO

エンテロトキシン
腸管に作用する細菌産生タンパク質毒素の総称。黄色ブドウ球菌、セレウス菌、コレラ菌、毒素性大腸菌などが産生する。これらの細菌が付着した食物を摂取すると、数時間で下痢や腹痛が起きる。

● 下痢のメカニズム

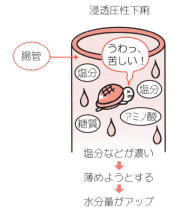
浸透圧性下痢

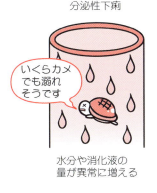
分泌性下痢

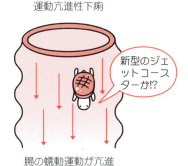
運動亢進性下痢

きて下痢を生じます（滲出性下痢）。炎症性腸疾患（潰瘍性大腸炎、クローン病）、ウイルス性腸炎、細菌性腸炎（サルモネラ、ブドウ球菌、赤痢、腸炎ビブリオ、病原性大腸菌）などによって起こります。

❸ 運動亢進性下痢

　腸管の蠕動運動が亢進すると腸の内容物の通過スピードが速くなり、水分や食物が十分に消化・吸収されずに腸管を通過することで下痢が生じます。過敏性腸症候群、胃切除後のダンピング症候群、副交感神経過敏症、甲状腺機能亢進症、ストレスなどで起こります。

　また、消化管運動を促進する薬理作用をもっている薬でも蠕動運動が亢進することがありますので、胃炎、胃・十二指腸潰瘍、胆嚢・胆道疾患などの患者が下痢を起こした場合、与薬されている薬にも注意を払う必要があります。

急性下痢・慢性下痢とは

急性下痢は急激に始まって2～3週間で治り、慢性下痢はそれ以上続きます。

　下痢は日常的によく出会う疾患です。**急性下痢か慢性下痢か、感染性か非感染性か**に分けて考えると整理しやすくなります。

　急性下痢はその名のとおり、急激に起こる下痢で、2～3週間以内で治ります。ほとんどが感染性疾患によるものですが、暴飲暴食、刺激物の摂取、薬剤などで生じることもあります。

　慢性下痢は2～3週間以上にわたって続く長期の下痢で、再燃と寛解を繰り返すこともあります。感染性下痢もありますが、大半は炎症性腸疾患や放射線障害（子宮癌の放射線治療で多い）、手術による短腸症候群などによる下痢です。

MEMO

サルモネラ菌中毒
潜伏期間は1～2日。食肉、卵、輸入ペット（とくにミドリガメ）などが原因となる。

MEMO

過敏性腸症候群
精神的ストレスなどにより、慢性的な便通異常が起きる。下痢型、便秘型、混合型（下痢と便秘を繰り返す型）に分けられる。

MEMO

通過時間延長による下痢
腸の運動が低下すると内容物が停滞して細菌が増殖し、腸管への水分吸収が行えなくなって下痢を起こすこともある。糖尿病による神経障害、全身性エリテマトーデス（SLE）、大腸進行癌などで生じることがある。

13 下痢

89

● 急性下痢と慢性下痢

	急性下痢	慢性下痢
感染性	・細菌感染症（サルモネラ、病原性大腸菌、腸炎ビブリオ、MRSA） ・毒素を伴うもの（腸管出血性大腸炎、ブドウ球菌、偽膜性腸炎） ・菌交代現象によるもの（抗生物質起因性腸炎） ・原虫（アメーバ赤痢、クロプトスポリジウム）、寄生虫 ・ウイルス（アデノウイルス、ノロウイルス、ロタウイルス、サポウイルス）	・細菌感染症（腸結核） ・寄生虫（アメーバ赤痢）
非感染性	・虚血性腸炎 ・暴飲暴食 ・アレルギー性 ・毒物 ・物理的原因（寒冷、暑熱）	・炎症性腸疾患（潰瘍性大腸炎、クローン病） ・消化吸収不良（吸収不良症候群、慢性膵炎） ・機能性（過敏性腸炎） ・内分泌性（甲状腺機能亢進症） ・その他（放射線障害、短腸症候群、ベーチェット病、アミロイドーシス）

MEMO

放射線障害
がんの放射線療法によって消化管の内層の細胞が障害されると、吸収障害が生じて下痢が起きる。内層の細胞が壊死すると、重度の下痢が起きることもある。

MEMO

短腸症候群
小腸を広範囲に切除することによって起きる消化吸収障害。小腸表面積の減少と通過時間の短縮により、下痢が起きる。

季節関連の下痢とは

 夏場には細菌性の下痢が多くなり、冬場にはウイルス性の下痢が多くなります。

一般に、気温と湿度の高い夏場には細菌性の下痢が起きやすくなり、湿度の低い冬場にはウイルス性の下痢が起きやすくなります。

● 細菌性の下痢

サルモネラ、病原性大腸菌、腸炎ビブリオ、MRSA、ブドウ球菌などで起こる急性下痢です。集団食中毒として発生することが多く、夏に最も発生数が多いのが腸炎ビブリオです。

● ウイルス性の下痢

ノロウイルス、ロタウイルス、サポウイルス、アデノウイルスなどによって生じます。ノロウイルスやロタウイルスは感染力が強く、抵抗力が低下していると集団発生につながるため注意が必要です。
ロタウイルスは、唾液や便などの排泄物から口に入り、1～3日の潜伏期間を経て発病します。ロタウイルスによる下痢の特徴は、米のとぎ汁のような白っぽい大量の水様便です。
ノロウイルスによる下痢は、十分に加熱していないカキなどの2枚貝を食べることによって発症することが多くみられます。下痢と嘔吐が生じますが、ほとんどの場合、2～3日で回復します。

MEMO

白っぽい水様便
ロタウイルスによる下痢で便が米のとぎ汁のように白っぽくなるのは、ウイルスの影響で胆汁の分泌が行えなくなり、便に胆汁色素であるビリルビンが含まれなくなるため。細菌性のコレラでも同様に白くなる。

観察のポイントは

下痢が起きた原因を問診で探り出します。随伴症状や環境変化の有無も重要な情報です。

●問診で下痢の状況を把握する

一時的な腸の機能異常によるもの、細菌やウイルスなどの感染によるもの、腸管や内分泌臓器の疾患によるものなど、下痢の原因はさまざまです。原因をみきわめるためには、詳細な病歴を聴取することが重要です。次のような点に注意しながら問診を行いましょう。

「いつから、どんなふうに？」
急性下痢か慢性下痢か、区別することがとても重要です。

「便の状態はどんな感じ？」
正常便よりやわらかいものを軟便、泥状のものを泥状便、水のようなものを水様便とよびます。観察者によって表現に差が出ますので、わかりやすい言葉で質問しましょう。実際に便の観察ができる場合は、粘液・血液の混入の有無、臭気なども観察します。

「直前に何を食べた？」
発症までの食事内容、水分摂取の状況を尋ねます。食中毒を疑わせる生ものや弁当、レストランでの食事、長期保存した食品の摂取の有無についても質問します。家族、職場の同僚などに同じ症状の人がいるかどうかも重要です。アルコールの摂取状況も忘れずに聞きましょう。

「随伴症状は何かある？」
腹痛、嘔吐、発熱などの有無を確かめます。腹痛がある場合は、痛む部位を確かめます。

「環境の変化やストレスは？」
海外渡航歴（海外での感染）、仕事や環境の変化（ストレスの有無）なども重要です。

「既往歴、治療中の疾患は？」
慢性腸疾患、腹部の手術歴、放射線照射の有無、投与されている薬剤、アレルギー疾患の有無などについて聞きます。

●脱水の有無を含む全身状態を調べる

バイタルサインをチェックし、全身状態の観察を行います。脱水が高度に進んでいると、血圧低下、頻脈、意識レベルの低下などがみられます。また、皮膚や舌の乾燥や弾力性についての観察を行うと、脱水の程度が推測できます。

腹部所見も重要で、慢性下痢の場合は腹部陥没が目立つようになります。圧痛の有無、場所も確かめます。ほとんどの場合、圧痛のある部位が病変部です。

MEMO

下痢便や吐物の処理
ウイルス性の下痢では、下痢便や吐物をそのままにしておくとウイルスが飛散し、感染を広げてしまう。処理の際にウイルスを含んだ飛沫が舞い上がるので、マスクや手袋などで防御し、処理中は周囲に人を近づけないようにする。

MEMO

便の水分量
健康人の通常の便に含まれる水分量は70〜80％。軟便では80〜90％、水様便では90％以上になる。

MEMO

ストレスと下痢
ストレスによる緊張状態が続くと、副交感神経（消化液分泌と蠕動運動を亢進させる）と交感神経（消化液分泌と蠕動運動を抑制する）のバランスが崩れ、下痢を起こしやすくなる。

MEMO

海外での感染
海外で感染する危険性が高いのがコレラである。激しい水様性下痢（米のとぎ汁様）、嘔吐、脱水症状などが特徴。

13 下痢

検査の方法は

A 原因疾患の特定や、下痢で引き起こされている血液濃縮や栄養状態を調べます。

　下痢の原因を調べるために行う主な検査は、検便、血中抗体価の測定、血液検査、画像検査などです。問診や観察などに基づき、必要な検査を行います。また、MRSAによる腸炎のように症状が激烈な場合は、結果を待たずに治療を優先させることもあります。

●検便

　細菌学的検査を行い、原因菌の同定を行います。臨床的に原因菌が推定できるような場合は、検査室に情報を送って役立ててもらいます。細菌毒素の同定、虫卵検査なども行います。

●血中抗体価の測定

　ロタウイルスやノロウイルスなどのウイルス感染、アメーバ赤痢などアメーバ感染などが疑われる場合は、抗体価の測定を行います。

●血液検査

　Na、K、Cl、Caなどを測定し、電解質のバランスの乱れを調べます。下痢が長期間続いている場合は、総タンパク、アルブミン、コレステロールなどを調べることで栄養状態を知ることができます。また、CRPは炎症の程度を、VIPなどの消化管ホルモン検査はホルモン産生腫瘍の有無を調べるのに有効です。

●画像検査

　腹部単純X線像では腸管の浮腫や水分の保留が、超音波検査では腸管の浮腫がわかります。血液が混じる下痢ではCTや大腸内視鏡で詳細に検査を行います。軽症の下痢では画像検査は行いません。

ケアのポイントは

A 脱水や電解質異常を補正し、栄養状態の改善に努めます。院内感染を防ぐことも重要です。

●水分・電解質の補給

　急性下痢の場合、多かれ少なかれ脱水を伴っていますので、問診や身体所見、検査所見などを総合し、補液が必要かどうか判断します。血液検査でNa、K、Cl、Caなどの電解質バランスの乱れがある場合は、是正を行います。とくに長期の下痢では、低カリウム血症に注意をします。

MEMO

MRSA腸炎
ペニシリンの一種であるメチシリンに対して耐性をもった黄色ブドウ球菌によって引き起こされる腸炎。食道や胃の切除術後に発症することが多く、大量の緑色水様便と高熱、脱水が特徴。敗血症、DIC（播種性血管内凝固症候群）を起こすこともある。

MEMO

アメーバ赤痢
赤痢アメーバという原虫が腸管に感染して起きる疾患。熱帯や亜熱帯で多くみられ、粘液や血液の混じった下痢便が出現する。生水から感染することが多い。

MEMO

CRP
C-reactive proteinの略。C反応性タンパク。炎症や組織細胞の破壊が起きると、血中に増加する。

低カリウム血症
血清カリウム濃度が3.5mEq/L以下に低下した状態。高度に低下すると、倦怠感、手足の脱力、全身の筋肉の麻痺などが起きる。

● 栄養の改善

慢性下痢の場合は、全身的栄養障害に注意します。潰瘍性大腸炎のように、下痢だけでなく血便による貧血や体力消耗を伴っていることがあるので、状況に応じて補液や成分栄養液の投与を考えます。

● 肛門部の清潔

下痢が続くと肛門周囲が不潔になりやすく、その刺激から、ただれや感染が起きやすくなります。排便ごとに肛門洗浄や清拭などの局所ケアを行います。

● 院内感染の防止

院内感染対策マニュアルに則り、院内感染や家族内感染の防止を行います。具体的には、感染症の疑いがある患者を隔離する、便器やタオルを分ける、便や吐物はディスポーザブル手袋を用いて速やかに処理をする、処置やケアの前後は必ず衛生的手洗いを行うなどです。感染症や食中毒のなかには、保健所へ届け出る必要があるものもあります。

● 確実な薬剤の投与

下痢の持続によって全身状態が悪化する場合、止瀉薬が使用されますが、感染症によって下痢を起こしている場合は止瀉薬の使用は原則的に禁忌です。これは、下痢を止めると病原菌が腸内にとどまってしまうためです。

MEMO
潰瘍性大腸炎
大腸の表層粘膜にびらんや潰瘍を形成し、反復性あるいは持続性の粘血便、下痢、腹痛を起こす。増加傾向にあるが、原因は不明。

MEMO
感染症法
感染症はエボラ出血熱などの一類感染症からインフルエンザなどの五類感染症まで分類されていて、診断した医師はただちに、あるいは所定の期間内に届け出る必要があるものが多い。保健所に電話で問い合わせてみよう。

13

下痢

● 止瀉薬の基礎知識

腸運動抑制薬	腸管に作用して蠕動運動を抑制する。腸管からの水分や電解質の分泌を抑制し、さらに水分の吸収を促進する。ロペラミド、アヘン、モルヒネなど
収斂薬（しゅうれん）	腸粘膜を収斂して粘膜に被膜を形成し、粘膜の感受性を低下させたり、ガス刺激を緩和することで蠕動運動を抑制する。次硝酸ビスマス、タンニン酸アルブミンなど
活性生菌薬	抗生物質や化学療法薬などの投与時の腸内細菌叢の異常に用いる。抗生物質投与時でも腸管内で繁殖し、腸内細菌叢の乱れを防いで下痢を改善する。耐性乳酸菌、ビフィズス菌、ラクトミンなど
吸着薬	腸内の毒物、細菌によって生成される有害物質やガスなどを吸着して除去する。これによって腸壁を刺激から保護し、下痢を緩和する。天然ケイ酸アルミニウムなど
腸内殺菌薬	腸内の有害細菌を殺菌し、腸内の腐敗発酵を防止する。バンコマイシンは、MRSA腸炎に有効

関連症状
● lecture ●

便 秘

■ 便秘とは

下痢とは逆に、便が順調に排出されない状態が便秘です。正常な状態では、便が直腸にたまると直腸壁が圧迫され、その刺激が骨盤神経から排便中枢、視床下部へと伝わり、排便反射が生じます。同時に、この刺激は大脳皮質にも伝わり、便意を感じます。しかし、便意を我慢していると直腸壁の緊張が緩み、便意を感じなくなります。こうした状態が続くと便秘になりやすくなります。

■ 便秘の種類

<機能的便秘>

蠕動運動の低下で起こります。食物繊維の不足、水分摂取量の不足、自律神経の異常、甲状腺機能低下症、下剤の乱用、加齢、長期臥床、便意の我慢などが原因となります。

<器質的便秘>

進行した大腸癌、近くの臓器からの大腸への圧迫によって通過障害があると、便秘になります。

■ 観察のポイント

問診で聞きたいことは、①日常の排便習慣、②環境の変化やストレスの有無、③食事内容、④服用している薬、⑤排便時の異常など。便の硬さ、太さ、におい、混入物などの確認も大事です。

次に、全身状態を観察し、視診（下腹部や左腸骨部にふくらみはないか）、聴診（腸雑音が亢進していないか）、打診（太鼓を叩くような音がしないか）、触診（左腸骨部に便が溜まっていないか）を行います。

■ ケアのポイント

腹部マッサージ、食事指導、散歩などの運動指導を行い、できるだけ自然な状態で排便できるように援助を行います。ただし、器質的便秘の場合は、原因となっている疾患の治療が優先します。

症状 14 吐血・下血

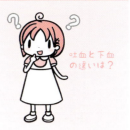

吐血・下血とは

消化管からの出血です。口から出ると吐血、肛門から出ると下血となります。

　吐血も下血も、消化管に出血が起きたことを示す症状です。口腔から排出されると吐血、肛門から排出されると下血となります。

　吐血は、食道、胃、十二指腸など上部消化管からの出血が、嘔吐運動によって口腔から吐き出されるものです。十二指腸と空腸の境目には、十二指腸を吊り上げるような形で固定している**トライツ靱帯**があるため、トライツ靱帯より口側の消化管からの大量の出血は吐血になります。

　これに対して下血は、上部あるいは下部の消化管からの出血が便とともに排出されるものです。上部消化管で大量に出血が起きると、吐血とともに下血も伴うことが多くみかけられます。

> **MEMO**
>
> **トライツ靱帯**
> 小腸は十二指腸の水平部までは後腹膜にあるが、空腸に移行する部分からは腹腔内に出てくる。この移行部は、後腹壁にトライツ靱帯で固定されている。

● 上部消化管と下部消化管

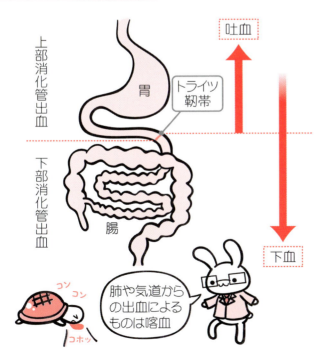

吐血・下血を起こす原因は

**最も多いのが胃潰瘍による吐血です。
静脈瘤の破裂では大量出血が生じます。**

　上部消化管出血を起こす疾患は多岐にわたりますが、最も多いのが胃潰瘍によるもので、大量出血を起こす頻度も高くなります。このほか、食道静脈瘤や胃静脈瘤の破裂、十二指腸潰瘍、マロリー・ワイス症候群、急性胃粘膜病変（AGML）、胃癌などでも吐血がみられます。

　下血をきたす疾患としては、前記の上部消化管の疾患に加えて、大腸癌、大腸憩室炎、クローン病、虚血性大腸炎、潰瘍性大腸炎、空腸や回腸の腫瘍、大腸ポリープなどです。

 ## 出血部位と出血量は

**色や性状で出血部位・出血量が推測できます。
胃液と血液との反応についても知っておきましょう。**

　吐血や下血は、色調や性状によって出血部位や出血量などを推測することができます。

●吐血の場合

- **鮮紅色**：食道静脈瘤が破裂すると、鮮紅色の血液が大量に吐出されます。食道静脈瘤の原因の多くは、肝硬変による門脈圧の亢進です。また、大量の出血が急激に起きると、胃や十二指腸からの出血でも鮮紅色になることがあります。とくに、大量飲酒後に嘔吐によって食道と胃の接合部に裂け目が生じると、血液が胃に下らずに大量の鮮紅色の血液を吐出することもあります（マロリー・ワイス症候群）。
- **黒褐色**：食道からの大量の出血が一度胃に流入し、すぐに逆流して吐出された場合は、黒褐色を呈します。胃の大量出血でも、胃内の停留時間が短いと黒赤色になることがあります。
- **コーヒー残渣様**：胃の中に血液がとどまる時間が長いと、コーヒーかすのような性状になります。これは、血液中のヘモグロビンが胃液内の塩酸と反応して塩酸ヘマチンという物質になるためです。

●下血の場合

- **タール便（黒色便）**：上部消化管で大量の出血が起きると、コールタールのような外観を呈します。下部消化管出血では少量の

MEMO

マロリー・ワイス症候群
嘔吐によって腹腔内圧や食道内圧が上昇し、食道と胃の接合部の粘膜に縦方向に亀裂が生じて出血する。大量飲酒が原因となることが多いが、食中毒、乗り物酔い、つわりなどでも起きる。

 MEMO

急性胃粘膜病変（AGML）
心窩部痛、悪心・嘔吐、吐血・下血などの胃症状が急に起こる。内視鏡検査を行うと、胃や十二指腸の粘膜に不整形の出血性びらん、潰瘍などがみられる。出血性びらん、急性出血性胃炎、急性潰瘍などとよばれていた胃の出血性病変の総称。

MEMO

肝硬変と食道静脈瘤
肝硬変が進行して肝内構造が破壊されると、消化管や脾臓、膵臓などから肝臓に送られる門脈血がスムーズに流れ込めなくなり、門脈圧が高まる。その結果、門脈血が食道や胃の静脈に迂回せざるを得なくなり、静脈がこぶのように膨らみ瘤を形成する。

 MEMO

塩酸ヘマチン
赤血球のヘモグロビンに含まれる鉄が塩酸で酸化されたもの。

ことが多いので、タール便はみられません。
- **血便**：肛門に近いS状結腸や直腸などから出血すると、鮮血を呈します。
- **排便後の鮮血滴下、便に血液付着**：ほとんどの場合、痔核、痔裂による出血です。

観察のポイントは

> **A** バイタルチェックでショックを見逃さないようにします。出血量で重症度が判断できます。

●問診のポイント

ショック状態にある場合は緊急処置が最優先されますが、問診可能な状態であれば、次のような要件を確かめます。

「吐血・下血が起きたのはいつ？」

いつ起きたのか、1回だけか、数回繰り返し起きたのかなどを聞きます。

「出血量はどれくらい？」

問診で出血量を正確に知ることは困難です。吐血の場合、患者が表現する「大量」のなかには、食物残渣や胃液が混じっていることを承知しておきましょう。

「どんな色や性状をしていたか」

吐血・下血の色調、性状などは、出血源を知るための重要な情報になります。鮮血の吐血か、コーヒー残渣様の吐血か、タール便か、鮮血便かなどを確かめます。

「前駆症状、随伴症状はあったか」

吐血を起こす前には、悪心、胃部不快感、腹痛などの前駆症状が現れることがあります。下血の前には腹痛、腹部膨満感などを訴えることがあります。また、吐血や下血に伴って、冷汗、四肢の冷感、めまい、発熱、顔面蒼白などの随伴症状が現れることもあります。出血によって、急激な循環不全が生じるためです。

「既往歴、飲酒歴は？」

胃・十二指腸潰瘍、肝硬変など、吐血を起こしやすい疾患の有無を聞きます。肝硬変があれば食道静脈瘤の破裂が考えられますし、胃潰瘍があれば露出した動脈からの出血のこともあります。また、食事や飲酒との関係、吐血や下血を生じたときの状況、下痢の有無なども聴取します。

●出血量の把握をする

症状によっては緊急処置を必要とすることもありますので、意識状態、血圧、脈拍、呼吸状態、体温などのバイタルサインを確認し、どの程度の失血があったのか判断する必要があります。

14 吐血・下血

およその出血量を簡便に推測する方法として、**ショックインデックス（ショック指数）**があります。脈拍数を収縮期血圧で割った数字が1であれば1L、1.5であれば1.5L、2であれば2Lの血液が失われたと考えられます。

● ショックの見分け方

吐血に伴って、循環血液量減少性ショック（出血性ショック）を起こすことがあります。バイタルサインの測定や観察によってショック症状がみられる場合は、輸液のためのルートを確保する必要があります。医師の指示を受け、18ゲージ以上の比較的太い留置針を用い、等張電解質液による輸液を開始します。胃にチューブを挿入したり、胃洗浄を行うこともあります。また、輸血の必要性が生じることもあります。

緊急性があるかどうか判断の目安になるのが、ショックの5徴（5P）です。十分に観察を行い、見逃さないようにしましょう。ショックの5徴は以下のとおりです。

- **蒼白（pallor）**：皮膚の蒼白を正確に知るには、眼瞼結膜の観察を行います。
- **虚脱（prostration）**：問いかけに無関心だったり、けだるそうな様子がみえたり、ふらふらしているような状態です。
- **冷汗（perspiration）**：暑くもないのに顔や頸部、前胸部などに発汗がみられたり、皮膚がじっとりしています。
- **脈拍触知不可（pulselessness）**：脈拍の触れ方がか細かったり、ほとんど触れない状態です。
- **呼吸不全（pulmonary insufficiency）**：呼吸が速くなったり、呼吸がつらそうな様子がみえます。呼吸数を数えましょう。

MEMO

ショックと冷汗

ショック状態になると、重要な臓器の血流を保つため、交感神経が緊張する。その結果、皮膚の血管が収縮するとともに汗腺が開き汗が出る。

MEMO

等張電解質液

血液と浸透圧がほぼ等しく（血液の浸透圧は約280mOsm/L）、電解質濃度がほぼ等しい溶液。これより浸透圧が高い溶液を高張液、低い溶液を低張液という。

MEMO

胃洗浄

胃にチューブを挿入し、水や生理食塩液などの洗浄液を注入して胃内を洗浄する。血液によって出血源が確認しづらい場合に行うことがある。

● 循環血液量減少性ショック（出血性ショックの重症度）

	出血量（mL）	脈拍（/分）	収縮期血圧（mmHg）	尿量	CVP 中心静脈圧（cmH$_2$O）	症状
無症状	750以下	100以下	正常	やや減少	正常（5〜10）	無症状あるいは不安感、皮膚冷感
軽症	750〜1500	100〜120	80〜90	減少	低下（5前後）	四肢の冷感、冷汗、口渇、蒼白
中等症	1500〜2500	120以上	60〜80	乏尿	高度低下（0〜5）	不穏、意識障害、呼吸促迫、虚脱
重症	2500以上	触知しない	60以下	無尿	0以下	昏睡、下顎呼吸

（孝田雅彦：臨牀看護、31（6）：932〜6、2005より一部改変）

検査の方法は

A 血液検査や内視鏡検査で出血部位を同定し、必要に応じて内視鏡的止血処置を行います。

●出血源を調べる検査を行う

　必要に応じて輸液や輸血などの処置を行う一方で、血液検査や緊急内視鏡検査などを行い、出血している部位の同定を行います。内視鏡検査前に胃洗浄を行うこともあります。血液検査では、背景にある疾患をみるために、貧血、肝機能、腎機能、血糖値などの値が重要です。これらの検査でも出血源が不明である場合は、血管造影が必要になることもあります。

　緊急内視鏡検査を行っている間は、心電図モニターやパルスオキシメータなどを用いて全身状態の把握を行います。吐物や血液の誤嚥にも十分に気をつけましょう。

●止血処置について知っておこう

　最近では、出血源が同定された場合は、必要に応じて内視鏡的止血処置を行うのが一般的です。胃潰瘍による出血では、潰瘍の侵食で露出した血管をクリップで留めたり、純エタノールを局注したり、熱で凝固させたり、薬剤を散布するなどの止血方法がとられます。食道・胃静脈瘤出血には、SBチューブの使用や内視鏡的止血術を行います。これらの処置は緊急を要しますので、医師と相談してあらかじめ予測をたて、必要な物品の用意がすぐにできるように準備する必要があります。

　また、門脈圧亢進症による静脈瘤出血には門脈圧を下げる作用のあるバゾプレシン、消化性潰瘍による出血には胃酸の分泌を抑えるプロトンポンプインヒビター製剤（PPI）やヒスタミンH_2受容体拮抗薬などが用いられます。止血に用いられる薬剤の知識も必要です。

> **MEMO**
> **下部消化管出血の検査**
> 緊急大腸内視鏡検査を行う前に腸内の洗浄を行う。ただし、高圧浣腸は患者の負担を大きくするので、グリセリン浣腸や微温湯による洗浄のみにとどめる。

> **MEMO**
> **便潜血検査**
> ヒトのヘモグロビンだけ結合する抗体を用いて、便の中の目に見えない血液を調べる方法。

> **MEMO**
> **静脈瘤に対する内視鏡的止血術**
> 静脈瘤出血部位をO-ring（ゴム輪）で結紮する方法と、硬化剤を注入する方法がある。

> **MEMO**
> **SBチューブ**
> Sengstaken-Blakemore tubeの略。ダブルバルーンであり、食道・胃内に挿入して静脈瘤出血を圧迫止血する。SBチューブ使用時は、側臥位にて誤嚥性肺炎に注意する。

ケアのポイントは

A 安静と絶食が必要です。睡眠がとれるように配慮しましょう。

●再出血予防のために安静を保持する

　吐血にしても下血にしても、出血は患者に大きな不安をもたらします。原因や治療方法、今後の見とおしなど、わかりやすい言葉で伝えることを心がけましょう。

　止血後は、再出血の予防と出血をもたらした疾患の治療が重要になります。再出血の可能性がある間は、安静が保てるように十分に

配慮する必要があります。

● 絶食の必要性を説明する

　ほとんどの場合、しばらくの間は絶食になります。胃潰瘍の場合は、食事をすると胃酸分泌が高まり、治癒に向かっている出血部位から出血を起こすこともありえますので、原因に応じて絶食の理由をきちんと説明します。その後、再び内視鏡検査を行い、結果がよければ流動食から食事を開始します。絶食が長引くような場合は、中心静脈栄養（IVH）による栄養管理を行います。

● 睡眠の援助を行う

　治療中は、何よりも心身の安寧が必要なので、睡眠がとれるように十分な配慮をする必要があります。消化管は自律神経に支配されているため、睡眠がとれないことによる不安やストレスで、症状を悪化させる可能性があるからです。できるだけ患者のストレスを取り除けるように、きめ細かな観察と配慮を行いましょう。

MEMO

排便の確認
下血がある場合、排便ごとに知らせてもらうように説明する。排便を確認することの重要性を、前もってきちんと説明しておくことが大事。

MEMO

口腔ケア
吐血後の口腔内汚染は不快感をともなうので、うがいの用意をして口腔内を清潔にする。

症状 15

黄疸

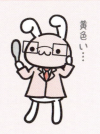

黄疸とは

原因は血中ビリルビンの増加です。ビリルビンには2つの種類があります。

　黄疸とは、血液中にビリルビンが増加し、皮膚が黄色く見える状態のことです。血液には高ビリルビン血症が現れます。

　健康時のビリルビン値は、0.2〜1.2mg/dLですが、2mg/dLを超えると眼球粘膜が黄色くなり、容易に判断できるようになります。これを**顕性黄疸**といいます。これに対して、肉眼的には不明瞭な場合を**不顕性黄疸**といいます（2mg/dL以下）。

　ビリルビンの80％は、赤血球のヘモグロビンの分解産物です。古くなった赤血球は主に脾臓で破壊され、ヘモグロビン中のヘムがビリルビンに変化します。これを**間接ビリルビン（非抱合型ビリルビン）**といいます。間接ビリルビンは脾臓から血液中に放出され、肝臓に取り込まれます。肝細胞の中でビリルビンはグルクロン酸と出会い、**直接ビリルビン（抱合型ビリルビン）**になります。これを**グルクロン酸抱合**といいます。

　直接ビリルビンは輸送用のタンパク質と結合し、胆汁の成分として毛細胆管に分泌されます。そして、肝内胆管に集められ総胆管に流れ込み、胆嚢に蓄えられて約50倍に濃縮されます。食事をすると、

● 赤血球の分解と黄疸

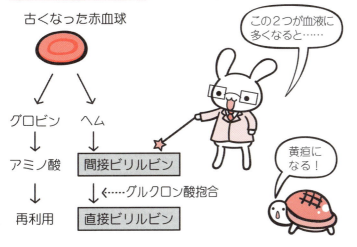

ビリルビン
胆汁色素。赤血球のヘモグロビンのヘムの代謝産物由来が80％で、残りはカタラーゼ、チクトクロームなどに由来する。赤褐色をしており、過剰になると皮膚や臓器が黄色く着色される。

胆汁
肝臓で生成される黄褐色の液体。1日に約600mL分泌され、胆汁酸と胆汁色素を含む。胆汁酸は界面活性剤として脂肪を乳化し、リパーゼと反応しやすくすることで脂質消化に関与する。

● ビリルビンの正常な流れ

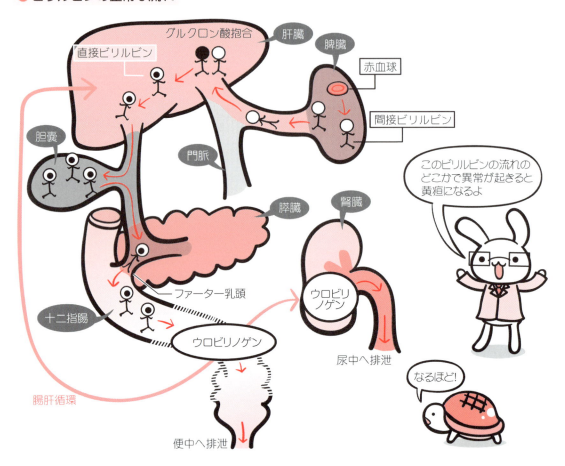

その刺激で胆嚢から胆汁が押し出され、膵液と合流してファーター乳頭部から十二指腸へと流れ込みます。

腸管の中では、ビリルビンは腸内細菌によって還元されて**ウロビリノゲン**となり、大部分が便に排泄されます。ウロビリノゲンの一部は腸管から再び吸収されて門脈から肝臓に至り、肝細胞で直接ビリルビンに戻ります。これを**腸肝循環**といいます。なお、ウロビリノゲンが酸化された物質を、**ウロビリン**とよびます。

 ## 黄疸が起きる原因は

A **間接ビリルビン、直接ビリルビンのどちらかが増加します。肝臓や運搬経路のトラブルが原因です。**

では、なぜ黄疸が起きるのでしょう。先ほど記したビリルビンの流れのプロセスのどこかで異常が起きることで黄疸が発生するので

● 高間接ビリルビン血症と高直接ビリルビン血症

高間接ビリルビン血症	ビリルビンの産生過剰	赤血球の寿命は約120日だが、溶血性貧血など何らかの原因で崩壊が亢進すると、間接ビリルビンが過剰に産生され、黄疸を呈する
	体質性黄疸	間接ビリルビンの肝細胞への取り込みやグルクロン酸抱合が障害され、黄疸が現れる。ジルベール症候群、クリグラー・ナジャー症候群など
	新生児（生理的）黄疸	新生児は循環赤血球量が多いため、破壊が亢進して生理的な黄疸を呈する。このときの総ビリルビン値の上限は17mg/dL。生理的なものなので、5～7日をピークとして消失
高直接ビリルビン血症	胆汁中への直接ビリルビンの排泄障害	直接ビリルビンが毛細血管へ排出される過程の障害により、直接ビリルビン血症を起こす。デュビン・ジョンソン症候群など
	肝細胞障害	急性肝炎、アルコール性肝炎、進行した肝硬変などでは、肝細胞でのグルクロン酸抱合も障害されるが、それよりも輸送・排出にかかわる障害のほうが強く出現するため、間接ビリルビンよりも直接ビリルビン優位の黄疸を呈する。肝細胞の障害の指標となるAST（GOT）、ALT（GPT）が上昇する
	胆汁うっ滞	胆汁が排出されにくくなることで起こる。薬物障害、ウイルス、原発性胆汁性肝硬変（PBC）、原発性硬化性胆管炎（PSC）などにより、肝臓内の毛細胆管に障害が生じるものを肝内胆汁うっ滞という。一方、総胆管結石や胆道癌、乳頭部癌などにより、肝臓の外の胆管が詰まることによって起きるものを肝外胆汁うっ滞といい、一般的には閉塞性黄疸とよばれている

すが、間接ビリルビンが多くなることによって起きる黄疸（**高間接ビリルビン血症**）と直接ビリルビンが多くなることによって起きる黄疸（**高直接ビリルビン血症**）の2つに分けて考えてみるとわかりやすくなります。

高間接ビリルビン血症は、肝細胞でグルクロン酸によって抱合される前の段階で異常が生じます。一方、高直接ビリルビン血症は、肝細胞でグルクロン酸抱合を受けたあとに異常が生じます。それぞれ、上の表のような種類があります。

MEMO

新生児の黄疸
生理的黄疸では、胎児のときの多すぎたヘモグロビンが分解されて黄疸となるが、先天性胆道閉鎖があると、黄疸が持続する。胆汁が腸管に排泄されていないことによって起きる。

● 黄疸の主な原因

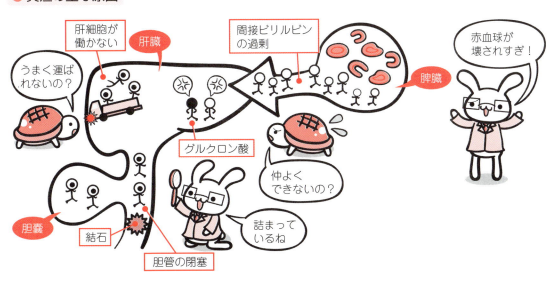

観察のポイントは

眼球結膜を観察して黄疸であることを確かめ、全身状態の観察も十分に行います。

● 問診のポイント

「いつ起きたか」
黄疸に気づいたのはいつごろか、急に発症したのか、徐々に発症したのかなどを聞きます。

「前駆症状はあったか」
黄疸が起きる前に風邪をひいた、あるいは消化器症状があったなどという場合は、急性ウイルス性肝炎による黄疸の可能性があります。

「尿や便の色に変化はあるか」
ビリルビンが尿中に多くなると、尿の色が濃くなり、紅茶、番茶、薄いコーラのような色になっていきます。また便の場合は、反対に色が薄くなって灰白色の便になることがあり、原因疾患の解明に役立ちます。

「家族の肝疾患の有無は？」
黄疸には体質的なものもありますので、両親や兄弟姉妹の既往歴を聞きます。体質的黄疸では約50％に家族内発症がみられます。

● 柑皮症と黄疸を鑑別する

黄疸と間違われやすいのが**柑皮症（高カロチン血症）**です。みかんなどの柑橘類を食べ過ぎると、カロチンという色素が皮膚に沈着し、手掌や足底などが黄色く見えるようになります。この場合は皮膚のみが黄色くなり、眼瞼結膜にはなんら変化が現れませんので、容易に区別することができます。明るい場所で確認しましょう。

● 全身状態の観察をする

栄養状態、意識状態、体重、貧血の有無など、全身状態の観察も必要です。全身倦怠感、食欲不振、悪心・嘔吐、発熱、瘙痒感、脂肪便など、随伴症状の有無も観察します。

MEMO

皮膚症状
くも状血管腫（顔面、頚部、胸部、手背などに出現。くもの足に似た暗赤色あるいは紅色の細い放射状の血管分枝）、手掌紅斑（最初、親指や小指の付け根に現れ、やがて手掌全体に拡がる赤い斑点）、腹部静脈怒張（腹部の静脈が拡張し、ミミズがのたうつように浮き上がる）などは、肝臓障害時に現れやすい皮膚症状。

MEMO

腹水の有無
肝硬変の末期で黄疸があったら、腹水をともなうことが多い。

検査の方法は

血液検査、尿検査、画像検査などを行い、肝臓疾患か胆道系疾患か原因を確認します。

● 黄疸の有無や分類を調べる検査

血液生化学検査で、総ビリルビン、直接ビリルビン、ALP、LAP、γ-GTP、AST（GOT）、ALT（GPT）などを調べます。間

接ビリルビンは総ビリルビンから直接ビリルビンを引いて求めます。黄疸の有無はもちろん、高間接ビリルビン血症か高直接ビリルビン血症か、肝臓疾患によるものか胆道系の疾患によるものなのかなどがわかります。

●黄疸の原因を調べる検査

血液生化学検査や尿検査の結果、年齢や性、既往歴、随伴症状などの情報を踏まえ、必要に応じて画像検査を行います。たとえば、膵頭部癌による黄疸が疑われる場合は、内視鏡的逆行性膵胆管造影（ERCP：endoscopic retrograde cholangiopancreatography）を行ったりします。

ケアのポイントは

原因疾患に応じて対応し、必要であれば安静を保持します。かゆみ軽減ケアも重要です。

●閉塞性黄疸では減黄処置が必要

肝臓疾患が原因の場合は、安静に臥床することで肝臓への血流量が増え、肝機能や黄疸の改善がある程度望めます。しかし、肝外胆汁うっ滞型の黄疸（閉塞性黄疸）の場合は、**経皮経肝的胆道ドレナージ**（PTCD：percutaneous transhepatic cholangidrainage）や**経鼻胆道ドレナージ**（ENBD：endoscopic nasobiliary drainage）などによる減黄処置を行わないと黄疸は改善しませんので、その場合はチューブをしっかり身体に固定し、抜去や感染の予防に努める必要があります。また、ドレナージされてくる胆汁量や色調などを観察し、記載することも重要です。

●かゆみに対するケアを行う

胆汁うっ滞型の黄疸の場合は、胆汁酸が皮膚に沈着するためにかゆみが生じます。かゆみは患者にとって大変につらいものです。患者の訴えに耳を傾け、かゆみの出る病態をきちんと説明することが大切です。

また、黄疸の程度や掻破行動の有無、情緒などを確認し、できるだけ軽減できるようにケアを行いましょう。皮膚の乾燥、吸湿性の悪い衣類、皮膚温の上昇など、かゆみが増強する因子を除き、夜間睡眠が十分にとれないような場合は医師と相談してかゆみ止めの内服薬を使用します。

総ビリルビンの基準値
総ビリルビン（TB）は1.3mg／dL以下、直接ビリルビン（DB）は0.3mg／dL以下（病院によって多少異なる）。

発熱と黄疸
胆石・胆嚢炎、総胆管結石・胆管炎などは黄疸に発熱が伴う。胆汁のうっ滞によって炎症が起きている場合は、緊急処置が必要。

●経鼻胆道ドレナージ

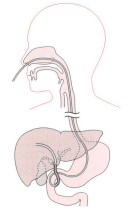

鼻から胆道内にドレナージチューブを挿入し、中に溜まった胆汁を排出する。内視的に行う。

爪切り
かゆみが強い場合は、ひっかき傷をつくらないように爪を短く切る。傷口から感染を起こすと、かゆみがさらに増強する。

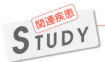

体質性黄疸

　体質性黄疸にはジルベール症候群、クリグラー・ナジャー症候群などがあります。黄疸を唯一の症状とする遺伝性の疾患です。

　ジルベール症候群は、体質的なビリルビンの運搬障害です。ビリルビンが肝臓に取り込まれてグルクロン酸抱合が行われるまでの間で障害が生じ、血中に間接ビリルビンが増加します。

　クリグラー・ナジャー症候群は、体質的にグルクロン酸抱合酵素が欠如していたり、活性が低下することによって生じる疾患です。間接ビリルビンがグルクロン酸によって抱合を受けることができず、血中に間接ビリルビンが増加します。グルクロン酸抱合酵素が欠如していると、新生児期に核黄疸（ビリルビンによって脳神経細胞が障害される疾患）を発症し、脳性麻痺や死亡の原因になります。

　高直接ビリルビン血症の一種であるデュビン・ジョンソン症候群も、体質性黄疸です。肝臓で間接ビリルビンがグルクロン酸によって抱合されるものの、胆汁中に排泄されないために血中の直接ビリルビンが増加します。この疾患では、色素の沈着で肝臓の表面が褐色あるいは黒色を呈し、肝細胞にも褐色色素の沈着が認められますが、肝機能は正常です。

　デュビン・ジョンソン症候群に似た疾患にローター症候群があります。同様に直接ビリルビンの胆汁中への排泄が障害されていますが、肝臓の着色は認められず、肝機能も正常です。

症状 16
肥満・やせ

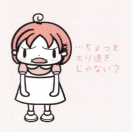

肥満・やせとは

A 摂取エネルギー量と消費エネルギー量がアンバランスになると肥満ややせが生じます。

肥満とは身体の脂肪組織量が過剰な状態、やせとはそれが著しく減少した状態のことです。肥満とやせの判定基準にはさまざまなものがあります。

国際的に広く用いられているのが**BMI**（Body Mass Index＝体格指数）です。これはBMI＝体重（kg）/身長（m)^{2}で、判定基準は国によって異なります。

日本では、**BMI＝25以上を肥満、BMI＝18.5未満をやせ**としています。欧米（BMI＝30以上を肥満）に比べて肥満の基準が低く設定されているのは、日本では軽度肥満でも高血圧や高トリグリセリド血症、低HDLコレステロール血症などの健康障害が起こりやすいとされているからです。

従来、BMI＝22が有病率が低く理想的とされていましたが、最近の報告では、死亡率が低いのはBMI＝23～25程度といわれています。

● 日本肥満学会による肥満の判定基準

	BMI
やせ	18.5未満
普通	18.5以上25未満
肥満1	25以上30未満
肥満2	30以上35未満
肥満3	35以上40未満
肥満4	40以上

● 体脂肪率による肥満度の判定基準

	男性全年齢	女性 6～14歳	女性 15歳以上
軽度肥満	20%以上	25%以上	30%以上
中等度肥満	25%以上	30%以上	35%以上
重度肥満	30%以上	35%以上	40%以上

MEMO

高トリグリセリド血症
基準値は、トリグリセリド（中性脂肪）が150mg/dL以上。高LDLコレステロール血症、低HDLコレステロール血症とともに、脂質異常症と診断される。

MEMO

低HDLコレステロール血症
基準値は40mg/dL未満。

肥満・やせは、摂取エネルギーと消費エネルギーのバランスが崩れることによって生じます。過食や運動不足で「摂取エネルギー＞消費エネルギー」になると肥満になり、食欲低下や消化能力の低下などで「摂取エネルギー＜消費エネルギー」になるとやせてきます。

肥満・やせの原因は

A 大半は体質や生活習慣が肥満・やせの原因ですが、内分泌や消化器疾患によって生じることもあります。

肥満・やせは、体質や食事習慣、社会的・環境的要因、運動など主に生活習慣によって生じる**原発性肥満・やせ**と、明らかな原因があって生じる**症候性肥満・やせ**に分類できます。症候性肥満・やせの原因疾患には、次のようなものがあります。

●症候性肥満

クッシング症候群、甲状腺機能低下症などの内分泌疾患、食欲を制御している視床下部疾患、ステロイド薬による副作用などによって、肥満が引き起こされます。インスリン注射も原因になることがあります。

●症候性やせ

摂食障害（うつ病や神経性食欲不振症など）、嚥下障害（仮性球麻痺、食道疾患、心因性など）、消化・吸収・利用障害（進行性癌、肝硬変、糖尿病など）があると、摂取エネルギーの不足によってやせてきます。また、甲状腺機能亢進症や褐色細胞腫などの内分泌疾患が起きると、消費エネルギーの亢進によりやせてきます。

肥満とやせの問題点は

A 内臓脂肪型肥満の人はメタボに、やせ願望が強い若い女性は神経性食欲不振症に注意します。

●肥満の問題点

肥満は**内臓脂肪型肥満**と**皮下脂肪型肥満**に分類されます。
皮下脂肪型肥満は皮下に脂肪が溜まったもので、内臓脂肪型肥満に比べて健康被害は小さいのですが、骨・関節疾患、睡眠時無呼吸症候群、月経異常などが起きやすくなります。
内臓脂肪型肥満は、腹腔内の大網、腸間膜、後腹膜などに脂肪が溜まったもので、高血糖、高血圧、脂質異常症を経て**メタボリック**

MEMO

甲状腺
気管の上端前面にある内分泌器官で、蝶に似た形をしている。甲状腺ホルモン（トリヨードサイロニン、サイロキシン）を分泌し、代謝や発育にかかわる。甲状腺機能亢進症の原因疾患は、バセドウ病、プランマー病、甲状腺刺激ホルモン産生腫瘍など。甲状腺機能低下症の原因疾患はクレチン病、粘液水腫など。

MEMO

仮性球麻痺
大脳や脳幹の病変により、喉や口の筋肉を支配する延髄からの神経が麻痺する。嚥下障害、構音障害などが起きる。

MEMO

睡眠時無呼吸症候群（SAS）
睡眠中、1時間に5回以上、あるいは7時間の睡眠中に30回以上の無呼吸がみられる。無呼吸とは、10秒以上の呼吸停止。

● 肥満の種類

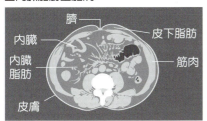
■内臓脂肪型肥満

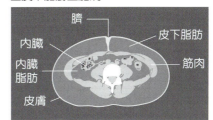
■皮下脂肪型肥満

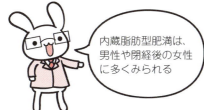
内蔵脂肪型肥満は、男性や閉経後の女性に多くみられる

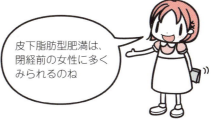
皮下脂肪型肥満は、閉経前の女性に多くみられるのね

シンドロームとなり、心筋梗塞、脳梗塞など重大な健康被害をもたらします。

● やせの問題点

原発性のやせは、医療的に介入する必要性は少ないのですが、高齢になると消化機能の低下によるやせが生じ、だるさを訴えることもあります。

また、若い女性に多い無茶なダイエットによる極端なやせには、神経性食欲不振症への移行を予防するために医学的な介入が必要となることもあります。やせ願望の人には、極端なやせは有病率や死亡リスクを高めることを啓蒙しましょう。

> **MEMO**
>
> **やせすぎの割合**
>
> やせすぎ（BMI＝18.5未満）の女性の割合は、食糧事情の悪いパキスタン、バングラディッシュなどが最も多く、30％前後となっている。日本では、女性の12.2％がやせすぎとされており、他の先進国と比べると異常に多い。

16 肥満・やせ

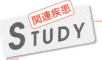

STUDY 関連疾患

拒食症と過食症

若い女性に多いやせの代表的疾患が神経性食欲不振症（いわゆる拒食症）です。「自分は太っている」という思い込みがあり、太ることへの恐怖から極端に食事を減らしたり、食べたものを嘔吐したり、下剤を用いたりすることがあります。また、ダイエットで得られた達成感により、体重を落とすことがやめられなくなるケースもあります。

その結果、身体が低栄養で生命を維持しようとして代謝を低下させ、女性の場合は月経が止まります。最悪の場合には死に至ることもあります。

これと対照的なのが神経性過食症で、発作的に自制不可能なむちゃ食いを繰り返します。神経性食欲不振症と神経性過食症は、交互に繰り返すことが多くみられます。

原因ははっきりしていませんが、ストレスを適切に処理する能力（コーピングスキル）が未熟なために起きるのではないかと考えられています。

また、成長発達の過程での問題、完璧主義、自信のなさなどもこうした疾患を誘発する要素と考えられます。

関連症状 lecture
メタボリックシンドローム

内臓脂肪の蓄積に加えて、血中脂質の異常、高血圧、高血糖などを複数持ち合わせている状態がメタボリックシンドロームです。

内臓脂肪は単に脂肪をストックするだけでなく、さまざまな生理活性物質（アディポサイトカイン）を分泌し、動脈硬化を促進することが最近になって判明しています。その結果、心筋梗塞や脳梗塞など動脈硬化を引き金とする重大な疾患が発症しやすくなります。

内臓脂肪の蓄積により、次のようなアディポサイトカインの産生異常が生じます。

①アディポネクチンの産生低下
内臓脂肪が蓄積されると、まず、血管壁の補修に当たる善玉のアディポネクチンの産生が減少します。その結果、血管壁の補修が進まずに動脈硬化が進行します。さらに、アディポネクチンの減少は次にあげる②〜④の物質の産生増加を促し、動脈硬化が加速度的に進行します。

②TNF-α、レジスチンの産生増加
インスリン感受性を低下させ、血糖値を上昇させます。

③PAI-1の産生増加
血栓の形成が促されます。

④レプチン、アンジオテンシノーゲンの産生増加
血圧を上昇させます。

●メタボリックシンドロームの病態生理

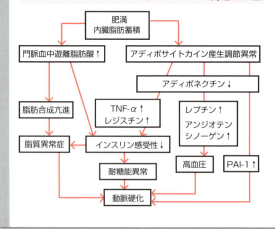

●メタボリックシンドロームの診断基準

内臓脂肪の蓄積	
腹囲（へその上）	男性≧85cm 女性≧90cm
（男女とも内臓脂肪面積が≧100cm²に相当）	

＋

上記に加え、以下のうち2項目以上	
① 高トリグリセリド血症	≧150mg/dL
かつ／または	
低HDLコレステロール血症	<40mg/dL
② 収縮期血圧	≧130mmHg
かつ／または	
拡張期血圧	≧85mmHg
③ 空腹時高血糖	≧110mg/dL

（日本内科学会雑誌、94（4）：191、2005より改変）

観察のポイントは

 肥満・やせの原因を確かめることが先決。食事習慣、体重変化、随伴症状などを聞き出します。

●問診のポイント

肥満でもやせでも、主に生活習慣による原発性のものなのか、疾患や薬の副作用による症候性のものなのかを鑑別します。判断材料になるのは、自己のボディイメージの認識を含めたていねいな問診です。

「食事習慣は？」
1日3回規則正しく食べているか、食事内容に偏りはないかなど

MEMO

消化・吸収異常
消化・吸収の障害によってやせが生じる疾患には、クローン病、潰瘍性大腸炎、潰瘍や癌による胃や腸の切除などがある。消化酵素の不足、吸収面積の不足などにより、やせが生じる。

に加えて、肥満の場合は夜食やお酒の習慣を、やせの場合は食欲の有無を尋ねましょう。

「体重の変化の時期は？」

太り始めた（やせ始めた）のはいつ頃か、急激にか徐々にかなど、体重の変化の経過を聞き取ります。急激に太った場合は、ステロイド薬などの肥満を促す薬の服用の有無を確かめましょう。急激にやせた場合は、がんなどの疾患を疑います。

「随伴症状はあるか」

肥満の場合は、動悸、のぼせ感、多汗、下肢の浮腫、便秘、股・膝関節痛、腰痛、頭痛、不眠などを訴えることがあります。やせの場合は、食欲低下、味覚の変化、下痢、便秘、腹痛、悪心・嘔吐、全身倦怠感、疲労感、無気力、皮膚の乾燥、口角炎・口内炎、身体活動の低下、月経異常などの訴えがみられます。

「精神的な原因はあるか」

ストレス、抑うつ、食べることへの嫌悪感など精神的な原因が影響していると疑われる場合は、治療チームに専門のカウンセラーの参加を求めることも考えましょう。

● 治療の基本は４つの療法

原発性の肥満ややせの治療は、「**食事療法**」「**運動療法**」「**行動療法**」「**薬物療法**」が基本となります。

ケアのポイントは

実現可能な小さな目標を設定し、食事療法、運動療法、行動療法などで側面から援助を行います。

● 食事療法のポイント

・肥満の場合

過食や運動不足、ストレス、基礎代謝量の低下などが肥満やメタボリックシンドロームを生み出したという「現実」を認識してもらうことからスタートします。そのうえで、内臓脂肪を減らすための食事指導を行いますが、実現可能な範囲で、できるだけ具体的に目標を定めていきます。

まず、体重の３～５％程度の減量をめざし、管理栄養士とともに低カロリーでなおかつバランスのよい食事内容の提案を行いましょう。血糖上昇係数（GI値）の低い食物や水溶性食物繊維、難消化性多糖類、不飽和脂肪酸などを積極的に取り入れ、高脂肪食や食塩を制限することもポイントです。

・やせの場合

高カロリー、高タンパク、高ビタミン食が基本です。摂取障害や

MEMO
膵臓障害とやせ

慢性膵炎のような疾患で膵臓機能が低下すると、脂肪やタンパク質の消化酵素の分泌が減少し、小腸で吸収できる段階まで分解できなくなる。その結果、下痢を生じやすくなり、また腹痛のために摂食障害となって、やせにつながる。

MEMO
検査方法

肥満ややせの原因を調べるための検査を行うとともに、肥満ややせによって生じる疾患や異常の程度を調べる検査も実施する。バイタルサイン、血液検査、尿検査などの一般的な検査を基本にして、内分泌検査、消化管機能検査、X線検査、心理検査、皮下脂肪厚の測定、BMIの判定などを必要に応じて行う。

16 肥満・やせ

消化吸収障害がある場合は、口当たりがよくて消化吸収がよい食品を選択し、規則正しく食事をするように指導を行います。食後に1時間程度安静にすることで、消化吸収の効率が高まります。食欲不振の場合は、食欲の回復をはかるために栄養価よりも食べたいものを食べることも必要です。

●肥満患者には運動療法が必要

食事療法と組み合わせて運動療法の指導を行います。筋肉をつけることによって基礎代謝量が増加し、消費エネルギー量が多くなります。ただし、すでに動脈硬化が進んでいるような場合は、心臓や肺に大きな負担がかからないようにすることが重要です。内臓脂肪を燃焼させるために効果的なのは、ウォーキング、水中ウォーキング、水泳などの有酸素運動です。

一方、やせの場合は消費エネルギーを少なくするために運動量を減らすこともあります。必要に応じて、日常生活の援助を行います。

●行動療法で生活習慣を修正

行動療法とは、問題となっている好ましくない行動を発見・分析し、好ましい行動へと変えていくことです。それまでの生活習慣を客観的に評価し、修正するためのお手伝いをしましょう。肥満につながりやすい生活習慣には、早食い、粗噛み、まとめ食い、間食、ストレス食いなどがあります。どこに問題点があるのか認識することが、その後の自主的な修正につながります。

精神的な原因でやせている場合は、専門カウンセラーとともに側面から支えていきましょう。

●肥満の薬物療法

肥満解消のための薬物療法はあくまでも補助的なものです。現在、BMI＝35以上の肥満に保険適応となっているのがマジンドール（サノレックス）で、視床下部の満腹中枢には促進的に、摂食中枢には抑制的に作用し、食欲を抑制します。口渇や便秘などの副作用に注意しましょう。

●達成感を大事にする

肥満ややせの治療は、長期的な展望に基づいて粘り強く続ける必要があります。これを可能にするには、達成感が得られるような実現可能な小さな目標の設定です。目標が達成できたときには大きな賞賛を贈り、ともに喜び合い、またときには気分転換をしましょう。

基礎代謝
目が覚めている状態で、生命を維持するために必要な最小限の熱量のこと。厳密には、夕食後12〜18時間が経過した翌朝、食事をとらずに静かに仰臥している状態で消費されるエネルギーを指す。

経口摂取困難時
経口摂取が困難な場合は、輸液あるいは経管栄養を行う。中心静脈栄養で血管内にカテーテルを長期間留置する場合は、カテーテルの刺入部の衛生に気をつけ、カテーテル熱に注意する。

MEMO

やせと褥瘡
皮下組織が持続的に圧迫されると血流が悪くなり、皮下組織が虚血状態になって褥瘡が発生する。やせている患者は皮下脂肪が少ないため、褥瘡ができやすい。とくに長期臥床の患者は、こまめに体位を変えたり、エアマットレスを用いて褥瘡予防に努める。

関連症状

●lecture●

食欲不振

■ 食欲不振とは

「食べたい」という生理的欲求が低下した状態、あるいは全くなくなった状態を食欲不振といいます。

■ 食欲不振の原因

食欲は視床下部にある摂食中枢と満腹中枢によって調節されています。これらの中枢に刺激を与える物質の1つが血糖値で、血糖値が下がると脂肪の分解物質である脂肪酸が血液中に増え、これによって摂食中枢が刺激されて食欲がわきます。食事をすることで血糖値が高くなると満腹中枢が刺激され、食べることをやめます。

食欲不振を起こす原因疾患は多種多様で、口内炎・逆流性食道炎・胃炎・大腸炎・消化器癌などの消化器疾患、肝炎・肝硬変・膵臓炎などの肝・胆・膵疾患をはじめ、呼吸器疾患、代謝・内分泌疾患、血液疾患、感染症、ストレスなど。

消化器疾患や肝・胆・膵疾患では迷走神経が刺激され、その刺激が視床下部に伝わって食欲不振が起こります。呼吸器疾患では低酸素状態による刺激が、感染症や代謝・内分泌異常では食欲抑制物質の分泌が、ストレスや過労では大脳皮質が認知した情報が、それぞれ視床下部に伝わり、食欲不振が引き起こされます。

■ 観察のポイント

何よりも摂取量の確認を行います。食欲不振の原因を知るために重要なのが随伴症状の確認です。発熱、息苦しさ、悪心、下痢、便秘などの有無を観察します。また、浮腫、黄疸、腹水などの身体所見も原因究明に役立ちます。

■ ケアのポイント

原因疾患の治療を行いますが、口からの摂取が困難な場合は、一時的な場合は経静脈的補液、長期にわたる場合は胃瘻造設による経腸栄養の検討を行います。

16

肥満・やせ

症状 17

排尿障害

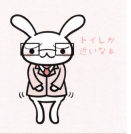

排尿障害とは

 何らかの原因で、尿を溜めたり、尿意を感じたり、排泄することが困難になった状態のことです。

　腎臓でつくられた尿を膀胱にいったん貯留し、一定の量が溜まったところで尿意を感じ、一定の放出力で排出するというのが正常な排尿です。ところが、この一連のプロセスのどこかに異常が生じると、排尿に困難が生じてきます。何らかの原因で正常な排尿が行えなくなった状態を、排尿障害といいます。

● 正常な蓄尿と排尿

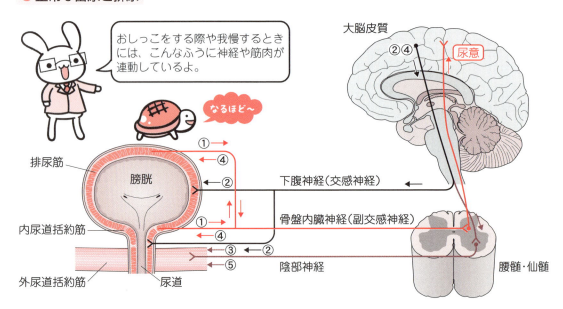

1. 膀胱内に尿が溜まると膀胱壁が伸展され、その刺激が腰髄・仙髄に伝わる（①）。

2. 排尿する意思がない場合
大脳皮質が排尿中枢を抑制し、下腹神経（交感神経）を介して排尿筋を弛緩させ、内尿道括約筋を収縮させる（②）。これを蓄尿反射という。同時に、陰部神経の作用で外尿道括約筋が収縮する（③）。
　　※排尿筋＝弛緩、内尿道括約筋＝収縮、外尿道括約筋＝収縮

3. 排尿する意思がある場合
大脳皮質で行っていた抑制が解除され、排尿中枢が興奮する。この刺激が骨盤内臓神経（副交感神経）を介して、排尿筋を収縮させ、内尿道括約筋を弛緩させる（④）。同時に外尿道括約筋を弛緩させ（⑤）、排尿に至る。
　　※排尿筋＝収縮、内尿道括約筋＝弛緩、外尿道括約筋＝弛緩

まず、正常な尿の生成と排尿の仕組みの説明から始めましょう。両側の腎臓には毎分1Lもの血液が流れ込み、末梢から回収してきた老廃物の濾過が行われます。このときにつくられるのが、尿のもととなる原尿で、その量は1日に約160Lにも達します。この原尿から水分や有用物質などが再吸収され、実際に尿として排泄されるのは原尿のわずか1％です。

漏斗状の腎盂に溜められた尿は、左右一対の尿管を通って膀胱に送られます。膀胱は尿が溜まるにつれて膀胱壁の筋肉（排尿筋）を緩めるため、内圧はほとんど上昇しません。また、膀胱の出口にある内・外尿道括約筋がしっかりと締まりますので、尿が溜まっても漏れることはありません。尿を溜めるためのこうした反応を、**蓄尿反射**といいます。

やがて、膀胱に200～300mL程度の尿が溜まると、一般的に尿意を感じます。これは膀胱の内圧が上昇することによって脊髄から脳幹の排尿中枢に刺激が伝わり、さら大脳皮質を通って脊髄膀胱中枢に伝えられるためです。この段階で、私たちはトイレに行き、内外の尿道括約筋を緩めて排尿筋を収縮させ、尿道を経て尿を勢いよく排出します。これを**排尿反射**といいます。

尿道括約筋は、内尿道括約筋が不随意筋、外尿道括約筋が随意筋です。そのため、尿意を感じても外尿道括約筋を意思の力で収縮させることで、排尿を抑制することができます。一般に、膀胱に溜められる最大尿量は、成人で500mLぐらいです。

排尿障害の種類は

排尿回数や尿線の異常、排尿痛、残尿感、尿失禁などの症状が現れます。

排尿に伴う障害には、次のようなものがあります。

❶ 排尿回数の異常

排尿回数が多いことを**頻尿**といいます。昼間に多くなる場合、夜間に多くなる場合、双方とも多くなる場合などがあります。夜間に多くなるものを夜間頻尿といいます。頻尿を示す疾患には、過活動膀胱、神経因性膀胱、前立腺肥大症、膀胱の外部からの圧迫、膀胱腫瘍などがあります。

細菌性の膀胱炎でも頻尿が起きますが、これは細菌による粘膜の炎症によって膀胱壁が過敏になり、尿を溜めることができなくなることが原因です。排尿をしても残尿感があり、1回排尿量は少量になります。夜間にも頻尿になります。

一方、尿量が増加することによって頻尿になることもあります。通常、1日の尿量は1000～1500mL程度ですが、糖尿病、尿崩症な

MEMO

尿が移動する速度

尿管は直径4～7mmの細い管で、蠕動運動によって尿を膀胱に運ぶ。蠕動の頻度は1分間に3～4回で、速度は秒速2～3cm。尿の生成が多くなると、蠕動運動も活発になる。

MEMO

尿道の男女差

男性の尿道は約18cmの長さで、前立腺を貫き、陰茎内を通って亀頭の先端に外尿道口が開いている。全体にS字状になっているので、導尿の際には注意が必要。一方、女性の尿道は3～4cm長さで、腟の前庭（前方）に外尿道口が開いている。

MEMO

過活動膀胱

「尿意切迫感を有する状態を意味し、通常、頻尿・夜間頻尿を伴い、切迫性尿失禁の有無は問わない」と定義されている。膀胱に少量の尿が溜まっただけで強い尿意が生じ、その結果、頻尿が現れる。排尿筋が不随意に収縮して尿が漏れるケースもある。

MEMO

膀胱炎

大腸菌などの細菌が膀胱内で繁殖し、粘膜に炎症が起きる。頻尿、排尿終末時の痛み、尿混濁が3主徴。

どでは1日に3000mLを超える尿が排泄されることがあります。こうした大量の尿が一定期間続くことを、**多尿**といいます。

頻尿とは反対に、1日の排尿回数が異常に少なくなることもあります。尿量の減少によって起きることが多く、これを**希尿**といいます。

❷ 尿線の異常

尿が勢いよく排出できない状態のことです。尿線が細くなったり、尿を遠くへ放出できなくなったり、排尿が2段階に分かれるなどの症状が現れます。男性では前立腺肥大が主な原因です。

❸ 排尿痛

排尿に伴って痛みを感じます。排尿開始時に起きる痛み（排尿初期痛）、排尿中にずっと持続する痛み（全排尿痛）、排尿の終了間際に起きる痛み（排尿終末時痛）、排尿後にしばらく残る痛み（排尿後痛）などがあります。

❹ 排尿困難

排尿が円滑に行えない状態のことです。排尿をしようとしても、実際に尿が出るまでに時間がかかったり、排尿を開始したものの終了までに時間がかかったりします。

❺ 残尿感

排尿をしたにもかかわらず、尿が残っている感じがします。膀胱炎のように炎症刺激によって残尿感が生じることもありますが、排尿筋の収縮不全や尿道の狭窄によって膀胱内に排尿しきれなかった尿が残るケースもあります。

❻ 尿失禁

尿が意思に反して漏出することを失禁といい、「客観的に証明できる不随意な尿漏れで、社会的・衛生的にも問題となるもの」と定義されています。①膀胱や尿道、脊髄や中枢神経系における排尿機構そのものに異常があって起きるケース、②骨盤底筋など排尿機構を支持する組織の機能低下によって起きるケース、③ADL障害や認知症などによって排尿動作が適切に行えないことによって起きるケースなどがあります。

❼ 尿閉

膀胱に尿が溜まっているにもかかわらず、排尿が行えません。怒責しても全く排尿ができない状態を**完全尿閉**といい、怒責をすると多少は尿ができる状態を**不完全尿閉**といいます。

MEMO

排尿痛の原因

炎症、腫瘍、結石、通過障害、異物、外傷などによって痛みが生じる。主な原因疾患は、膀胱炎、前立腺炎、尿道炎、膀胱腫瘍、前立腺癌、膀胱結石、尿道結石、尿道狭窄など。

MEMO

糖尿病による排尿障害

糖尿病によって自律神経障害が進むと、膀胱に尿が溜まっても尿意を感じない、排尿後に残尿感がある、尿が勢いよく出ない、尿が出ない、失禁をする、などの症状が現れてくる。膀胱内の残尿によって尿路感染症を起こすこともある。神経因性膀胱の1つ。

● 尿失禁の分類

分類	特徴
溢流性尿失禁	器質的あるいは機能的な尿閉によって膀胱内圧が高まり、内圧が尿道の閉鎖圧を上回ることで尿が少しずつ漏れる。大量の残尿を伴う。前立腺肥大症、神経因性膀胱、直腸や子宮の手術後などに起きやすい
反射性尿失禁	尿が膀胱に貯留されると、尿道が不随意に弛緩して尿が漏れる。脊髄損傷や脊髄腫瘍などにより、知覚神経が損傷されることによって起きる。不規則に尿漏れがある
腹圧性尿失禁	咳やくしゃみなどによって一過性に腹圧が上昇し、少量の尿が漏れる。腹圧によって膀胱内圧が高まっても、正常であれば尿道に閉鎖圧がかかって尿の漏れが生じないが、膀胱括約筋や膀胱頸部に何らかの異常があると不随意に尿が漏れる。加齢、肥満、出産などによって骨盤底筋群が脆弱化することによって生じる
切迫性尿失禁	急に強い尿意を感じ、我慢できずに漏れてしまう。大脳による排尿反射抑制が働かずに膀胱への軽度の刺激で排尿反射が起きるケースや、排尿反射抑制を上回る尿意を感じるケースなどがある。冷たいものに触れたり、水の音を聞くことによって誘発されることもある。多発性硬化症、脳梗塞、脳出血、パーキンソン病、膀胱炎、前立腺肥大症などで起きることが多い
機能性尿失禁	手足の運動機能障害によって排尿のためにトイレにたどり着くことができなかったり、大脳機能障害による認知力の低下で排尿に関する判断ができないことなどによって尿漏れを起こす。高齢者に特徴的な尿失禁で、認知症、運動障害などによって起きる

排尿障害の病態は

膀胱に尿が溜められない蓄尿障害と、尿を出せない尿排泄障害があります。

排尿障害は、膀胱に尿を溜めることができない**蓄尿障害**と、膀胱から尿を排泄することができない**尿排泄障害**に分けられます。

● 蓄尿障害

膀胱に尿が溜められなくなるため、頻尿、尿意切迫感、失禁（切迫性尿失禁または腹圧性尿失禁）などが生じます。膀胱蓄尿機能低下と括約筋機能低下などがあります。

- **膀胱蓄尿機能低下**：脳血管障害や脊髄損傷などによって中枢神経が障害されると、排尿筋が不随意に収縮を起こして尿を溜めることができなくなります（過活動膀胱）。また、前立腺肥大症では、持続的な排尿障害によって膀胱の排尿筋が肥大化し、不随意収縮を起こします。このほか、膀胱内に大きな腫瘍ができたり、大きくなった子宮筋腫によって膀胱が外から圧迫されることによっても蓄尿障害が生じます。
- **括約筋機能低下**：尿道括約筋が十分に機能しないために、尿を溜めることに障害が現れます。女性の腹圧性尿失禁、男性の前立腺手術や直腸癌手術による尿道括約筋障害などがあります。
- **その他**：膀胱や尿道の障害がないにもかかわらず、蓄尿障害が起きることがあります。心因性頻尿などがあります。

MEMO

神経因性膀胱
膀胱から大脳に至る神経の障害によって起こる排尿障害。

MEMO

脊髄損傷と排尿障害
脊髄の上方に損傷を受けると、排尿を抑制する下腹神経の支配を受けることができなくなり、排尿反射が起きやすくなる。逆に仙髄に損傷を受けると、仙髄から出ている骨盤神経の支配による排尿反射が起こらなくなり、排尿困難が生じる。

●尿排泄障害

　正常な排尿では、一定の放出力と太さで尿が弧を描いて勢いよく排泄されますが、尿線の縮小、放出力の減退、排尿遅延、排尿痛などの障害が生じます。下部尿路通過障害と膀胱の収縮障害があります。

- **下部尿路通過障害**：前立腺肥大症、尿道狭窄、尿道結石、膀胱腫瘍など下部尿路に生じた障害によって排尿困難が起こります。正常な排尿反射が起きるにもかかわらず、膀胱の出口や尿道の通過障害によって正常な排尿が行えません。
- **膀胱の収縮障害**：排尿筋の活動が低下して膀胱を収縮させることが困難になり（低活動膀胱）、排尿に障害が生じます。膀胱を支配する神経が障害されることによって生じ、糖尿病、直腸癌や子宮癌の手術後、腰部椎間板ヘルニアなどが原因となります。知覚神経も障害されますので、大量に尿が膀胱に溜まる場合もあります。

> **MEMO**
> **尿道狭窄**
> 尿道炎や尿道外傷の後遺症として狭窄が起きることが多い。また、膀胱留置カテーテルの合併症で、狭窄が起きることもある。

> **MEMO**
> **低活動膀胱**
> 知覚神経の障害により、膀胱に1000～1200mLもの多量の尿が溜まっても尿意を感じにくい。膀胱壁が過伸展を起こすことで、排尿筋の収縮障害も進行する。間欠的に自己導尿を行うことが必要。

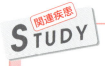

前立腺肥大症

　前立腺は、膀胱のすぐ下にある臓器で、前立腺液をつくり、射精時に精嚢からの精液とともに放出します。前立腺が肥大すると、中を貫くように通っている尿道が圧迫され、尿の通過障害が生じます。有病率は大変に高く、85歳までに90％の男性に肥大が生じ、そのうちの4分の1の人に症状が現れると考えられています。尿道に近いほうの組織が瘤のように大きくなりますが、肥大そのものは一種の良性腫瘍で、前立腺癌とは異なります。

　主な症状は、閉塞症状と刺激症状です。閉塞症状は肥大した腺腫による圧迫と前立腺を包む平滑筋の収縮で起こり、刺激症状は排尿筋の不随意排尿によって起こります。その結果、尿線が細くなる、勢いがなくなる、出にくくなる、残尿感が残る、失禁が起きるなどの症状が出現します。病期は次の3つに分けられます。

①第1期（刺激期）

　軽度の排尿困難、夜間頻尿、排尿時の不快感などが現れます。尿の勢いがない、すぐに出ない、少ししか出ない、時間がかかる、夜間にトイレに何度も行く、などと感じます。

②第2期（残尿発生期）

　排尿困難が次第に悪化し、50～150mL程度の残尿があります。残尿による刺激のため、失禁をすることもあります。

③第3期（完全尿閉期）

　残尿がさらに増加し、昼夜を問わずトイレに行く回数が増えます。排尿にかかる時間がさらに長くなり、尿が全く出なくなることもあります。だらだらと尿があふれるタイプの失禁（溢出性尿失禁）が出現します。

　排尿障害の程度を調べるために役立つのが、「国際前立腺症状スコア」や「QOLスコア」（p.119）です。「国際前立腺症状スコア」で合計点数が8点以上であれば「前立腺肥大の症状がある」、20点以上であれば「重い症状がある」と評価されます。「QOLスコア」の場合は、2点以上が「排尿に不満がある」、5点以上が「大きな不満がある」というように評価します。

　治療には、アドレナリン性のα₁-受容体拮抗薬、抗男性ホルモン薬、5αリダクターゼ・インヒビターに属する薬剤が用いられますが、これらは根治的な薬剤ではありません。手術による治療は、経尿道的前立腺切除術（TUR）が行われます。尿道をとおして切除鏡を挿入し、高周波電流によって切除あるいは凝固を行います。

● 国際前立腺症状スコア

どれくらいの割合で次のような症状がありましたか	まったくない	5回に1回の割合より少ない	2回に1回の割合より少ない	2回に1回の割合くらい	2回に1回の割合より多い	ほとんどいつも
1. この1か月の間に、尿をしたあとにまだ尿が残っているような感じがありましたか	0	1	2	3	4	5
2. この1か月の間に、尿をしてから2時間以内にもう一度しなくてはならないことがありましたか	0	1	2	3	4	5
3. この1か月の間に、尿をしている間に尿が何度もとぎれることがありましたか	0	1	2	3	4	5
4. この1か月の間に、尿を我慢するのが難しいことがありましたか	0	1	2	3	4	5
5. この1か月の間に、尿の勢いが弱いことがありましたか	0	1	2	3	4	5
6. この1か月の間に、尿をし始めるためにお腹に力を入れることがありましたか	0	1	2	3	4	5
	0回	1回	2回	3回	4回	5回以上
7. この1か月の間に、夜寝てから朝起きるまでに、ふつう何回尿をするために起きましたか	0	1	2	3	4	5

1〜7の点数合計 □点　8点以上で症状あり、20点以上で重い症状

● QOLスコア

	大変満足	満足	だいたい満足	満足・不満のどちらでもない	不満気味	不満	大変不満
現在の排尿の状態が、今後、一生続くとしたらどう感じますか	0	1	2	3	4	5	6

17 排尿障害

観察のポイントは

A 患者が訴える障害を、患者の言葉で詳細に語ってもらいます。既往症の聞き取りも重要です。

● 問診のポイント

　排尿障害といっても、尿を溜めることができない障害、円滑に排尿することができない障害など、さまざまです。できるだけ具体的に障害の詳細を聴取します。
「尿が出にくいのか、漏れてしまうのか」
　頻尿なのか、尿の勢いがなくなっているのか、排尿に時間がかかるのか、痛みがあるのか、残尿感があるのか、失禁が起きるのか、

MEMO
排尿を左右する因子
年齢、性、水分摂取量、利尿効果を有する食品の摂取、発汗、薬剤、ストレス、環境、排尿施設などにより、排尿が左右されることもある。

尿が出ないのかなど、患者が感じている異常の概略を聞きます。

尿の出にくさを訴える場合は、どのように尿が出にくいのか、患者自身の言葉で表現してもらいます。たとえば、「排尿までに時間がかかる」「尿線が細くてちょろちょろしか出ない」「尿が残っているような感じがする」など。こうした表現の記載は、原因を探すときに役立ちます。

「既往歴、現在治療中の疾患は？」

排尿障害を引き起こす疾患は、泌尿器疾患だけではありません。脳血管障害、糖尿病、子宮筋腫、子宮癌、直腸手術、分娩などによって排尿障害が引き起こされることもあります。外科手術の既往、癌手術後の放射線照射の有無なども聞きます。

「どのようなときに排尿障害が起きるか」

尿失禁を訴える場合には、失禁を誘発する状況の聞き取りが大変に重要です。咳やくしゃみで起きるのか、尿意を感じないのか、排尿を我慢できないのか、排泄行動がとれないのか、失禁を起こす基礎疾患があるのかなどの質問によって、尿失禁のタイプ分類ができます。

「随伴する症状はあるか」

尿の色が濃くなる、あるいは薄くなる、尿が混濁している、血尿が出たなど、尿の性状の変化を聞きます。また、疼痛、下腹部の膨満感、発熱、冷汗などの身体症状だけでなく、不安、いらいら、不眠、集中力の低下などの精神症状が現れることもあります。

検査の方法は

A 前立腺肥大症には直腸内指診が不可欠。
排尿状態を評価する検査もあります。

尿検査、血液検査などの基本的な検査に加えて、考慮する疾患に応じて腫瘍マーカーのPSA（prostate specific antigen）測定、尿細胞診、尿道膀胱撮影、膀胱鏡検査などを行います。前立腺肥大症が疑われる場合は直腸内指診を行い、前立腺や精嚢腺の状態を確かめます。なお、排尿状態を評価する基本的な検査には、次のようなものがあります。

● **残尿検査**

膀胱内の残尿を調べる検査です。排尿後、超音波検査によって残尿の有無を調べたり、導尿によって尿量の測定を行います。正常では残尿0mLですが、50mL以上の残尿が認められる場合は、尿排出障害が存在します。

MEMO

尿の混濁

混濁尿には、血尿、膿尿、塩類尿などの種類がある。膿尿は、白血球が存在する尿のことで、尿路に炎症がある場合にみられる。塩基尿は、脱水時や尿路結石ができやすい人にみられるもので、塩分摂取量の過剰や水分摂取量の減少で生じる。血尿はp.122参照。

MEMO

PSA（前立腺特異抗原）

前立腺の上皮でつくられる糖タンパク。前立腺にがんができると産生量が増える。基準値は血中で4ng/mL以下。4.1～10.0ng/mLで軽度にがんを疑う数値、10.1ng/mL以上でがんを強く疑う数値とされている。

MEMO

直腸内指診

肛門に指を挿入し、肛門下部・前立腺の病変を探るための触診のこと。前立腺の大きさ、硬さ、表面の凹凸もわかり、前立腺肥大のおおよその程度の判断がつく。

●尿流量測定

排尿に要する時間、尿流のパターンなどを調べる検査です。測定装置に向かって排尿してもらいます。尿の勢いのピーク（最大尿流率）が15mL/秒以下の場合は、何らかの障害が存在します。

●膀胱内圧測定

膀胱の知覚異常の有無、最大膀胱容量、排尿筋の収縮力などを調べる検査です。膀胱に水を注入しながら、膀胱内圧の変化を記録します。正常では最大膀胱容量に達する直前まで膀胱内圧は低いままに保たれ、排尿命令によって一気に上昇します。内圧上昇のパターンに変化が認められる場合は、前記の障害が疑われます。

ケアのポイントは

A 苦痛や不安の訴えを聞きながら、患者にとって必要な援助方法を見極めましょう。

●排泄の援助を行う

病態によって援助のポイントが異なりますので、患者一人ひとりの障害の程度を理解したうえで援助を行います。排尿障害には羞恥心を伴いますので、援助を行うときにもきめ細やかな配慮を心がけましょう。患者の不安や苦痛の訴えに耳を傾け、ゆとりをもった援助を行っていきます。また、陰部が不潔になりやすく、尿路感染を起こす可能性もあるので、常に清潔を保持します。

ベッド上で排尿を行う際には、スクリーンやカーテンで周囲をおおい、消臭・消音にも気を配ります。腹圧をかけやすいように体位の工夫をすることも大切です。膀胱の収縮が弱い場合は、恥骨の上部を下方に向けて手で強く圧迫すると、残尿を少なくすることができます。

排泄行動がスムーズに行えないことで失禁しがちな場合は、トイレの近くに病室を移したり、ベッドサイドにポータブルトイレを置くなど、環境調整を行うのも1つの方法です。排尿しやすい寝衣の選択も重要です。

●間欠的自己導尿の指導を行う

直腸癌や子宮癌の手術後に現れやすい低活動膀胱には、間欠的自己導尿が必要です。患者自身の手で一定時間ごとに膀胱にカテーテルを挿入し、膀胱に溜まった尿を体外に排出します。清潔操作で導尿が行えるように指導しましょう。間欠的自己導尿を行うことで、膀胱壁の血流障害や腎機能の低下を防止することにもつながります。

MEMO

間欠的自己導尿
尿道口を消毒し、先端に潤滑剤をつけたカテーテルを膀胱に挿入し、カテーテルのキャップをあけて尿を導き出す。カテーテルにはディスポーザブルタイプ、再利用型、バルーンカテーテルなどの種類がある。

17 排尿障害

●排尿に影響を及ぼす薬剤

排尿筋の不随意収縮を抑制する作用をもつ**抗コリン薬**は、過活動膀胱の治療によく用いられます。しかし、前立腺肥大症の患者が抗コリン薬を服用すると、排尿障害がさらに悪化する危険性があります。抗コリン作用のある物質は胃腸薬や風邪薬にも含まれていることがありますので、安易にこれらの市販薬を服用しないように指導します。

関連症状

●lecture●

血 尿

血尿とは、尿に赤血球が混入した状態のことです。尿1000mL中に1〜2mLの血液が混じると、肉眼ですぐに血尿とわかります（肉眼的血尿）。一方、尿沈渣を顕微鏡で検査しなければわからない場合もあり、400倍視野で3〜5個以上の赤血球が認められると、顕微鏡的血尿と判定されます。

反対に、尿が赤く見えても血尿ではないこともあります。ヘモグロビン尿（血管内での赤血球の溶血で起きる赤い尿）、ミオグロビン尿（激しい運動など筋肉の損傷によって起きる褐色に近い尿）などは、潜血反応は陽性を示すことがありますが赤血球は含まれていません。

血尿は、全身性出血性素因（血友病、白血病、再生不良性貧血など）、高血圧症、膠原病など、全身性の疾患でも起こることがありますが、大半は腎臓、尿管、膀胱、尿道など腎・尿路系の疾患で生じます。

腎臓の疾患	腎炎、腎臓癌、嚢胞腎、腎結核、腎外傷、腎臓結石など
尿管の疾患	尿管炎、尿管結石、尿管癌など
膀胱の疾患	膀胱炎、膀胱癌、膀胱結石、異物など
尿道の疾患	前立腺肥大症、前立腺炎、前立腺癌、尿道炎、尿道癌、尿道結石、外傷など

症状 18
浮腫

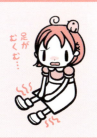

Q 浮腫とは

皮下に余分な水が溜まることです。厳密にいえば、組織間に間質液が溜まった状態です。

　浮腫とは、何らかの原因で体内の代謝に異常が起こって水分の局在バランスが崩れ、身体の組織間に水分が貯留した状態のことです。

　私たちの身体の中には、体重の60％に相当する水分が含まれています。そのうち、細胞の中にある水分が40％で、**細胞内液**といいます。残りの20％は細胞の外にあり、**細胞外液**といいます。浮腫に関係するのが細胞外液で、血漿やリンパ液が5％、**間質液**が15％という内訳です。

　間質液というのは、毛細血管から組織の中に染み出た水分のことです。毛細血管の壁にはごく小さな穴が開いており、ここから水分や電解質などを出し入れできるようになっています。間質液は細胞に酸素や栄養素を与え、二酸化炭素や老廃物を受け取ると、再び毛細血管に戻っていきます。毛細血管に戻りきれない余分な間質液があれば、毛細リンパ管に取り込まれ、静脈に合流します。こうして、間質液は常に「15％」というルールを守っているのです。

　間質液があるのは、組織間（細胞と細胞の間）です。皮膚を例にとると、実際に間質液が存在しているのは、表皮の下にある**真皮**と

MEMO

間質液と組織間
間質液は組織間にあるため、組織間液とも呼ばれる。また、組織間は間質、組織間隙ともよばれる。

MEMO

リンパ管
リンパ液が流れている管をリンパ管といい、集合して胸管となって左の鎖骨上で静脈に注ぐ。リンパのもとは、間質液である。

● 体内の水分バランスと皮膚の構造

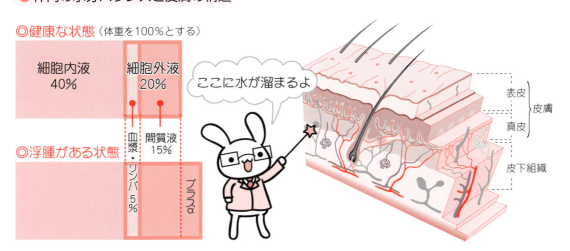

いう部分です。真皮にはコラーゲンやエラスチンという線維が網目状に走っており、皮膚の弾力をつくり出しています。これらの線維の間は可溶性のコラーゲンやヒアルロン酸などで満たされており、毛細血管から染み出した間質液を包み込むようにして真皮内の水分を一定に保っています。さらに、皮下組織にも水分が溜まります。

ところが、何らかの原因で水分移動のバランスが崩れると、真皮や皮下組織に多くの間質液が保持されるようになり、浮腫が生じます。また、肺水腫のように内臓にも浮腫は起ります。

水分の移動・浸透圧とは

> **水分は濃度の薄いほうから濃いほうに移動します。動脈と静脈では水分移動の方向が反対です。**

水分移動を理解するためには、**浸透圧**について学ぶ必要があります。浸透圧とは、「濃度の異なる2つの液体が、小さな分子だけを通す半透膜を隔てて隣り合っているとき、2つの液体の濃度が同じになるように、濃度の薄いほうから濃いほうに向けて水分を移動させる力」のことです。

ここで、濃度の異なる2つの液体を血液と間質液、そして半透膜を毛細血管の血管壁に置き換えてみましょう。この2つの液体を比べると、最も濃度が異なる物質は**アルブミン**というタンパク質（膠質）です。血液内には動脈にも静脈にも同じ量のアルブミンが含まれていますが、間質液にはほとんど含まれていません。ということは、アルブミンの濃度を一定にするために、間質液から血液に向けて水分が移動することになります。これを**膠質浸透圧**といいます。

MEMO

半透膜
ある一定以上の大きさの粒子を通さない膜をいい、これに対して全部の粒子を通す膜を全透膜という。

MEMO

アルブミン
血漿タンパクの約6割を占め、水に溶け、小さな分子量のタンパク質。血漿中の濃度は3.9〜4.9g/dLで、間質液中の濃度は約1.5g/dL。血漿中のアルブミン濃度が下がると、浮腫がみられやすくなる。

● アルブミンの機能

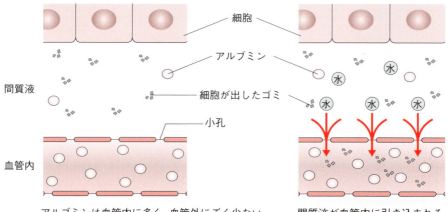

アルブミンは血管内に多く、血管外にごく少ない　　間質液が血管内に引き込まれる

● 血管内圧と膠質浸透圧の関係

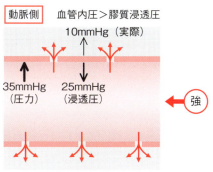
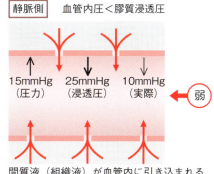

　私たちの身体の中では、水分移動のバランスをとるために、2つの相反する要素が常に綱引きをしています。1つは組織間の水分を血管内に引き寄せようとする「膠質浸透圧」で、動脈側でも静脈側でも値が一定です。そしてもう1つが、血管内の水分を組織間に移動させようとする「血管内圧」で、動脈側では高く、静脈側では低くなります。

　毛細血管の動脈側では、血管内圧が膠質浸透圧よりも大きくなりますので、血管から組織間へ水分が移動します。一方、静脈側では膠質浸透圧が血管内圧より大きいので、水分は組織間から血管に移動します。

浮腫が起きる原因は

> **A** 水分を組織間に出す力が引く力より大きくなったり、移動する場所が詰まることで生じます。

　血管内圧と膠質浸透圧に何らかの異常が起きてバランスが崩れると、浮腫が生じます。次の5つのケースが考えられます。

❶膠質浸透圧が低いと……

　膠質浸透圧を維持しているアルブミンが少なくなると、動脈側では血管から多くの水分が組織間に出ていき、静脈側では組織間から血管へ水分を移動させる力が弱くなります。ネフローゼ症候群、肝硬変、低栄養などで起こります。

❷静脈側の内圧が高いと……

　水分を組織間に押し出す力が強くなり、水分を引き寄せる膠質浸透圧との差が少なくなります。その結果、水分を血管に引き戻す力が小さくなります。うっ血性心不全で起こります。

MEMO

低栄養と浮腫
飢餓のために低栄養状態になると、浮腫や腹水が生じる。ともに、血液アルブミン値低下による膠質浸透圧の低下によって起こる。膠質とはコロイドのことで、タンパク質の溶液がコロイド溶液に似ているため膠質浸透圧とよばれる。

18 浮腫

125

❸ リンパ管が閉塞すると……

　リンパ管が閉塞すると余分な間質液がリンパ管へ流入できなくなります。乳癌や子宮癌の根治手術でリンパ節を摘出すると、腕や下肢に浮腫が起きることがあります（リンパ性浮腫）。

❹ ナトリウムが貯留すると……

　体内のナトリウムが多くなると、血管内の水分が増えて静脈の内圧が上昇し、浮腫が生じます。糸球体腎炎など腎機能の低下で起こります。

❺ 毛細血管の透過性が亢進すると……

　毛細血管壁が物質を通しやすくなると、正常であればほとんど通過しないアルブミンが血管外に漏出し、膠質浸透圧が低下して浮腫を生じます。局所の炎症、火傷、重症感染症などで起こります。

> **MEMO**
>
> **リンパ管障害**
> 乳癌手術で脇の下のリンパ節を摘出すると、摘出した側の腕と手に浮腫が起きることがある。また、子宮癌で鼠径リンパ節を摘出すると、摘出した側の下肢に浮腫が起きることがある。

● 浮腫の原因

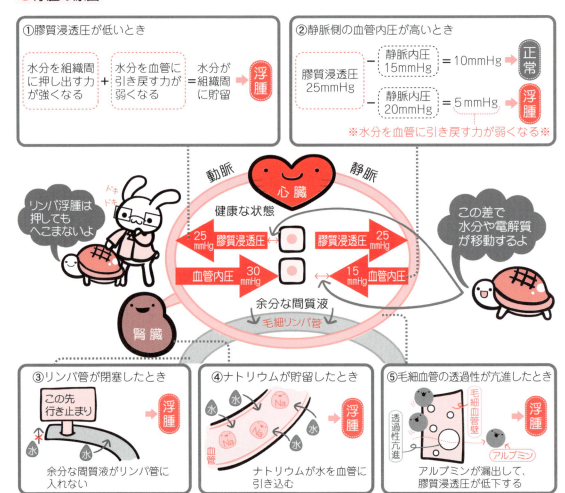

全身性浮腫・局所性浮腫とは

全身性浮腫が起きる原因は、障害された臓器により、心臓性、腎性、肝性などに分類できます。

浮腫は、全身に生じる全身性浮腫と、局所的に生じる局所性浮腫（限局性浮腫）に分類できます。

●全身性浮腫

- **心臓性浮腫**：心臓のポンプ機能が低下して心拍出量が減少すると、静脈で血液がうっ滞して静脈の内圧が高まります。その結果、組織間から静脈へ水分を移動させる力が弱まって水分が貯留し、浮腫が生じます。立位では下肢に、臥位では腰部や背部に強く現れ、夕方にひどくなります。労作時や夜間の呼吸困難、起座呼吸、うっ血性心不全の症状、静脈の怒張などもみられます。
- **腎性浮腫**：腎臓の糸球体が障害されて尿にタンパクが漏れ出すと低タンパク血症になり、膠質浸透圧が低下して浮腫を起こします。急性糸球体腎炎では眼瞼など顔面に強い浮腫が、ネフローゼ症候群では全身に浮腫が生じます。全身倦怠感、食欲不振、タンパク尿などの随伴症状がみられます。
- **肝性浮腫**：肝臓でのタンパク合成が低下して低タンパク血症を起こすと、膠質浸透圧が低下して浮腫が生じます。腹水を伴うことが多く、全身倦怠感、やせ、黄疸、門脈圧亢進症状などが現れます。

●局所性浮腫

- **静脈性浮腫**：血栓性静脈炎、腫瘍の圧迫などにより、局所的に静脈の狭窄や閉塞が生じ、浮腫となります。浮腫の周囲の静脈の怒張、チアノーゼなどがみられ、色素沈着、潰瘍の形成、皮膚炎などが生じることもあります。緊満感が強く、多くは痛みを伴います。
- **リンパ性浮腫**：乳癌の腋窩リンパ節郭清後に、同側の上肢に起こります。

> **MEMO**
>
> **そのほかの全身性浮腫**
> 内分泌性浮腫（甲状腺ホルモンの減少により、間質の保水性が高まることによる浮腫）、栄養障害性浮腫（吸収不良症候群、タンパク漏出性胃腸症などによる低タンパク血症による浮腫）などがある。

> **MEMO**
>
> **門脈圧亢進症状**
> 多くが肝硬変が原因で、肝臓での抵抗の増大によって門脈圧が高くなると、脾臓の腫脹や食道・胃静脈瘤がみられ、高度になると静脈瘤出血をきたすことが多い。

観察のポイントは

浮腫の特徴を詳細に尋ね、下腿前面や眼瞼など浮腫の程度を観察します。

●問診のポイント

「指輪が抜けなくなった」「靴下の跡がつく」など、浮腫に特有の自覚症状があるかどうか聞きます。

18 浮腫

「いつから浮腫が起きた？」

浮腫に気づいたのはいつか、状態に変化はないか、徐々にひどくなっているかなどについて聞きます。

「浮腫が出たのはどこの部位か」

浮腫が現れやすいのは、下肢、顔面、眼瞼などです。朝方に強く出るか、夕方に強く出るかなど、日内変動も聞きます。

「体重に変化はあるか」

体内に貯留された水分によって、体重が増加します。浮腫に気づく前後の体重の変化について聞きます。短期間で2～3kg増加し、その後に浮腫が出現するというケースは多いものです。また、尿量に変化があるかどうかも重要な問診ポイントです。

「基礎疾患や手術歴は？」

心疾患、腎疾患、肝疾患、内分泌疾患、栄養状態の悪化など、浮腫と関連のある疾患があるかどうか、聞き取りをします。子宮癌、乳癌などの既往の有無、現在服用している薬剤なども聞きます。

> **MEMO**
>
> **朝の浮腫**
> 顔面、眼瞼などの浮腫は、朝に最も強く現れる。午後になると軽減するのは、立位や座位の姿勢をとることによって貯留された水分が吸収されるため。

● **触診で浮腫の有無や程度を調べる**

浮腫の観察では触診が重要です。浮腫が起きているかどうかわかりやすい場所が、下腿前面や眼瞼など皮下組織が少ない部分です。下腿で浮腫を見る場合は、足関節から10cmくらい上の脛骨の内側面を親指の腹で押します。圧痕が深いほど、戻るのに時間がかかるほど、浮腫の程度は高度になります。

ケアのポイントは

清潔を維持して感染を防止します。褥瘡ができやすいので体位交換も重要です。

● **安静を保つ**

心疾患、腎疾患などによって浮腫を起こしている場合は、とくに安静が必要です。心臓や腎臓の負担を軽くすることによって、浮腫の軽減につながります。

● **感染や褥瘡を予防する**

ケアのポイントは原疾患によって多少異なりますが、共通しているのは皮膚・粘膜の保護を重点的に行うことです。浮腫のある部分の皮膚は機械的な刺激に対して傷つきやすくなっており、感染も起こしやすいという特徴があります。清拭やシャワー浴、入浴など、患者の状態によって清潔保持の工夫をしましょう。また、長時間の圧迫によって局所的に循環が悪くなり、褥瘡ができやすくなります。頻回に体位交換を行うことが大切です。

●水分やナトリウムの制限が必要なことも

　浮腫の原因によっては食事や水分の制限が必要になり、原則的にナトリウム制限を行うことが多くなります。原因が低タンパク血症の場合には、高タンパク・高カロリー食となりますが、腎機能が低下している場合はタンパクの摂取制限が必要になるなど、個々の症例によって食事療法は異なります。

　尿量が減少している場合は水分制限が必要になりますので、1日の水分の出納管理を行います。摂取水分量は医師の指示によって決められますが、1日に1000～1500mL程度に制限することが多いようです。この摂取量には調理に用いる水分も含まれますので、家族に対してわかりやすく説明することも大切です。

●利尿薬の知識を得ておく

　浮腫の治療には利尿薬が用いられることが多いのですが、ループ利尿薬では水分とともにカリウムも排泄されてしまうため、低カリウム血症に注意する必要があります。

　利尿薬には、脱水、電解質異常、口渇、めまい、腎障害、動悸、貧血などの副作用が出ることもあります。また、頻回の尿意や残尿感などによって睡眠障害が起きることもありますので、患者に説明するとともに、「眠れますか」という問いかけも行いましょう。

MEMO

血液透析療法
利尿薬によっても一定以上の尿量が得られない場合、あるいは高度に腎機能が低下している場合は、人工腎臓によって血液中の水分や老廃物を取り除く治療を行う。

MEMO

電解質異常
利尿薬によって血液電解質異常が起こりやすく、とくにフロセミドなどのループ利尿薬は低カリウム血症を起こしやすいので要注意。

18

浮腫

症状 19

脱水

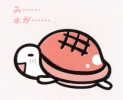

脱水とは

A 体内にある総水分量が減少し、水分と電解質が不足した状態のことです。

脱水とは、体内に存在する総水分量が減った状態のことです。成人の水分量は約60％で、約2/3が細胞内に、約1/3が細胞外に存在しています。水分の中には電解質が溶け込んでおり、細胞外陽イオンで多いのはナトリウムイオン（Na^+）、細胞内陽イオンで多いのはカリウムイオン（K^+）です。総水分量が減ると、水分と電解質がともに減少するため、ホメオスタシス（体内の恒常性）が保てなくなります。

まず、体内の総水分量が一定に保たれる仕組みから簡単に説明しましょう。何らかの原因で総水分量が少なくなると、血液の濃度が高くなり、通常では約280mOsm/Lの血漿浸透圧が次第に上昇してきます。すると、視床下部にある浸透圧受容体がこれを検知し、視床下部から下垂体に伸びるニューロンにより下垂体後葉が刺激されます。そして抗利尿ホルモン（ADH）が分泌され、腎臓に働きかけて水の再吸収を促し、その結果、尿量が減少します。これにより、体から失われる水分が最小限にとどめられます。

その一方で、視床下部にある口渇中枢が刺激され、「水を飲もう」という行動が促され、身体に水分が取り込まれます。排泄と水分摂取の両面から、総水分量がバランスよく調整されているのです。

反対に総水分量が多い場合は血液浸透圧が下がり、抗利尿ホルモン（ADH）の分泌が低下して尿量が多くなり、水を飲むという行為がみられなくなります。

脱水の分類は

A 失われたのは主に水分か、主に電解質かによって、3つのタイプに分けられます。

脱水は、その起こり方によって、①主に水分が失われる**高張性脱水**、②主にナトリウムが失われる**低張性脱水**、③水分とナトリウムがともに失われる**等張性脱水**の3つに分類することができます。脱水の多くは等張性脱水ですが、高張性あるいは低張性どちらのタイ

MEMO
細胞外液と細胞内液
細胞外液は細胞の外にある水分のことで、血漿、リンパ、間質液など。間質液は毛細血管から組織の中に染み出した水分のことで、組織間液ともいう。細胞内液は細胞の中に存在する水分。

MEMO
年齢と体内水分量
成人の体内総水分量は約60％だが、高齢になると約50％と少なくなる。一方、幼児は約65％で、新生児は約80％。

MEMO
高齢者と脱水
高齢者は、①視床下部にある口渇中枢の感受性の低下、②相対的に体細胞よりも脂肪細胞のほうが多くなることによる体内水分量の減少、③水分摂取量の減少、④腎濃縮力の低下による尿量の増加、⑤基礎代謝の低下による代謝水の減少、などの理由で脱水をきたしやすい。

MEMO
小児と脱水
小児は、①腎臓などの生理機能が未熟、②口渇などの表現力の不足に加え、③感染性腸炎などの下痢、④感染症による発熱、などを起こしやすく、容易に脱水に陥る。

130

●脱水の3つのタイプ

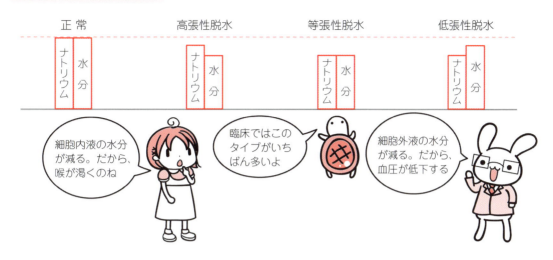

●1日の水分電解質維持量

1日の電解質の維持量：Na⁺：80〜120mEq　K⁺：50〜80mEq	
1日の水分の維持量＝不感蒸泄＋尿＋汗－代謝水＝1500〜3000mL	
・不感蒸泄：600〜900mL	皮膚や肺から蒸散する水分（皮膚75％、肺25％）。体温1℃上昇で約15〜20％増加する。
・汗：0〜1500mL以上	室温が28℃以上のとき、または体温が38℃以上のときで、約500mL。発汗が持続するときは1000〜1500mL以上。
・尿：800〜1500mL（0.5〜1.0mL/kg/時）	体内老廃物の処理のために最低500mLの尿が必要。
・代謝水：－約300mL	体内のエネルギーをつくる代謝の最終過程で生成される。

（福島亮治：各種疾患、病態における静脈・経腸栄養の実際「嘔吐、下痢、脱水症」．日本臨床、68巻増刊号3、p.478〜483、2010より一部改変）

プに近いものなのか判断することが重要です。

❶高張性脱水（水欠乏性脱水）

　主に水分が失われることによって起こります。過剰な発汗、多尿、水分摂取の極端な低下などによって総水分量が減ると、細胞外液中の水分が減少してナトリウム濃度が高くなり、血漿浸透圧が高くなることから高張性脱水とよばれます。

　血清ナトリウム濃度が145mEq/L以上、血清クロール濃度が110mEq/L以上、血漿浸透圧が300mOsm/L以上と、血液の濃縮が著しくなることがこのタイプの特徴です。

　高張性脱水が起きると、細胞内液中の水分が細胞外液中に移動し、細胞内液の水分減少が著しくなります。脱水が高度になると、意識障害を起こし、死に至ることもあります。熱中症、発熱、咽頭や食道疾患などによる飲水困難、天災や遭難などによる水分摂取不足などが原因となって生じることが多く、激しい口渇感や尿量の減少などの症状が現れ、発汗できないために発熱が生じます。

MEMO
高張性脱水と血圧
高張性脱水が起きると細胞内液から細胞外液に向けて水分の移動が起こり、細胞外液量は比較的保たれる。そのため、末期になるまで循環動態は保たれやすい。

MEMO
低張性脱水と抗利尿ホルモン
抗利尿ホルモンは、血漿浸透圧が低下すると分泌が抑制される。そのため、尿量は減少することなく脱水が進行する。

❷ 低張性脱水（ナトリウム欠乏性脱水）

　水分よりも電解質の著しい欠乏によって起こります。血清ナトリウムイオン濃度が135mEq/L以下、血清クロル濃度が110 mEq/L以下、血漿浸透圧が280mOsm/L以下と、いずれも低値を示します。低張性脱水が起こると、細胞外液中の水分が細胞内液中に移動し、細胞内の水分が増加するとともに循環血液量が減少します。

　原因は、嘔吐、下痢、腸閉塞時に水分の点滴のみを行ったり、熱中症や熱傷の不適切な管理など、電解質（主にナトリウムイオン）の喪失や摂取障害などです。また、電解質が減少している際に、水分のみを補充することによっても起こります。このタイプの脱水が進行すると、全身倦怠感、眠気、血圧低下、頻脈、体温低下などの症状が現れ、脳浮腫を伴うと重篤になります。

❸ 等張性脱水（混合性脱水）

　水分と電解質がともに失われることによって起こります。血漿浸透圧と血清ナトリウムイオン濃度には異常がなく、ヘモグロビン値の上昇が認められます。原因は下痢、腹水の貯留、手術など。臨床で最も多くみられるタイプの脱水です。

重要な原因疾患とは

> 激しい下痢の患者、糖尿病患者、高齢者、腸閉塞患者などには注意が必要です。

　脱水を起こす原因疾患は下痢や嘔吐、発熱、水分摂取が足りないなど多岐に渡りますが、とくに気をつけたい疾患には次のようなものがあります。

❶ 下痢

　激しい下痢が続くと、水溶性下痢便の中にカリウム（K^+）と重炭酸イオン（HCO_3^-）が大量に失われ、低カリウム性アシドーシスとなります。高度なアシドーシスになると、呼吸障害、血圧の低下、不整脈、意識障害などの重大な症状が現れてきます。

❷ 熱中症

　熱中症は、高温環境下で体温調節ができなくなった状態の総称です。高温多湿の環境で運動や労働を行うと、熱の放散を十分に行うことができず、熱中症が発症します。高齢者は口渇中枢が機能しなくなるため、室内でも熱中症を起こす危険性があります。熱中症になると、脱水、体温の上昇、皮膚の紅潮などがみられます。また、頭痛や手足の知覚異常などを訴えることもあり、重症になると意識障害や痙攣などの症状も現れます。

MEMO

気温と不感蒸泄の関係

不感蒸泄が活発になると純粋の水が失われ、高張性脱水を起こしやすくなる。気温や体温の上昇で、不感蒸泄の量は増加する。また、脳障害などによって過換気があると正常呼吸時よりも不感蒸泄の量が増加する。

MEMO

アシドーシス

体液のpHが酸性に傾いた状態（pH7.35以下）をアシドーシスといい、腎臓や消化器の障害によって起こるものを代謝性アシドーシス、呼吸不全が原因で起きるものを呼吸性アシドーシスという。

●脱水の重症度と輸液量

重症度	水欠乏量（％体重）	症状・所見	輸液量
軽症	1～2L（0～4％）	尿量減少（500～1000mL/日） 口渇、尿濃縮	維持量＋1L
中等症	2～4L（4～8％）	乏尿（<500mL/日） 強い口渇、口腔粘膜乾燥、脱力感	維持量＋2～3L
重症	>4L（8～12％）	乏尿～無尿 意識障害、血圧低下	維持量＋3～4L

（高久史麿、他編：新臨床内科学．第8版、医学書院、2002）

❸糖尿病性ケトアシドーシス

　高度な高血糖状態になると、尿に大量のブドウ糖が放出されることになり、その際に水も一緒に排泄されてしまいます（浸透圧利尿）。その結果、脱水が生じます。また、ブドウ糖をエネルギー源として効率よく使うことができないため、脂肪を燃焼してエネルギーとして用いざるをえなくなり、その代謝産物であるケトン体が蓄積されて血液が酸性に傾きます。重篤な状態であるため、緊急入院をして厳重な管理のもとで治療を行います。

❹高浸透圧非ケトン性脱水

　高齢の糖尿病患者が発熱や下痢などを伴う消耗性疾患に罹患したときに起こる脱水です。糖尿病性ケトアシドーシスのような血中ケトン体の上昇は生じませんが、高血糖と高浸透圧のために重篤な状態になります。高カロリーの輸液を行っている患者にも生じることがありますので、血糖値測定は重要です。

❺腸閉塞

　健康な状態では、消化液が空腸、回腸、結腸、直腸と流れる間に水分と電解質が吸収されますが、腸が閉塞すると消化液が閉塞部から下に流れなくなります。閉塞部より口側に消化管液が貯留し、さらには嘔吐を伴うこともありますので、混合性脱水となります。胃に近い小腸が閉塞すると、嘔吐によって胃液を大量に失うので、胃液に含まれる水素イオン（H^+）やクロールイオン（Cl^-）が失われ、低クロール性アルカローシスになります。一方、結腸など下位小腸が閉塞した場合は、嘔吐は少ないのですが、水分・電気質が吸収されないことによる脱水を生じます。

MEMO

ケトン体
脂質やタンパク質が分解される過程で生じる分解産物。尿アセトン体ともいい、酸性を示す。血液中にケトン体が増加してケトアシドーシスになると、脳の機能も低下して昏睡状態に陥ることがある。これをケトン性糖尿病性昏睡という。

19 脱水

観察のポイントは

> **A** 随伴症状や尿量、皮膚の状態などを的確に把握し、脱水かどうかみきわめます。

●脱水なのかどうか判断する

臨床では、脱水を生じるリスクが高い患者がたくさんいます。脱水を起こしているかどうか、早急にみきわめることが重要です。判断のポイントは次のとおりです。

①脱水に伴う症状が存在するか？

脱水に伴う症状のなかで最も多いのは口渇ですが、小児や言語障害がある人は訴えられないので、他の症状で判断する必要があります。

脱水を起こすと、全身倦怠感、頭痛、悪心・嘔吐などを訴えることが多いのですが、これらは脱水に特有の症状というわけではありませんので、総合的な判断が必要になります。重症になると、血圧低下、頻脈など循環血液量減少性ショックと同じ症状が現れます。また、高度な脱水では意識障害を起こすこともあり、他の疾患との鑑別が困難になります。

②尿量の減少はあるか？

尿量の減少の有無は、脱水かどうかの判断に欠かせません。「昨日から、おしっこは出ていますか？」というように、具体的に聞くようにしましょう。なお、糖尿病が原因で生じた脱水では、尿量の減少が起きないこともありますので注意が必要です。

③ツルゴール徴候はあるか？

皮膚のやわらかい部分を指でつまんで離したとき、すぐにもとに戻らずに一時的にしわのように残ったら、ツルゴール（皮膚の張り）の低下と判断できます。脱水症や栄養障害のときに現れます。

●全身状態を把握し、危険な脱水かどうか判断する

対象患者の病態の把握を行います。主に水分が欠乏している高張性脱水か、水分以上に電解質の喪失が著しい低張性脱水か、混合性脱水か区分しましょう。軽症の高張性脱水であれば、飲水をするだけで十分です。電解質が著しく不足している場合は、スポーツドリンクや経口補水液を飲ませ、電解質の補給も行います。

緊急を要する脱水なのか、水を飲めば大丈夫な程度の脱水なのかという判断基準の1つが、尿量です。少なくとも1日に500mL程度の排尿がないと、老廃物を排出することができません。どれぐらいの尿が出ているのか、確かめましょう。500mL程度の尿量があれば軽症と考えられます。ほとんど尿が出ていない場合は重症です。腸閉塞による脱水では、腹部の張りや痛みはあっても排ガスはみられません。

MEMO

循環血液量減少性ショック
高度な脱水や出血などで循環血液量が減少することによって起きるショック。循環血液量が減少すると心拍出量が低下し、血圧が下がる。その結果、代償のために心拍数が増加し、静脈血の減少に伴って中心静脈圧（CVP）の低下が起こる。

MEMO

ツルゴール（turgor）
皮膚の張り、弾力性のこと。大腿伸側、前腕、手甲、前胸部などのやわらかい皮膚などで調べる。

MEMO

経口補水薬
脱水が軽度の場合は、涼しい環境に移し、電解質を含んだ水分を補給する。スポーツドリンクは糖分と電解質がともに含まれているので、脱水時には効果的。他に、ソリタT2顆粒、OS-1、アクアサーナ、アクアライトORSなどの経口脱水症治療薬も市販されている。

MEMO

運動後の飲水
運動中に水分の補給をすることは大事だが、運動後に大量の水を飲むことは禁物。運動後は汗をかかないので水分過多になり、脳浮腫や低ナトリウム血症を伴う血漿浸透圧低下が起こって危険。これを水中毒という。

検査の方法は

血液検査と尿検査で脱水のタイプと程度を確認し、心機能の評価も行います。

脱水が疑われる場合は、血液検査、尿検査、心エコーなどの検査を行います。

●血液検査

脱水を起こすと血液が濃縮されるため、血液総タンパク、ヘモグロビン値（Hb値）が著しく増加します。Na^+、Cl^-、血漿浸透圧測定などを行えば、脱水のタイプが判別できます。

●尿検査

脱水を生じると、尿比重が高まります。タンパク、糖、ケトン体なども調べます。

●心エコー

中等度以上の脱水が認められる場合は、輸液を行うことになるので、心臓の状態を評価することが重要です。心機能の低下が認められる場合は、ゆっくりとした補液を行わねばなりません。また、下大静脈の直径を描出したとき、直径が5mm以下に細くなっているようなら脱水と考えられます（通常では7～15mm程度）。反対に20mm以上であれば水分過剰です。心エコーよりも侵襲度は大きくなりますが、中心静脈圧（CVP）も脱水の状態をよく反映します。

ケアのポイントは

基本的には輸液開始液（1号液）で輸液を行いますが、患者の状態により輸液内容は変わります。

●緊急に行う処置

中等度以上の脱水は、医療機関での緊急処置が必要です。脱水の程度を判断し、静脈路を確保して開始液（1号液）で輸液を行います。5％ブドウ糖と生理食塩液を等量混合したものを用いることもあります。これらの輸液は血漿の電解質とほぼ同様です。ただし、脱水の原因が糖尿病であるとわかっている場合は、ブドウ糖は用いず、生理食塩液とインスリンを使用します。

なお、胃に近い小腸が閉塞したことによる脱水の場合は、低クロール性アルカローシスを補正するために生理食塩液を補充します。また、下痢でカリウムが大量に失われた場合は、カリウム入りの乳

MEMO

開始液と維持液
脱水時には血漿と同じ電解質構成の開始液（1号液）を輸液し、失われた血漿を補う。尿が出るようになったら、尿と同じ電解質構成の維持液（3号液）を用いる。

酸加リンゲルを輸液します。

輸液と同時に、膀胱留置カテーテルを留置し、尿量のモニタリングを行います。尿量が30〜60mL/時に達するまで様子をみます。

以上の処置を行っても意識が容易に清明にならない重症脱水の場合は、循環器科の医師と相談し、CVPラインを設置したり、スワン-ガンツカテーテルを挿入することもあります。

● 慢性的な脱水に対する処置

咽頭癌や食道癌で水を飲めない患者や、認知症などによって飲水行動をとれない高齢者などでは、慢性的な脱水が発生していることがあります。このような場合に大量の輸液を急激に行うと、脳浮腫を併発することがありますので注意が必要です。

とりあえず、維持量に水欠乏量の3割をプラスした量（維持量＋欠乏量×0.3）の輸液を補い、様子をみます。尿の排出が確認できたら、徐々に輸液量を増やすというように段階的に行っていきます。

● 日常生活の援助

高齢者は口渇の訴えが少ないので、「水を飲んでくださいね」「水を飲みましょう」など、水分摂取を促す声かけを行いましょう。また、皮膚の状態の観察も重要です。脱水状態では皮膚に乾燥が目立ちます。乾燥した皮膚は些細な刺激にも反応しますので、清拭時には強くこすらないように注意しましょう。水分摂取と栄養摂取とは関連していますので、食事の摂取量や内容などのチェックも必要です。

症状 20 発 熱

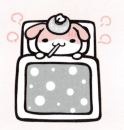

発熱とは

体温調節中枢の体温設定の変化により、体温が異常に上昇した状態を発熱といいます。

健康であれば、熱波や寒波に襲われても、体温はほとんど変わりません。それは、私たち人間が恒温動物だからです。しかし、身体の表面の温度は、寒いときに手足が冷たくなることからわかるように、環境に応じて微妙に変化していきます。

それでは、何をもってして恒温動物というのでしょう。それは、身体の内部に、環境の影響を受けずに常に一定の温度に保たれる部分（核心部）があるからです。厳密にいえば、この核心部の温度（核心温）が体温ということになります。しかし、核心温は簡単には測定できません。そこで、核心温に比較的近い腋窩、口腔、直腸などで測定したものを、現実的には体温とよんでいます。

体温のコントロールセンターは、間脳の視床下部にある**体温調節中枢**です。体温調節中枢では、外部環境や体内環境に関する情報を収集し、体温が一定の基準値（セットポイント）になるように調節しています。セットポイントよりも体温が高い場合は熱を放散し、低い場合は熱を産生することで、バランスを保っているのです。

さまざまな原因により、体温調節中枢の体温設定温度が高く設定され、体温が異常に上昇した状態が発熱です。

発熱が起きる原因は

化学的な刺激や機械的な刺激が体温調節中枢に加わり、体温が高く設定されます。

何らかの原因で体温調節中枢が刺激され、一時的にセットポイントがずれて高温にセットされてしまうと、発熱が生じます。エアコンに例えると、設定温度を高くした状態と同じです。

発熱を起こす刺激のほとんどは、細菌やウイルスなどの病原性微生物の侵入です。これらの発熱物質が体内に侵入すると、マクロファージや好中球などの免疫細胞に取り込まれることになるのですが、このとき、免疫細胞からさまざまな種類の**炎症性サイトカイン**が放出されます。サイトカインは、ホルモンと似た働きをする情報

日内変動
体温は、早朝の睡眠時が最も低く、夕方が最も高い。

温度受容器
生体周囲の温度は、皮膚と粘膜にある温受容器と冷受容器で感知される。生体内部の温度変化は、視床下部、延髄、脊髄のほか腹部内臓や骨に散在する温度受容器で感知される。これらの受容器が刺激されると、体温調節反応が起きる。

性周期による変動
増殖期と排卵前は低温期、排卵後の分泌期は高温期になる。これは排卵後にプロゲステロンが視床下部へ作用するためで、約0.6℃上昇する。

● 発熱の仕組み

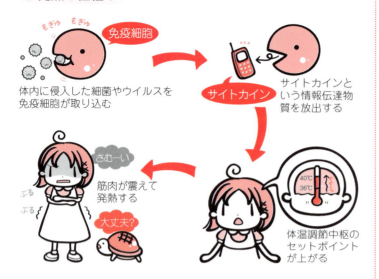

伝達物質で、血流に乗って体温調節中枢に到達し、ここで**プロスタグランジンE₂**という物質をつくり出します。

プロスタグランジンE₂は、体温のセットポイントを高くリセットする働きをもっていますので、プロスタグランジンE₂が増えれば増えるほど、体温は高くセットされます。その結果、設定された体温になるまで、体温調節中枢は「熱を上昇させろ」という指令を身体中に出し続けることになります。

なお、こうした化学的な刺激のほか、脳腫瘍や脳血管障害、頭部外傷などの機械的な刺激が体温調節中枢に加わり、発熱することもあります。

発熱のメカニズムとは

 体内で盛んに熱を作り出すことで発熱が起こります。悪寒、戦慄などが発熱の原動力です。

体温調節中枢のセットポイントが高く設定されると、寒気がしたり（**悪寒**）、震えが起きてきます（**戦慄**）。これは、リセットされた温度にまで急いで体温を上昇させるための緊急避難的な反応です。

このときの反応を詳しくみてみると、皮膚の毛細血管は収縮しています。血液を末梢に流れないようにして、皮膚から熱が放出されることを防ぐためです。一方、熱をつくり出すのは骨格筋です。熱の上昇時にブルブルと震えるのは、筋肉が収縮を繰り返していることを意味します。このとき、筋肉に流れ込む毛細血管は拡張しています。筋肉にたくさんの酸素と栄養素を送り込む必要があるからです。

中枢性発熱
体温調節中枢に脳腫瘍や脳血管障害、脳炎、頭部外傷などの病変が生じることによる発熱。熱の程度と脈拍数は相関しない。

熱産生の亢進
甲状腺機能亢進症、褐色細胞腫などによって基礎代謝が亢進すると、体温が上がる。運動で体温が上がるのも同じ仕組み。

熱放散の障害
うっ血性心不全では心拍出量が低下し、皮膚の血流が減少して熱の放散が障害され、体温が上がることもある。

悪寒戦慄（せんりつ）
骨格筋が等尺性の収縮をすることで生じる。筋肉の運動がすべて熱転換される。

うつ熱
高温環境で体内に熱が蓄積された状態。高温の屋外や車内では、放熱ができないために体内に熱がうっ積し、体温が上昇する。発熱に伴う悪寒戦慄、手足の冷感などの症状を伴わない。

● セットポイントと体温の関係

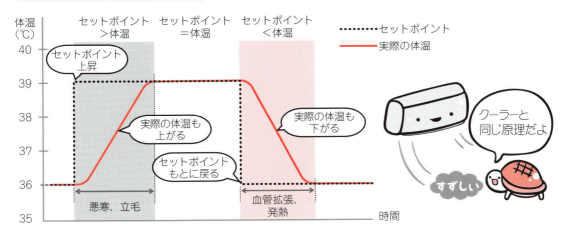

やがて、体温が設定値まで上昇すると、筋肉の運動は止まり、熱の上昇もストップします。これが発熱のメカニズムです。さらに時間がたって体内の炎症が治まってくると、サイトカインやプロスタグランジンE_2などの発熱物質の作用が少なくなり、今度はセットポイントが低く設定されるようになってきます。すると、皮膚の毛細血管が拡張し、汗をかくことで熱がどんどん放出され、次第に体温が下がっていきます。これが解熱のメカニズムです。

発熱を起こす原因は

発熱の原因の大半は感染症です。熱の上がり下がりで原因疾患を推測できます。

発熱は、熱の高さにより、微熱（37℃以上38℃未満）、中等度発熱（38℃以上39℃未満）、高熱（39℃以上）の3つに分けることができます。

また、熱の上がり下がりの変化によって、いくつかの熱型に分けることもできます。稽留熱、間欠熱、波状熱、**弛張熱**などの種類がありますので、それぞれの特徴や主な疾患を把握しておきましょう。とくに弛張熱は、敗血症や大きな膿瘍など重大な感染症を示唆する熱型ですから、きちんと理解しておく必要があります。

なお、発熱を起こす疾患の大半は感染によるものですが、ほかにも注意したい発熱がいくつかあります。いくら調べても原因が発見できない**不明熱**（FUO；Fever of Unknown Origin）、麻酔時に異常な体温の上昇を示す遺伝性の**悪性高熱症**、生後6か月から5歳までに発生しやすい**熱性痙攣**、過剰にサイトカインが放出される**全身性炎症反応症候群（SIRS）** などは、危険な発熱として知っておきたい疾患です。とくにSIRSは、敗血症やDIC（播種性血管内凝固症候群）を起こす危険性があるので、現在注目されています。

MEMO
インターロイキン1
炎症部位のマクロファージが産生する物質で、免疫系のサイトカインの一種。体温調節中枢にも作用して発熱を起こす。

MEMO
不明熱
実際には、感染症、悪性腫瘍、膠原病などの疾患が隠れていることが多い。腎細胞癌の20％は、不明熱の検索中に発見される。また、がんの化学療法中に好中球が高度に減少すると、はっきりとした感染が起きない状態でも発熱することがある。

MEMO
熱性痙攣
通常、39℃以上の発熱に伴って起きる痙攣。詳しくはp.179「痙攣」の項を参照。

●発熱をきたす疾患

感染症	全身感染症	敗血症、マラリア、伝染性単結核、亜急性心内膜炎など
	呼吸器感染症	急性上気道炎、気管支炎、肺炎、粟粒結核、胸膜炎、肺膿瘍、インフルエンザなど
	消化器感染症	胆嚢炎、胆管炎、虫垂炎、感染性腸炎、腹膜炎など
	中枢神経感染症	各種脳炎、髄膜炎など
	生殖器感染症	卵管炎、骨盤腹膜炎など
	腎尿路感染症	腎盂腎炎、腎盂炎など
	皮下組織、骨などの感染症	蜂窩織炎、膿瘍、骨髄炎など
膠原病、アレルギー		全身性エリテマトーデス（SLE）、薬物アレルギーなど
その他		脳幹部出血、悪性高熱症、高度進行癌、腎癌、不明熱（FUO）など

観察のポイントは

 体温上昇の経過を聴取し、バイタルサインをチェックします。随伴症状の確認も重要です。

●問診のポイント

ひと口に発熱といっても、さまざまなタイプがあります。発熱患者に対しては、次のような問診を行いましょう。

「いつから発熱している？」

現在の体温を測定するとともに、発熱の経過を聞き取ります。発熱の持続期間、発症のタイプ（徐々に熱が出たのか、急に出たのか）などは、原因疾患の鑑別に役立ちます。

「日内変動はあるか」

1日のうちで体温がどのように変化するのか知ることで、熱型を推測することができます。

「随伴症状はあるか？」

咽頭痛・咳・痰などがある場合は呼吸器の感染症が、腹痛・下痢・嘔吐などがある場合は消化器系の感染症が、頻尿・排尿痛・残尿感などがある場合は腎・尿路系の感染症が疑われるというように、発熱原因の検索に役立ちます。

MEMO

悪性高熱症

骨格筋の筋小胞体にあるカルシウム放出チャンネルが遺伝的に変異しており、カルシウムの放出速度が異常に亢進している人に生じる。揮発性吸入麻酔薬の吸入がきっかけで、異常な体温上昇と筋細胞内のカルシウム濃度の上昇が起こり、危険な状態になる。

関連症状 lecture ● 全身性炎症反応症候群（SIRS）

免疫反応による炎症性サイトカインが過剰に放出された状態。①体温38℃以上、②心拍数90回/分以上、③呼吸数20回/分以上、④白血球数12000/μL以上か4000/μL以下のうち、2項目以上を満たすとSIRS（systemic inflammatory response syndrome）と診断されます。

高熱、悪寒、戦慄、発汗などの症状が現れ、SIRSでは、血中のTNF-α、インターロイキン-1、インターロイキン-2などの炎症性のサイトカインが高値を示します（サイトカインストーム）。敗血症に至る前段階であることが多く、厳重な注意が必要です。

「既往歴は？」

とくに重要なのは、扁桃炎、副鼻腔炎、膀胱炎などの既往です。また、外国旅行、動物・ペットとの接触も大事な情報になります。

「市販の解熱薬の使用の有無は？」

発熱したとき、市販の解熱薬を服用したかどうか、どのような解熱薬かなども尋ねます。

●バイタルサインをチェックする

発熱すると心拍数や心拍出量、呼吸数などが増えてきます。代謝が亢進し、身体の末梢組織が酸素をたくさん必要とするようになるためです。バイタルサインを確認するとともに、全身の観察を行います。観察のポイントは次のような点です。

- 脈拍数：体温が1℃上昇すると、脈拍数は1分間に7〜10回増加します。また、血流の速度が亢進し、血圧の低下もみられます。
- 発疹の有無：発疹、紅斑、皮下結節などの有無を確かめます。発熱した時期と発疹などが出現した時期の関係も重要です。

ケアのポイントは

エネルギーの消失を防ぐために安静を保ち、温罨法や冷罨法を行って苦痛をやわらげます。

●安静と清潔を保つ

発熱をするとエネルギーの消耗が激しくなり、高熱時は約60％まで基礎代謝が亢進するといわれています。そこで、安静を保ち、発汗や不感蒸泄で失われた水分や電解質を補うことが重要になります。また、体力を消耗すると皮膚や粘膜が易感染傾向になりますので、皮膚や口腔の清潔保持に努める必要があります。

●熱型

	稽留熱	弛張熱	間欠熱	波状熱
	40.0℃ 39.0 38.0 37.0 36.0			
特徴	1日の日差が1℃以内で、高熱が持続	1日の日差が1℃以上で、低いときでも平熱にならない	1日の日差が1℃以上で、平熱に戻るときもある	有熱期と無熱期を不定期に繰り返す

MEMO

発熱疾患と脈拍数

一般に、発熱すると脈拍数が増加するが、脳圧亢進時や腸チフスなどでは高温になっても徐脈を示す。肺炎、胸膜炎、心内膜炎などでは、微熱でも頻脈を示す。

MEMO

リンパ節の腫脹

発熱によってリンパ節が腫脹するのは、ウイルス感染症、白血病、悪性リンパ腫、膠原病など。

MEMO

検査方法

基本的な検査（尿検査、血液検査、糞便検査、胸部X線検査など）を行い、疑われる疾患に応じて確定診断のための二次検査を行う。

MEMO

安静と代謝

体温が1℃上昇するごとに、代謝が13〜15％亢進する。安静にすることによって代謝を最小限に保つようにすれば、体力の消耗を防ぐことができる。

関連症状

全身倦怠感

•lecture•

■ 全身倦怠感とは

　身体的、精神的に感じる自覚症状で、「だるい」「疲れやすい」「やる気が出ない」などの訴えの総称です。単なる疲労やだるさであれば休息をとることによって回復しますが、身体に何らかの異常が生じていると、休養をとっても全身倦怠感が持続します。

　高熱を発しているときだけでなく、微熱時にも全身倦怠感が現れることがあります。

■ 全身倦怠感が起きる原因

　全身倦怠感は、酸素不足、内分泌・代謝異常、栄養の補給障害、代謝産物の処理障害、神経系の病変、骨格筋の異常、消耗性疾患、心因的要因などによってもたらされると考えられますが、だるいと感じる病態のメカニズムは十分にはわかっていません。

　全身倦怠感をきたす疾患は、貧血、呼吸器疾患、心疾患、糖尿病、甲状腺疾患、肝障害、腎障害、悪性腫瘍、慢性感染症、うつ病など多岐にわたります。

　なお、全身倦怠感と区別する必要があるのが、脱力です。力を入れようとしても手足の筋肉に力が入らない状態を「だるい」と表現することがあるからです。脳梗塞が原因のこともあり、神経学的検査が必要です。

■ 観察のポイント

　だるさを感じ始めたのはいつごろからか、徐々に始まったのか急に発症したのか、どのようなときに強く感じるのかなどの問診を行います。微熱、立ちくらみ、悪心、食欲不振、多飲多尿、体重減少などの随伴症状の有無も確かめます。生活歴、嗜好、常用薬の聴取も必要です。

　皮膚、眼瞼結膜、爪なども十分に観察し、貧血や黄疸の有無や程度を調べます。

■ ケアのポイント

　全身倦怠感を引き起こしている原因に対する治療が最優先されます。ただし、進行した悪性腫瘍や肝硬変のように、治癒が見込めないような場合は、症状の軽減をはかることが重要になります。訴えに十分に耳を傾け、栄養摂取、睡眠、休養などに対する援助を行います。

　また、精神的疾患によってだるさを訴えていると考えられる場合は、専門医によるカウンセリングを行います。看護師はだるさという目に見えない症状に共感しながら、精神面でも支えていきましょう。最もよくないのは「どこも悪くない」と患者を突き放すことです。

● 悪寒戦慄時には保温を行う

　体温が体温調節中枢のセットポイントまで上昇していない段階では、悪寒や戦慄が現れます。この段階では体温を上昇させる必要がありますので、室温を高めに設定し、寝具や電気毛布などで保温を行って体温の上昇をサポートします。麻痺のある患者に行う場合は、熱傷に注意しましょう。

● 解熱薬の使用は慎重に行う

　高熱の持続などで苦痛がある場合は、医師の指示のもとに頚部や腋窩部、鼠径部などのクーリング（冷罨法）を行います。解熱薬を用いる場合もありますが、インフルエンザのように非ステロイド解熱薬によって脳症を起こすケースもありますので、発熱イコール解熱薬という短絡的な考えは危険です。

　緊急性がなければ、医師の指示のもとに発熱の原因を検索し、原因に応じた治療・ケアを行うのが大原則です。

MEMO

発熱のピーク

体温調節中枢のレベルにまで体温が上昇すると、悪寒戦慄が止まり、顔面紅潮、発汗、四肢の末梢冷感の消失などが認められるようになる。これが、発熱のピークを示すサイン。

MEMO

冷罨法の原理

体内の熱は冷たい物質に向けて移動する。冷罨法で体表にある太い動脈を冷却すると、血液の熱が冷たい物質に移動し、解熱に役立つ。

142

症状 21 頭痛

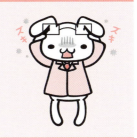

頭痛とは

A　頭蓋内外の血管の拡張や筋肉の収縮、痛覚刺激が、大脳の頭痛中枢に伝わって生じます。

頭痛とは頭部に感じられる痛みのことで、「頭が重い」程度の痛みから、「割れるように痛い」「締め付けられるように痛い」などのように表現されます。臨床ではよく遭遇する症状の1つです。

頭の痛みといっても、脳の神経組織自体には痛みを感じる受容体がありませんので、脳実質そのものは痛みを感じません。頭蓋骨も痛みを感じることができません。

それではどこで痛みを感じるのかというと、**頭蓋内や頭蓋外にある痛覚の受容器**です。頭蓋内の受容器は、脳血管（動脈、静脈、静脈洞）、硬膜、くも膜などに存在します。一方、頭蓋外の受容器は皮膚、筋肉、側頭動脈壁などに存在します。

これらの受容器が何らかの刺激を受けると、そのインパルスが三叉神経などを経て大脳の二次性感覚野にある**頭痛中枢**に伝わり、こ

> **MEMO**
> **生体防御反応**
> 頭痛などの痛みは、生体に何らかの異常が生じていることを知らせるための防御反応の一種と考えられている。

● 頭痛の原因

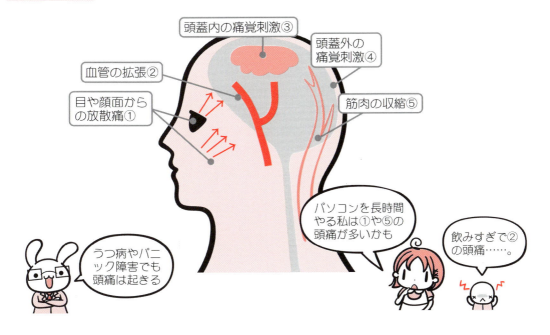

こで「頭が痛い」という感覚が生じてきます。頭痛中枢は大脳辺縁系や自律神経と連絡しているため、頭痛中枢が興奮すると自律神経の異常が起こりやすくなります。頭痛のときに血圧や脈拍が変動したり、気分が抑うつ的になるのはこのためです。

頭痛を起こすきっかけになるのは、血管の拡張、頭蓋内の痛覚刺激、頭蓋外の痛覚刺激、筋肉の収縮、顔面（目・耳・副鼻腔・歯など）からの痛みの放散などです。

痛みの放散

痛みの原因となっている部位から、離れたところまで痛みが広がること。

頭痛の分類は

脳疾患の有無で分けると一次性頭痛と二次性頭痛、発症経過で分けると急性、亜急性、慢性に。

頭痛はありふれた症状ですが、それを起こしている原因は多岐にわたります。なかには緊急を要する頭痛もありますので、どんな原因で起きるのか、しっかりと把握しておく必要があります。

頭痛は、次のように分類できます。

●脳疾患の有無による分類

頭蓋内の器質的な疾患があるかどうかによって、2つのタイプに分類できます。

- **一次性頭痛（機能性頭痛）**：脳そのものに器質的な疾患がなくて起きる頭痛です。片頭痛、緊張型頭痛、群発頭痛などがあり、頭痛全体の80％を占めています。
- **二次性頭痛（症候性頭痛）**：脳に何らかの疾患があって起きる頭痛です。脳腫瘍、慢性硬膜下血腫、くも膜下出血、側頭動脈炎、精神疾患などが原因となって二次的に頭痛が生じます。

●発症経過による分類

急性、亜急性、慢性の3つのタイプに分類できます。一般的に、急性発症の頭痛は緊急性が高いので注意が必要です。一方、慢性発症の頭痛は生命にかかわることはありませんが、経過が長いだけに患者の苦痛は大きいものがあります。

- **急性発症の頭痛**：分、時間、日の単位で経過します。くも膜下出血、脳出血、脳梗塞、ウイルス性髄膜炎など。
- **亜急性発症の頭痛**：数日、週単位で経過します。慢性硬膜下血腫、脳腫瘍、側頭動脈炎など。
- **慢性発症の頭痛**：月、年単位で経過します。片頭痛、緊張型頭痛、群発頭痛、三叉神経痛など。

その他の一次性頭痛

一次性頭痛を起こす原因として、寒冷刺激、原因物質の摂取や離脱、頭部以外の感染、内科疾患（循環器、呼吸器、代謝性、内分泌、血液疾患など）、頭蓋骨、顎、眼、耳、鼻、副鼻腔、歯、口などの病変がある。

三叉神経痛

焼けるような、切られるような、刺されるような……などと表現される鋭い痛みが顔面の片側に突然起きる。隣接する神経の支配領域に刺激が伝わり、後頭部や肩にまで痛みが放散することがある。

● 発症様式による頭痛の分類

発症様式	神経学的所見その他	原因疾患
急性発症 (分、時間、日単位)	髄膜刺激症状(+)	くも膜下出血、ウイルス性髄膜炎、細菌性髄膜炎など
	局所神経症状(+)	脳出血、脳梗塞など
	神経学的異常(−)	急激な血圧上昇、感冒、発熱、緑内障発作など
亜急性発症 (数日、週単位)	髄膜刺激症状(+)	結核性髄膜炎、真菌性髄膜炎、癌性髄膜炎など
	局所神経症状(+)	慢性硬膜下血腫、脳腫瘍、脳膿瘍など
	神経学的異常(−)	顔面や頭頸部よりの症候性頭痛、側頭動脈炎など
慢性発症 (月、年単位)	反復性	片頭痛、群発頭痛、特発性三叉神経痛、症候性三叉神経痛など
	持続性	緊張型頭痛、変形性頸椎症、脳血管障害慢性期など

(坂井文彦編:神経2「頭痛」、2004より改変)

一次性頭痛の特徴は

 片頭痛はズキズキ痛み、緊張型頭痛は頭の周りが痛み、群発頭痛は発作が群発して慢性の経過をたどります。

●片頭痛

特定の場所にズキズキという拍動性の痛みが生じます。視野欠損、視野の歪み、閃輝暗点(周囲が輝く暗点)などの前兆を伴うこともありますが、前兆なく起きることもあります。頭蓋内外の血管がいったん収縮し、その後拡張することで血管の受容器が刺激され、痛みが起きると考えられています。

人ごみ、月経、寝すぎ、寝不足などがきっかけとなり、週2回〜月1回程度の頻度で起こります。頭痛以外に、悪心・嘔吐、音や光などに対する敏感反応などの随伴症状がみられます。遺伝的傾向が強い症状です。

●緊張型頭痛

パソコンや読書などによる筋肉の持続的な収縮、心理的なストレスなどによって起きる頭痛です。通常、頭の両側から徐々に痛み始め、首筋から頭の周りにかけて非拍動性の締めつけられるような痛みが生じます。片頭痛と一緒に起きたり、交互に起きることもあります。ほとんど毎日、あるいは1か月に数回起こり、頭痛の前兆はありません。肩や首の凝りなどの症状もみられます。

●群発頭痛

20〜90分程度持続する頭痛が、8〜12週間にわたって群発します。頭痛の発作と終了は突然で、いったん収まると数か月から数年は発作が起きません。目の奥がえぐられるような痛みが生じ、涙や鼻水

MEMO

一次性頭痛と年代、性
片頭痛は20〜40歳台に多く、女>男。緊張型頭痛は20〜30歳台に多く、男>女。群発頭痛は中年以降に多く、女≧男。

MEMO

動作と痛み
片頭痛の特徴は、身体を動かすことで痛みが強くなること。緊張型頭痛は動作と痛みの相関関係はなく、家事や仕事は何とかできる。群発頭痛は、じっとしていられないほど痛みが強く、頭を抱えて転げ回る。

● 代表的な頭痛のパターン

（田上宗芳：臨牀看護、31（6）；796～802、2005より改変）

を伴います。原因は不明です。

二次性頭痛の特徴は

A 緊急処置を必要とする疾患が隠れている危険性があり、一刻を争うこともある危険な頭痛です。

●脳腫瘍

　腫瘍が大きくなるにつれ、脳血管や硬膜を圧迫・牽引することで頭痛が生じます。腫瘍が小さいうちは間欠的な痛みですが、進行するにつれて脳圧が亢進し、悪心を伴う頭痛が強くなり、長期化します。咳やくしゃみで痛みが増強します。

●慢性硬膜下血腫

　硬膜下にできた血腫が硬膜や硬膜動脈を圧迫・牽引することで起こります。軽い頭部打撲や外傷から1～3か月たって頭重感が生じ、頭痛、物忘れ、性格異常、尿失禁など認知症に似た症状が出ることもあります。高齢者に多いことが特徴です。

●くも膜下出血

　「何時何分、何をしているとき」と特定できるほど突然に、それまで経験したことがない激しい頭痛が起こり、意識障害、**項部強直、ケルニッヒ徴候**などを伴います。原因は90％が脳動脈瘤の破裂で、一刻を争います。

MEMO

危険な頭痛
緊急処置を必要とする危険な頭痛は、①今までに経験したことがない激しい頭痛、②どんどん悪化する頭痛、③意識障害や髄膜刺激症状を伴う頭痛などで、くも膜下出血を示唆する。

● 側頭動脈炎

頭部の片側に焼けつくような痛みを生じます。側頭動脈上の頭皮に腫脹や圧痛があり、高齢者に多くみられます。悪化すると失明に至ることもあります。

観察のポイントは

頭痛のプロフィールを具体的に聞き出し、呼吸や不整脈の確認も行います。

● 問診のポイント

生命にかかわる危険な頭痛であるかどうかの判断が最も重要になります。情報収集のポイントは、次のような点です。

「起こり方は？」
突然か、進行性か、頭痛が起こる状況を聞きます。
「頭痛が起きる頻度は？」
初めて起きたのか、頻繁に起きるのか、頻繁であるならどれぐらいの間隔で起きるのか、確認します。
「持続時間は？」
数秒、数分、数時間、数日、数か月など、頭痛が持続する時間を聞きます。
「どこが痛むか」
頭のどの部分に痛みを感じるのか、具体的に指し示してもらいます。
「痛みの程度は？」
今までに経験のない激痛か、中程度か、頭が重い程度かなど、痛みの程度を聞きます。
「どのような痛みか」
拍動性か、穿刺痛か、圧迫痛か、鈍痛かなど、痛みの性質を聞きます。ズキズキ、ジーン、ドーンなど、擬音で表現してもらうとよいでしょう。
「随伴症状はあるか」
悪心・嘔吐、発熱、視野障害、片麻痺、流涙、鼻汁過剰など随伴症状の有無を確認します。
「誘因はあるか？」
環境、睡眠、食事、月経など、頭痛を引き起こす誘因の有無を確かめます。
「個人歴は？」
性別、年齢、既往症、家族歴など。

● バイタルサインをチェックする

バイタルサインのチェックを行います。呼吸の有無、呼吸数、呼

MEMO

疼痛スケール
どの程度の痛みがあるのか、どのように変化していくのかなどを客観的にみるために、疼痛スケールを活用するとよい。小児の場合は、イラストで笑顔や泣き顔などを段階的に表現したフェイススケールが簡便。

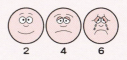

● 髄膜刺激症状

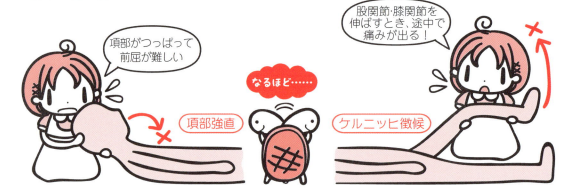

吸の異常などはとくに重要な観察ポイントです。くも膜下出血や脳幹部出血では呼吸に異常が起こりやすくなります。

また、血圧の上昇は脳圧亢進の可能性がありますので、血圧は経時的に観察しましょう。意識障害の程度、瞳孔の観察も必須です。

● 髄膜刺激症状の有無を確かめる

髄膜に病変が及ぶと、項部強直やケルニッヒ徴候などの髄膜刺激症状が現れます。こうした徴候が認められる場合は、くも膜下出血が考えられます。また、頭蓋内圧が亢進すると、不穏、興奮、徐脈、眼底所見での乳頭浮腫などが現れますので、見逃さないようにします。

ケアのポイントは

A 安静が保てるように環境を整え、痛みの緩和を行います。鎮痛薬の知識も得ておきましょう。

● 原因に応じたケアを行う

頭痛のケアで最も重要なことは、頭痛の原因に応じたケアを行うことです。くも膜下出血では発症してから24時間以内は再出血の可能性が高いので、観察は慎重に行わなくてはなりません。とくに発症後6時間以内は、要注意時間。意識障害が強くなったら再出血の可能性が大です。

● 安静が保てる環境をつくる

頭痛を起こしている患者にとって、騒音・光や悪臭はつらいものです。大きな音をたてたり、排泄物の始末を後回しにしたりせず、安静が保てるような静穏で光を遮断した環境づくりを心がけてください。また、排便は容易にできるように援助します。さらに、少しでも頭痛が緩和されるように、ファーラー位など楽な体位を工夫す

MEMO

検査方法

検査は画像検査が中心になる。CT検査（単純、造影）、MRI検査を行うほか、必要に応じてMRA検査、脳血管撮影なども行う。ただし、脳梗塞の場合は、単純CT画像は当日には所見が出ないので注意を要する。くも膜下出血が疑われる場合は、腰椎穿刺による脳脊髄液検査を行うこともある。

MEMO

脳脊髄液検査

腰椎の間から腰椎くも膜下腔を穿刺し、脳脊髄液を採取したり圧を測定する検査。正常であれば透明な髄液が採取されるが、くも膜下出血を起こしていると血液が混じって赤色になる。

ることも大切です（「意識障害」の項p.150を参照）。

●冷罨法や温罨法を行う

発熱している患者の場合、冷罨法によって頭蓋外の血管を正常化させると、軽度の頭痛なら軽減できます。一方、緊張型頭痛の場合は、温罨法やマッサージを行うと収縮している筋肉がやわらぎ、血流の改善に効果があります。

●鎮痛薬の知識も必要

鎮痛薬は、拡張した血管を収縮させたり、筋肉の緊張をやわらげたり、セロトニンの受容体に働きかけたりすることで頭痛を緩和します。

片頭痛にはトリプタン製剤（レルパックス、ゾーミッグなど）、カルシウム拮抗薬、エルゴタミン製剤などが処方されます。緊張型頭痛には鎮痛薬、筋弛緩薬、抗不安薬などが有効とされています。群発頭痛には、100％酸素吸入（7L/15分）を行ったり、トリプタン製剤が処方されます。

21

頭
痛

症状 22 意識障害

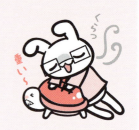

意識障害とは

脳幹部あるいは大脳皮質が障害され、自己と自己の環境が認識できない状態のことです。

臨床医学では、「覚醒しており、自己と自己の環境について認識できている状態」を**意識清明**といいます。この「意識」が何らかの原因で障害され、自分自身を認識することはもちろん、周囲の状況に対する反応が低下または消失してしまった状態が、意識障害です。

脳幹部は、延髄、橋、中脳、間脳（視床、視床下部）から構成されています。脳幹部には神経線維が網目状に張り巡らされているため、**脳幹網様体**ともよばれます。このなかで、橋、中脳、視床には上行性網様体賦活系があり、**大脳皮質**へ刺激を送り、意識を保っています。運動、感覚、聴覚、視覚などさまざまな大脳皮質の活動が維持・調節されています。ほかに、視床下部賦活系があり、覚醒と睡眠のリズムを担っています。大脳皮質が広範囲に侵された場合にも意識障害は生じます。

脳幹部と大脳皮質は、電源と電球の関係に例えられます。電源である脳幹部から大脳皮質にあるたくさんの電球に電流が供給され、

脳幹網様体と大脳基底核
筋の緊張や運動の協調のために複数の筋肉の収縮を調節し、目的に合った運動を行わせる協調装置の役目も果たしている。

意識障害と記憶
意識障害がある時期の事象は、記憶として残らない。

● 脳幹部と大脳皮質

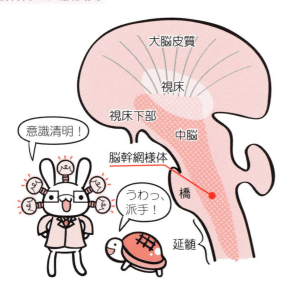

電球がすべて光っている状態が「意識清明」です。ところが、脳幹部が障害されて大脳皮質へ送られる電流が少なくなると、電球が暗くなって意識がぼんやりしてきます。脳幹部の障害が進むと、電球はさらに暗くなり、意識レベルは高度に低下します。一方、大脳皮質にあるたくさんの電球のうち、一部が切れても意識は保たれますが、切れた電球が多くなると意識を保つことができなくなります。

意識障害を起こす原因は

頭蓋内圧の上昇が大きな原因となります。脳以外の原因でも起きます。

意識障害を起こすメカニズムは、①脳に原因がある場合、②脳に原因がない場合の2つに分けて考えるとわかりやすくなります。

❶脳に原因がある場合

頭蓋内圧の容積は常に一定に保たれています。しかし、脳梗塞、脳出血、くも膜下出血などの脳血管障害によって頭蓋骨の内容物が増加すると、**脳浮腫**が生じて頭蓋内の圧力が高くなり、意識障害がもたらされます。脳浮腫によって行き場を失った脳の一部が**ヘルニア**を起こすと、危険な状態に至ります。脳腫瘍でヘルニアを起こすこともあります。

硬膜外血腫、硬膜下血腫、脳挫傷、脳内血腫、びまん性脳腫脹など、頭部外傷によって意識障害を起こすこともありますし、脳炎などの感染症で意識障害が起きることもあります。

❷脳に原因がない場合

脳の循環血液量が少なくなったり、ブドウ糖不足によって脳代謝が低下したり、中毒因子が脳細胞の代謝を抑制するなどの理由で、脳細胞が広範囲で機能を果たせなくなり、意識障害が生じます。ショック、低血糖、呼吸不全、中毒（アルコール、薬物など）、肝不全、腎不全、重篤な心不全などが意識障害の引き金になります。

> **MEMO**
> **硬膜下血腫**
> 急性と慢性がある。急性硬膜下血腫では、頭部外傷直後の意識障害から回復して再び昏睡に陥ることがあり、要注意。慢性硬膜下血腫では頭部外傷を受けてから1〜3か月後に症状が出ることが多く、頭痛、麻痺、認知障害、尿失禁、意識障害などが現れる。高齢者や飲酒時には、外傷を覚えていないケースも多い。

> **MEMO**
> **低血糖昏睡**
> インスリンや経口糖尿病薬の過剰使用、あるいは食事摂取量の不足などにより、血液中のブドウ糖が減少することに対する反応の1つ。低血糖になると、あくび、不快感、眠気、無気力、震え、めまい、冷汗、動悸、息切れ、頭痛などの症状が現れるが、さらに血糖値が下がると意識障害を起こしたり、痙攣や昏睡に至ることもある。

●意識障害のそのほかの分類

突発的に発症	脳血管障害、心筋梗塞、解離性大動脈瘤など
徐々に発症	脳腫瘍、尿毒症、肝性昏睡など
前駆症状あり	発熱（脳炎、髄膜炎など）、頭痛（くも膜下出血、脳出血、硬膜下血腫、髄膜炎など）、痙攣（てんかん、脳血管障害、脳腫瘍など）
基礎疾患あり	高血圧、心疾患、糖尿病、慢性肝疾患、腎不全、てんかんなど
常用薬品	インスリン、経口糖尿病薬、睡眠薬など

植物状態と脳死の違いは

> **A** 植物状態は大脳皮質の障害です。
> 脳死は全脳の機能停止状態です。

　意識障害は、さまざまな言葉で表現されます。よく耳にする言葉には次のようなものがあります。

●植物状態

　大脳皮質の高度な機能障害によって起こります。話したり動いたり意識的に排泄や食事をすることはできませんが、脳幹部が機能しているので、人工呼吸器なしで生存できます。このような状態が3か月以上続いた場合を、植物状態といいます。

●閉じこめ症候群

　外見上は無動・無言で植物状態と変わりありませんが、意識は清明で眼球運動以外の随意運動ができない状態をいいます。脳幹部の脳底動脈の閉塞によって生じる、橋と延髄の障害です。

●脳死

　脳幹部を含む全脳の機能が停止した状態を脳死といいます。人工呼吸器をつけていないと呼吸ができず、脳波の消失、瞳孔の固定、すべての脳幹反射の消失などがみられます。脳死判定は、無呼吸テストを含む正確な神経学的検査、脳波所見など、総合的に行われます。

> **MEMO**
>
> **失外套症候群**
> 外套は大脳皮質を意味する。植物状態と同じ。

観察のポイントは

> **A** 意識レベル、麻痺の有無やバイタルを確認します。呼吸管理や血管の確保も重要です。

●情報収集と処置を並行して行う

　意識障害の患者が搬送されてきた場合は、意識レベル、麻痺の有無の確認、バイタルサインの測定、患者情報の収集（発症の仕方、前駆症状の有無、既往症、外傷の有無など）を急いで行います。
　髄膜刺激症状（仰臥位での項部硬直の有無など。「頭痛」の項p.143を参照）や眼の症候（眼球の位置、瞳孔、眼球運動など）、運動麻痺、姿勢異常など、神経学的な身体観察を行うことも重要です。
　こうした観察と並行して、呼吸管理、血管の確保、血圧のコントロールなどを行います。

● ジャパンコーマスケール（JCS/3-3-9度方式）

大分類	小分類	JCS
Ⅰ桁： 刺激なしで覚醒している	1. だいたい意識清明だが、今ひとつはっきりしない	1
	2. 見当識障害がある	2
	3. 自分の名前、生年月日が言えない	3
Ⅱ桁： 刺激を加えると覚醒する状態、刺激をやめると眠り込む	1. 呼びかけて容易に開眼	10
	2. 大きな声または体を揺さぶることにより開眼	20
	3. 痛み刺激を加えつつ呼びかけるとかろうじて開眼	30
Ⅲ桁： 痛み刺激でも覚醒しない状態	1. 痛み刺激に対し払いのけるような動作をする	100
	2. 痛み刺激で少し手足を動かしたり顔をしかめる	200
	3. 痛み刺激に反応しない	300

R：restlessness（不穏状態）　I：incontinence（失禁）
A：akinetic mutism（無動性無言症）、apallic state（失外套状態）
例：100-1、20-RI

● グラスゴーコーマスケール（GCS）

大分類	小分類	スコア
E.開眼 （Eye opening）	自発的に可	E. 4
	呼びかけに応じて	3
	痛み刺激に対して	2
	なし	1
V.発語 （Verbal response）	オリエンテーションよし	V. 5
	混乱	4
	不適当な発語	3
	発音のみ	2
	なし	1
M.最良運動反応 （Motor response）	命令に応じて可	M. 6
	局所的にある	5
	逃避反応として	4
	異常な屈曲運動	3
	伸展反射	2
	なし	1

EMVscore（反応の合計点）は3〜15に分かれる。
合計点が3ないし4は昏睡を示す。

● 意識レベルの確認方法

　意識障害は、緊急性が高い場合が少なくありません。バイタルサインを確認する一方で、どの程度の意識レベルなのか、速やかに判断します。

　まず、「○○さん」と、名前で呼びかけます。返事があれば氏名、生年月日、場所、年月日などを質問し、開眼できるか、指示どおりに手足を動かすことができるか確認します。呼びかけても反応がない場合は、身体をゆすります。反応があった場合は、同様に氏名や生年月日などの質問を行います。

　身体をゆすっても反応がない場合は痛み刺激を与え、このときに示す動作を観察します。

　意識障害は、傾眠・昏迷・昏睡などの分類法もありますが、救急救命センターや脳外科、神経内科などでは客観的に判定する必要があるので、ジャパンコーマスケール（Japan Coma Scale：JCS）やグラスゴーコーマスケール（Glasgow Coma Scale：GCS）などを用います。これらのスケールを用いると、測定者による判断のばらつきを防ぐことができます。

● 姿勢異常の確認

　意識障害を起こしたときに現れることがある姿勢異常には、次のようなものがあります。

・除皮質硬直

22 意識障害

153

● 意識レベルの確かめ方

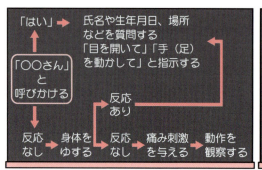
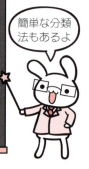

● 姿勢異常

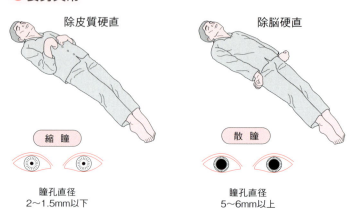

大脳皮質の働きを失った状態で、痛み刺激を加えると、肘と手首を屈曲・内転させ、下肢を伸展・内旋させた姿勢をとります。この時、瞳孔は縮瞳気味になり、呼吸はチェーン・ストークス呼吸がみられます。

- **除脳硬直**

信号が脳幹部の中脳で切断されたときに起こり、臨床的には脳幹部障害が中脳に及んだことを示し、すべての伸筋群の緊張が減退します。瞳孔は散大し、呼吸は中枢性過換気のパターンを示します。脳ヘルニアを起こしているため、ほとんどの場合、命が助かっても植物状態になります。

● 異常呼吸の有無を確かめる

バイタルサインの確認は重要です。意識障害を起こすと脈拍に変化が見られることが多く、アダムス・ストークス症候群（「動悸・不整脈」の項p.10を参照）に起因する場合には**徐脈**が、感染症やショックなどに起因する場合には**頻脈**がみられます。急激な血圧の上昇や低下、急激な体温の変化にも十分な注意が必要です。

呼吸の有無、呼吸リズム、深さ、呼吸臭、口唇色などの観察も行

MEMO

脳ヘルニア
脳内病変の出現により、脳組織が抵抗の弱い部分に押し出され、脳幹部が圧迫される。部位により、テント切痕ヘルニア、大後頭ヘルニア、帯状回ヘルニアに分類される。

●意識障害時に起きやすい異常呼吸

●チェーン・ストークス呼吸

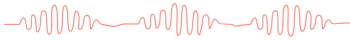

●中枢神経性過呼吸

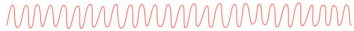

●持続性吸息呼吸（無呼吸状態）

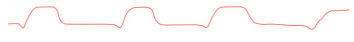

●群発呼吸

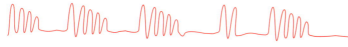

●失調性呼吸

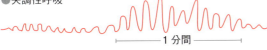

います。中枢神経障害を起こしていると、**チェーン・ストークス呼吸**（「呼吸困難」をp.38参照）、**中枢神経性過呼吸**、**持続性吸息呼吸**（無呼吸状態）、**群発呼吸**、**失調性呼吸**などの異常呼吸がみられます。

ケアのポイントは

 急性期には呼吸管理と循環の確保、慢性期には褥瘡や肺炎予防、栄養と水分の管理が重要です。

●急性期のケアのポイント

医師の指示を受け、気道の確保を行い、輸液や薬物投与のための循環の確保、血圧のコントロールなどを行います。呼吸機能が低下している場合は、気管内挿管、気管切開、人工呼吸器装着なども必要となります。また、尿失禁や便失禁に対する処置も重要で、尿量を測定する必要がある場合は膀胱留置カテーテルを挿入して管理します。

●慢性期のケアのポイント

意識障害の程度によってケアは異なりますが、基本的には次の点に気をつけましょう。

・安全の確保

MEMO

リハビリテーション
関節の拘縮・変形、筋力の低下などの廃用症候群を防ぐために、できるだけ早期からの機能回復訓練を行うほうがよい。残存機能をできるだけ維持できるように、理学療法士や作業療法士、言語療法士と協力しながらリハビリテーションを行う。

意識障害の程度に応じて、環境整備、転倒・転落の防止に努めます。

・誤嚥性肺炎

意識障害があると、誤嚥性肺炎を起こしやすくなります。意識がなくても口腔ケアをきちんと行い、頻回に痰の吸引を行います。

・褥瘡の予防

臥床が長期間にわたると骨の突起部に体重の圧がかかり、皮膚の血流が途絶えて褥瘡ができやすくなります。意識障害があると寝返りを打つことができませんので、適時体位交換を行う必要があります。エアマットレスなど体圧を分散する寝具や安楽な物品の利用も考えましょう。

・身体の清潔

失禁を伴うので、陰部洗浄や清拭などのケアを心がけます。

・栄養および水分管理

褥瘡や尿路感染などの合併症を予防する意味でも、栄養と水分の管理は重要です。近年、意識障害が長期に及ぶ場合は内視鏡的胃瘻造設術（PEG）が広く行われていますが、注入速度が速すぎると食道・咽頭での逆流をまねき、誤嚥性肺炎の原因になりますので注意が必要です。

・膀胱留置カテーテルの管理

逆行性感染による膀胱炎の予防に努めます。長期間の留置は避け、自然排尿を促します。

MEMO

内視鏡的胃瘻造設術（PEG：percutaneus endoscopic gastrotomy）

内視鏡を胃に挿入して胃を膨らませ、腹壁と胃壁を密着させた後に腹壁からカテーテルを挿入し、胃に留置する。処置に要する時間は30分ほどである。

症状 23
めまい

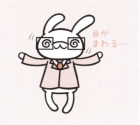

めまいとは

A　ぐるぐる、ふわふわ、ふらふら……などの異常感覚を総称して、めまいとよびます。

　めまいとは、「外界および患者自身が動いていないのに、動いているように感じる異常感覚」のことです。自分や周囲の物体がぐるぐると回っているように感じたり、身体がふわふわしたり、ふらふらしたり、目の前が暗くなったりします。一般に、めまいは次の2つに分類することができます。

❶ 真性めまい（vertigo）

　自分自身や周囲が、ぐるぐると回っているように感じます。回転だけでなく、上下、前後に自分が動いたり、ものが流れているように感じることもあります。患者の表現は、「ぐるぐると回っている」「頭や身体がぐらぐらと揺れる」「物や身体が傾いているように感じる」など。

❷ 仮性めまい（dizziness）

　身体がふわふわと不安定に感じます。非回転性のめまいで、非定形的めまいともいいます。「ふらつく」「ふわふわする」「身体が宙に浮いているような感じがする」「なんとなく頭がふわっとするような感じがする」などの表現が多くみられます。「立ちくらみがする」「目がちかちかする」「目の前が暗くなる」などの症状が現れるものを、眼前暗黒感とよぶこともあります。

めまいを感じるメカニズムは

A　内耳にある平衡器官から脳へと至るネットワークに障害が起きると、めまいが生じます。

　身体の平衡感覚を保つために重要な役割を果たしているのは、耳、目、手足、脳などです。
　耳（前庭系）によって身体の動きや向きを感じ取り、目（視覚系）によって周囲の動きや景色を見て身体をどちらに動かしたらよいか感じ取り、手足の筋肉や関節など（深部感覚系）によって身体の位

MEMO

めまいの表現
日本語では「めまい」という言葉で表す範囲が広く、「頭がぼーっとする」ということも「めまい」と表現することがある。正確な問診が必要。

MEMO

眼前暗黒感
学童や思春期によくみられるもので、起立性調節障害が原因であることが多い。立ち上がった瞬間にくらくらっとしたり、長く立っていると目の前が真っ暗になって気分が悪くなる。

置を感じ取ります。これらの情報は、脳幹や小脳で処理されて大脳へと送られます。

　脳でこれらの情報が統合されると、今度は四肢体幹の筋肉、眼球、自律神経系などに反対の向きに信号が送られ、姿勢を保持したり視線がずれないようにすぐさま調節が行われます。こうした情報のやり取りを一瞬のうちに行い、情報に対応した反応をする仕組みが整っているからこそ、どんな動きをしてもめまいを感じることはありません。

　こうした一連の平衡感覚の仕組みのなかで、最も中心的な役割を担っているのが**内耳**です。内耳には聴覚をつかさどる**蝸牛**と平衡感覚をつかさどる**前庭**があり、互いに交通しあっています。

　平衡感覚を担う前庭には、**三半規管**と**前庭器（耳石器）**があります。三半規管は3本のループ状の管がそれぞれ直角に向き合っており、管の内側には**リンパ液（内リンパ）**が満たされています。身体や頭が回転すると内リンパに流れが生じ、根元にある**膨大部**に伝わ

蝸牛神経と前庭神経
蝸牛神経は聴覚を脳幹に伝え、前庭神経は平衡感覚を脳幹に伝える。この2つの神経を合わせて第8脳神経（聴神経）という。

三半規管の役割
頭の回転を上下、左右、水平という3つの方向の回転加速度でとらえる。この機能により、頭が前後や左右に回転したことがわかる。

● 三半規管と蝸牛

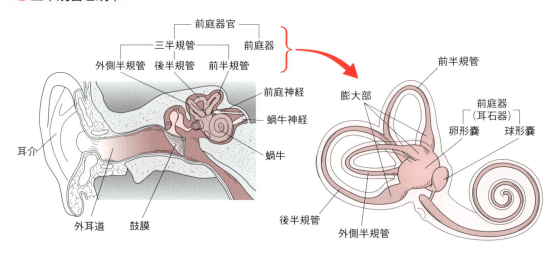

● 三半規管膨大部の構造

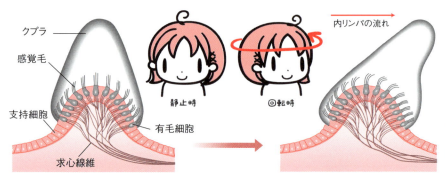

クプラはゼリー状の膜。リンパの流れが起きるとクプラが動き、その中にある感覚毛がクプラの動きをキャッチし、「回転した」という情報を脳に送る

● 耳石器の構造

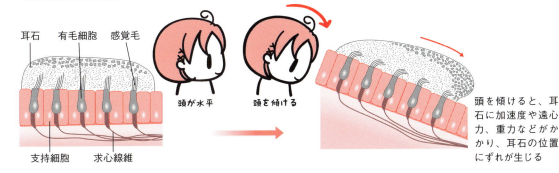

頭を傾けると、耳石に加速度や遠心力、重力などがかかり、耳石の位置にずれが生じる

ります。膨大部には、内リンパの流れをキャッチする**感覚毛**があり、情報が脳に送られる仕組みになっています。

一方、前庭は三半規管の根元にあり、**球形嚢**と**卵形嚢**という2つの仕組みで構成されています。この2つの嚢には、炭酸カルシウムでできた小さな石（**耳石**）がたくさん入っており、頭が傾くと耳石の位置にずれが生じます。耳石器ともよばれます。耳石の動きは感覚毛によって感知され、信号が脳に送られます。この感覚装置は互いに直交し、2方向の加速度を感知しています。

内耳から脳に至る一連の仕組みが完璧に機能していれば、めまいは生じません。しかし、このネットワークのどこかで障害が生じると、めまいという感覚が生じてきます。

> **MEMO**
> **耳石器の役割**
> 頭が水平方向あるいは垂直方向に動いた時に生じる2つの方向の直線加速度をとらえる。この機能により、頭が水平方向あるいは垂直方向に動いたことが分かる。

めまいを起こす原因は

A **内耳にある前庭の異常、あるいは脳幹や小脳の循環不全によってめまいが起こります。**

めまいは多くの原因で発生しますが、障害された部位によって、①**末梢性めまい**、②**中枢性めまい**、③その他のめまいの3つに分類することができます。

❶末梢性めまい

内耳の前庭器官の異常によって生じます。悪心・嘔吐、冷汗などの自律神経症状が現れることが多いのですが、これは前庭神経系が自律神経系と連結しているためです。自分や周囲がぐるぐると回転しているようなめまいを感じることが多く、ときに反復することはあるものの、ほとんどの場合、一時的な症状です。めまいの程度はかなり強いことが多く、難聴や耳鳴りなどの蝸牛症状を伴うことが多いのが特徴です。メニエール病、前庭神経炎、良性発作性頭位めまい症、突発性難聴、外リンパ瘻などで生じます。

❷ 中枢性めまい

脳幹や小脳の循環不全、脳腫瘍などによってめまいが起こります。ふわふわ、ぐらぐらという浮遊性の比較的弱いめまいが生じが持続します。頭痛、複視、しびれ感、手足の運動障害などの神経症状を伴うことが多く、末梢性めまいのような蝸牛症状はほとんど伴いません。脳血管障害、椎骨脳底動脈循環不全、脳腫瘍、変性疾患などで生じます。

❸ その他のめまい

高血圧、心疾患、貧血、自律神経機能異常などによっても、めまいが生じます。立ち上がったときにくらっとする起立性調節障害は、自律神経の機能異常によって起きるとされています。また、頚部の伸展、屈曲、回施などによって生じるめまいの代表例が、むち打ち症です。

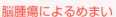

脳腫瘍によるめまい
脳腫瘍が小脳や脳幹を圧迫することによって、めまいが生じることもある。当初は弱いめまいを感じる程度だが、腫瘍が増大するにつれて徐々に強くなってくる。

高血圧とめまい
高血圧が長く続くと動脈硬化が進行し、循環障害が起こりやすい。その結果、前庭を栄養している血管に虚血が起こり、めまいが生じるのではないかと考えられている。

めまいを起こす主な疾患とは

A 臨床でよくみられるめまい誘発疾患の特徴を把握しておくと、的確な問診が行えます。

● メニエール病

回転性めまいを起こす末梢性めまいの代表疾患が、メニエール病です。耳鳴りや難聴に続いて、回転性のめまい（真性めまい）が出現します。めまいの発作は数十分から数時間で、発作が治まれば発症前の健康体に戻りますが、再び同じような発作を繰り返します。発作が起きる頻度には、個人差があります。

原因は、内耳の内リンパ水腫であると考えられています。三半規管と蝸牛は二重構造になっており、それぞれに内リンパ、外リンパという2種のリンパで満たされています。このうちの蝸牛の内リンパが過剰になると、平衡器官や聴覚器官にも影響が及び、めまいや難聴が生じます。

利尿薬（イソソルビド）、抗めまい薬などによる治療が行われます。

● 前庭神経炎

何の前触れもなく、突然に激しい回転性のめまい（真性めまい）が出現し、数日から1週間続きます。原因は、内耳から小脳へと信号を送る前庭神経の障害で、ウイルス感染が原因であると考えられていますが、はっきりしたことはまだわかりません。症状はメニエール病に似ていますが、発作を繰り返すことはありません。症状が激しい場合は、入院して薬物治療を行います。

メニエール病の起こり方
ある日突然、何の前触れもなく激しいめまいに襲われるようなケースもある。

内リンパ水腫
蝸牛の内リンパが過剰になり、内耳の内圧が高まった状態を内リンパ水腫という。内リンパを吸収する内リンパ嚢が狭窄・閉塞することによって生じる。

● 良性発作性頭位めまい症

起床動作や寝返りなどで頭や身体の向きを急に変えたときに、激しい回転性のめまいが生じます。洗濯物を干そうと上を向いたとき、靴の紐を結ぶためにかがんだとき、洗顔するために下を向いたときというように、頭が特定の位置になるとめまいを起こすこともあります。

球形嚢と卵形嚢に入っているべき耳石が三半規管にこぼれ落ち、頭を動かすことによって三半規管のリンパの流れが乱され、その結果、めまいが生じます。自然軽快することが多いのですが、耳石をもとに戻すための理学療法を行うこともあります。

● 突発性難聴

その名のとおり、突発的に難聴が生じ、めまいや耳鳴り、嘔吐などを伴います。内耳が障害される原因は不明ですが、内耳の循環障害やウイルス性内耳炎などが原因ではないかと考えられています。

● 外リンパ瘻

激しいめまいと難聴が突然に起こります。中耳と内耳を仕切っている膜が破れ、内耳に満たされていた外リンパが中耳に漏出することで症状が出現します。原因はさまざまで、咳やくしゃみをする、排便や分娩でいきむ、重い荷物を持ち上げるなど、ごく日常的な動作で起きることもあります。また、水泳、登山、飛行機の急上昇や急降下、超特急でのトンネル通過、スキューバダイビングなど、気圧の変化によって起きることもあります。

安静を保ちながら、薬物療法を行います。

● 脳血管障害

脳幹や小脳の血管が出血や閉塞を起こすと、めまいが生じます。物が二重に見える（**複視**）、発語が十分に行えない（**構音障害**）、歩き方がふらふらしている（**運動失調**）などの症状がみられた場合は、脳血管障害が疑われますので、すぐに専門医の診察が必要です。処置の開始が遅れると、運動障害、言語障害、感覚障害などの後遺症を残すこともあります。

重要なのは、**末梢性のめまいとの鑑別**です。画像診断を行うことで、原因を特定することができます。高血圧や糖尿病など、血管障害のリスクが高い疾患を有している患者に起きやすいので、原疾患や既往症を確かめます。

● 椎骨脳底動脈循環不全

椎骨脳底動脈は、頚椎横突孔（頚椎の側突起の穴）の中を上向しています。そのため、血管の圧迫が起きやすくなり、循環不全による虚血発作を起こし、自分や周囲がぐるぐると回転しているような

MEMO

難聴

難聴には、音を伝える外耳や中耳の障害で起きる伝音難聴と、音を感じる器官が障害される感音難聴がある。突発性難聴は感音難聴の一種で、早期に治療を行うことが聴力回復につながる。

MEMO

椎骨動脈、脳底動脈

椎骨動脈は、内頚動脈とともに脳に血液を供給する動脈。頭蓋腔内に入ると左右の椎骨動脈が合流して脳底動脈になる。内頚動脈が間脳や大脳基底核、内包などに血流を送るのに対し、椎骨動脈・脳底動脈は内頚動脈の血流が届きにくい脳幹や小脳に血流を送っている。

激しいめまいが生じます。ほとんどの場合、めまいとともに四肢のしびれ、歩行障害などの神経症状を伴います。動脈硬化の進行や、頚部の運動によって誘発されることもあります。

観察のポイントは

A 緊急性がない場合は、めまいの性質や持続時間などをていねいに聞き取ります。

●問診のポイント

めまいの診断には、問診が重要な役割を果たします。緊急処置が最優先されるような中枢性めまいは別として、症状が落ち着いている場合は適切な問診を行いましょう。上手な問診は、めまいの診断や治療の助けになります。

「めまいが起きたのはいつ？」

いつ、何時頃、何をしているときにめまいが出現したのか、聞きます。はっきりと「何時ごろ」「こういう動作をしているときに」と答えられる場合もありますし、「徐々に感じるようになり、次第に悪化してきた」という場合もあります。

「めまいの性質は？」

ぐるぐると回転するような真性めまいか、ふわふわ、ふらふらとする仮性めまいか、立ちくらみ様のめまいか、聞きます。「立っていられないほど」「ふらつく程度」など、めまいの程度についても確かめます。

「1回だけか、繰り返し起きるか」

1回だけの場合は突発性難聴、前庭神経炎、脳血管障害など、繰り返す場合はメニエール病、良性発作性頭位めまい症など、というように、発作の反復性の有無によって、原因を絞り込むことができます。

「めまいの持続時間は？」

めまいが続いていた時間を聞きます。数分以内で治まった場合は良性発作性頭位めまい症、数十分から数時間続く場合はメニエール病というように、診断の目安になります。

「随伴症状は？」

めまいのほかにどんな症状があったのか聞きます。聴覚の症状がある場合は突発性難聴やメニエール病など、頭痛や顔面のしびれ、舌のもつれ、複視などを伴う場合は脳血管障害であることが多いと考えられます。自律神経症状（悪心・嘔吐、冷汗など）も多くみられます。

「めまいの誘因に心当たりはあるか」

かがんだとき、上を向いたとき、布団から起き上がったときなど、特定の動作とめまいに関連があるかどうか聞きます。

MEMO

一過性脳虚血発作（TIA）

主に内頚動脈の動脈硬化によって起きることが多いのが一過性脳虚血発作。頚動脈でつくられた血栓が脳に運ばれ、脳血管を閉塞させる。しかし、この血栓は血小板が主体となった溶けやすいタイプであるため、すぐに血流が回復してめまいなどの症状も消える。24時間以内にすっかり症状が消えるものをいう。

「服薬している薬は？」

　降圧薬、経口糖尿病治療薬などは、ときとしてめまいを起こすことがあります。めまいを起こしやすい薬剤には、アミノグリコシド系薬剤（ストレプトマイシン、カナマイシンなど）、抗てんかん薬、向精神薬、抗がん薬などがあります。

「職業や趣味は？」

　騒音環境下での長時間労働、有機溶剤との接触などが、めまいの原因になることがあります。また、ヘッドフォンで大音響で音楽を聴くことがあるかどうかも、大事な質問です。

●バイタルサインのチェックを行う

　バイタルチェックのうちで最も重要なのが、**血圧測定**です。救急外来でめまいを訴える患者は、すぐに血圧を測定します。随伴症状や意識状態などを確かめ、緊急処置が必要なめまいかどうか判断する必要があります。

　また、徐脈や頻脈などの脈拍の異常、呼吸の回数やリズムなども慎重に観察します。

> **MEMO**
> **急性音響性難聴**
> ロックのコンサートで大きな音を聞いたり、ヘッドフォンで大音量の音楽を聴き続けた直後、あるいはしばらく経ってから、難聴が出現する。まれにめまいを随伴することもある。

検査の方法は

眼球の動き方、姿勢を保持する能力などを調べ、めまいを起こしている原因を検索します。

　めまいの検査には、次のようなものがあります。

●眼振検査

　眼振というのは、眼球が振り子のようにリズミカルに揺れる状態のことです。中枢性めまいと末梢性めまいでは眼球の揺れ方に違いがあるので、眼振の方向や速さによって障害されている部位の見当がつきます。内耳の障害では、脳が内耳の機能を補って目の焦点を合わせることができるため、眼振はほとんど現れません。眼振が現れやすいのは、脳幹や小脳の障害です。

　目の前で指などを前後左右にゆっくりと動かして眼だけで追ってもらう検査、焦点を合わすことができない特殊なフレンツェルめがねをかけて眼振の有無を調べる検査、頭を懸垂させた状態から急に起き上がって眼振を調べる検査などがあります。平衡機能に異常があると、眼の動きがぎこちなく揺れたり、移動する物体を等間隔で追えなくなります。

●指標追跡検査

　さまざまな視覚刺激に対する眼球反応を調べる検査です。指標の動きをスムーズに追えない場合は、脳幹や小脳の障害が疑われます。

> **MEMO**
> **フレンツェルめがね**
> 強い凸レンズが入っており、焦点を合わせることができないめがね。医師の側からは患者の眼球の動きを観察することができ、眼球が拡大されて見えるので、眼球運動を詳細に観察しやすい。

● 重心動揺検査

●直立起立検査
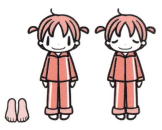
まず開眼で裸足で床に立ち、ふらつきを調べる。次に閉眼で同様に立ち、正しい姿勢を維持できるかどうかを調べる

●片足起立検査
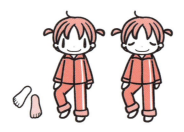
片足で立ち、ふらつきを調べる

●マン検査
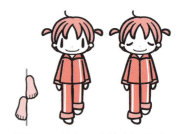
開眼で両足を一直線上にそろえて立ち、ふらつきを調べる。次に閉眼で同様に行う

● **重心動揺検査**

　身体の平衡機能が正常であるかどうか調べる検査で、末梢性めまいか中枢性めまいか判断する材料になります。両足をそろえて立ってふらつきを調べる**直立起立検査**、片足で立つ**片足起立検査**、両足を一直線上に前後にそろえて立つ**マン検査**などを、開眼・閉眼それぞれで行います。閉眼で強いふらつきが現れる場合は内耳や脊髄の障害が疑われ、開眼でも閉眼でもともに強いふらつきがある場合は脳の障害が疑われます。

● **画像検査**

　脳血管障害が疑われる場合は、頭部CT、MRI、頚椎X線検査などの画像検査を行います。

> MEMO
> **マン検査**
> 両足を一直線上に前後にそろえて立つマン検査では、障害のある内耳のほうに身体が傾く。左に傾いた場合は、左の内耳に障害があると判断できる。

ケアのポイントは

> **A** 急性期には安静を保持し、状態が落ち着いたらめまいを起こさないための生活指導を行います。

●めまいを悪化させる刺激を避ける

　めまいは、音、光、振動などによって増強されます。直射日光の入らない静かな環境をつくり、ゆっくりと休んでもらいます。衣服を緩め、安楽な姿勢で横になってもらうとよいでしょう。嘔吐がある場合は、薬剤の内服ができないので、輸液ルートを確保し、補液や薬剤の投与を行います。

　立ちくらみが強い場合は、できるだけゆっくりと起き上がるように指導します。いったん座位になって足を動かし、静脈に還流を促してから立ち上がる方法も指導しましょう。

> MEMO
> **抗めまい薬**
> 内耳の血流を改善するとともに、過剰なリンパの産生・吸収機能を調節したり、末梢前庭神経からの異常な興奮伝達を遮断するなどして、めまいを防ぐ作用がある。

●規則正しい生活をめざす

　急性期を過ぎて状態が落ち着いたら、めまいを起こさないようにするための生活指導を行います。不規則な生活、ストレス、過労、不眠、飲酒、喫煙などはめまいの誘因になりますので、これらの因子をできるだけ減らせるように生活を見直していきましょう。

　また、飛行機に乗ると気圧の変化でめまいが誘発されることがありますので、旅行の前には医師に相談するように指導します。

MEMO

タバコとめまい

タバコに含まれるニコチンは強い血管収縮作用を有している。喫煙すると内耳や脳幹に送られる血液量が減り、平衡機能に障害が現れる。

23

めまい

症状 24 不眠

Q 不眠とは

A 不眠には4つのタイプがありますが、治療が必要なのは不眠が1か月以上続く場合です。

適切な時間帯に床に入ることができ、睡眠のために割ける時間が十分あるにもかかわらず、睡眠の質的低下があり、翌朝に「十分に眠った」という充足感が得られず、患者自身が身体的、精神的、社会生活上に支障があると判断した状態が「不眠」です。自覚症状により、①寝つきが悪い「**入眠障害**」、②寝つきはよいが夜中に何度も目が覚める「**中途覚醒**」、③早朝に目が覚めて再入眠できない「**早朝覚醒**」、④睡眠時間は十分に足りているのに目覚めたときに熟睡感がない「**熟睡障害**」に分けられます。

成人の2～3割が不眠といわれていますが、積極的に治療を行う必要があるのは、こうした状態が週に2～3回以上、1か月以上にわたって続いている場合です。

Q 不眠を起こす原因は

A ひと口に不眠といっても原因は多様。5つのPによるものがほとんどです。

不眠の原因は多彩で、身体的な要因で眠れないケースもあれば、心理的要因、精神疾患などが不眠を引き起こしているケースもあります。不眠治療を行う際には、まず原因を解明する必要があります。不眠の原因には次のようなものがあり、①～⑤を5つのPとよんでいます。

①**身体的要因**（Physical）
疼痛、かゆみ、頻尿、下痢、咳、呼吸困難など、身体に原因がある不眠。

②**生理学的要因**（Physiological）
不適切な室温、騒音、照明、慣れない環境、寝具などによる不眠。

③**心理的要因**（Psychological）
ストレス、喪失体験、恐怖体験などによる不眠。

④**精神疾患**（Psychiatric）
うつ病、統合失調症、器質性疾患など、精神障害による不眠。こ

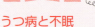

うつ病と不眠
うつ病の発症の初期の段階から不眠が現れることが多く、早朝覚醒が特徴的。中途覚醒が生じることもある。こうした不眠が2週間続くと、うつ病の可能性が高くなる。

原発性不眠
これといった原因がないのに、不眠が続く状態、精神生理的不眠ともいう。寝床に入ること自体が精神緊張を高め、眠ろうとする努力が入眠を妨げ、慢性的な不眠が生じる。

のタイプの不眠が最も多く、不眠を訴える患者の4～5割を占める。

⑤**薬理学的不眠**（Pharmacological）

中枢神経刺激薬、降圧薬、インターフェロン、ステロイド、SSRI（選択的セロトニン再取り込み阻害薬）、抗パーキンソン薬、抗がん薬、アルコールや睡眠薬などの依存とその離脱症状などによる不眠。

⑥**時間生物学的要因**

時差ぼけ、交代勤務による昼間睡眠などによる不眠。

⑦**内因性睡眠障害**

むずむず脚症候群、睡眠時無呼吸症候群などによる不眠。

睡眠のメカニズムとは

一晩のうちに、ノンレム睡眠とレム睡眠を3～5回繰り返し、朝に向かって眠りが浅くなります。

不眠を理解するためには、睡眠のメカニズムを知っておく必要があります。簡単に説明しましょう。睡眠にはノンレム睡眠とレム睡眠の2つのタイプがあります。

ノンレム睡眠とレム睡眠はセットになっており、1セットは1時間30分から2時間です。入眠する時点では浅いノンレム睡眠で、次第にノンレム睡眠の深さが増し、やがてだんだんと浅くなってレム催眠が始まり、また再びノンレム睡眠に入るというサイクルが、一晩のうちに3～5回繰り返されます。朝に向うにつれてノンレム睡眠は浅くなり、目覚めが訪れます。通常、レム睡眠は1回について10分適度ですが、早朝のレム睡眠は30分程度に伸びる傾向があり、夢を見ている時間も長くなります。

●ノンレム睡眠

眼球が運動していない状態（Non rapid eye movement）の睡眠。ノンレム睡眠は、睡眠の深さにより第1期から第4期まで4段階あります。覚醒時（閉眼状態）には9Hz程度であった紡錘形の脳波が、うとうとすると次第に振り幅が大きくなって徐波化していき、第4期の深い睡眠になると3Hz程度になります。

●レム睡眠

眼球が急激に左右に動揺しています（Rapid eye movement）。脳波は、うとうとしているときのものに近いのですが、眼球運動を行っているための筋電図が混入します。全身の骨格筋は弛緩し、心拍数と呼吸数は増加します。身体は眠っているのに脳は覚醒に近い状態で、夢をみたり、夜尿をしたり、陰茎の勃起が起きるのもレム睡眠時です。刺激を加えても、なかなか覚醒しません。

MEMO

SSRI（選択的セロトニン再取り込み阻害薬）

新世代の抗うつ薬で、セロトニンの再吸収を阻害することによってセロトニン濃度を高く維持できる。

MEMO

金縛り

通常、入眠はノンレム睡眠から始まるが、疲労が激しい場合などに、脳がまだ覚醒しているうちにレム睡眠に入ってしまうことがある。全身の筋肉が弛緩しているため、脳の指令が手足に伝わらず、身動きが取れない状態（金縛り）になるのではないかと考えられている。

MEMO

脳波

脳が働いているときの電気活動を捉えたもの。
・α（アルファ）波：脳を休めているときに出現し、8～13Hz未満。
・β（ベータ）波：精神活動をしているときに出現し、13～40Hz未満。
・θ（シータ）波：うとうととしているときに出現し、4～8Hz未満。
・δ（デルタ）波：ぐっすりと眠っているときに出現し、0.5～4Hz未満。

なお、Hz（ヘルツ）は、1秒間にみられる波形の数を表す。

MEMO

年齢と睡眠の量

新生児では1日に16～17時間の睡眠をリズムなしにとっており、レム睡眠とノンレム睡眠はほぼ同量。1歳ごろまでに主に夜間に集中して睡眠をとるようになるが、成人に比べるとレム睡眠の量は多い。老年になるにつれて睡眠時間が減少し、総睡眠時間に対するレム睡眠の割合も少なくなる。

● 睡眠の周期

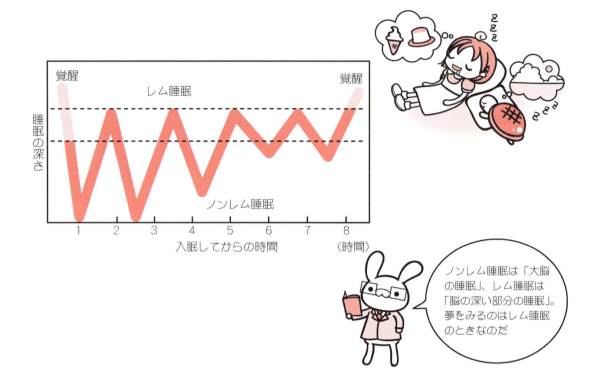

ノンレム睡眠は「大脳の睡眠」、レム睡眠は「脳の深い部分の睡眠」。夢をみるのはレム睡眠のときなのだ

睡眠の必要性とは

 身体を一定の状態に保つため、さらには体内時計を働かせるために睡眠が必要です。

睡眠には、①**恒常性機構の維持**、②**体内時計機構の維持**という2つの役割があります。

❶ 恒常性機構の維持
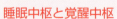

睡眠時間の大半を占めるノンレム睡眠中には、成長ホルモン、性腺刺激ホルモンなどが分泌されます。その結果、成長期の子どもは身体の成長が促され、成人では疲労回復、諸機構の修復などが行われます。また、睡眠中には免疫増強作用がみられ、免疫担当細胞（白血球、リンパ球）からサイトカインの分泌が活発になると考えられています。これにより、生体の恒常性が保たれます。

❷ 体内時計機構の維持

私たちの身体のなかには体内時計があり、リズムを刻んでいます。そのため、時間を正確に知ることができない環境に置かれても、約24時間の規則正しい間隔で睡眠と覚醒を繰り返します。体温、血圧、

MEMO

睡眠中枢と覚醒中枢

最近の研究では、くも膜で生成されるプロスタグランジンD₂が、伝達物質であるアデノシンを仲介物質として睡眠をコントロールしているのではないかといわれている。脳幹の橋にレム睡眠の中枢が、視床下部の視策前野にはノンレム睡眠の中枢があると考えられている。一方、視床下部には覚醒中枢もあり、GABA（抑制性の神経伝達物質であるγ‐アミノ酪酸）が抑制している間は睡眠状態となるが、GABAの抑制がなくなると覚醒のギアが入る。

脈拍などの自律神経系、ホルモンの内分泌系も同様にリズムを刻んでいます。

地球が１回自転する周期は24時間ですが、体内時計は25時間です（サーカディアンリズム、概日リズム）。この１時間のずれを修正するのが朝の光です。網膜が光を感知すると、脳の松果体から分泌されるメラトニンというホルモンが抑制されます。やがて夜になって光が感知されなくなるとメラトニンの分泌が促進されます。これにより、体内のさまざまな機能をサーカディアンリズムに合わせているのです。

> **MEMO**
> **メラトニンと人工光**
> メラトニンは、朝、太陽光が眼に入ってから約15時間後に分泌が始まると考えられている。暗くなるにつれて分泌量が増え、脈拍や体温、血圧を低下させて睡眠に導く。寝る前に部屋を暗くすると眠りに入りやすいのは、メラトニンの分泌が促されるため。

観察のポイントは

問診により、不眠の内容を具体的に聞き出し、どこに問題があるのか探ります。

●問診のポイント

不眠は睡眠時間の長短で規定できるものではなく、本人の判断による「睡眠の不足状態」です。満足のできる睡眠がとれているかどうか、問診を行います。ポイントは次のような点です。

「１日の睡眠時間はどれぐらいか？」

実際に、１日にどれぐらいの時間眠っているのか、また理想とする睡眠時間はどれぐらいか聞きます。これによって、患者の睡眠に対する考え方がわかります。

「睡眠にどのような問題があるか？」

寝つきが悪いのか（入眠障害）、寝つきはよいが夜中に何度も目が覚めるのか（中途覚醒）、早朝に目が覚めて再入眠できないのか（早朝覚醒）、睡眠時間は十分に足りているのに目覚めたときに熟睡感がないのか（熟睡障害）、不眠のタイプを聞きます。

「不眠の他に自覚症状はあるか？」

たとえば、不眠とともに、食欲の低下、興味の減退、意欲の低下などの自覚症状がある場合は、うつ病の疑いがあります。うつ病では自殺企図の危険性がありますので、とくに早朝覚醒がある場合は、うつ病の可能性を見逃さないようにしましょう。

「日中に強い眠気があるか？」

車の運転をしていると眠くなる、会議中に眠くなるなど、日中に強い眠気がある場合は、睡眠時無呼吸症候群の疑いがあります。寝室をともにしている家族にも問診を行い、激しいいびきとともに呼吸が止まることがあるかどうか聞くことも重要です。

また、十分に睡眠をとっているにもかかわらず日中に強烈な眠気が繰り返されるような場合は、ナルコレプシーの疑いがあります。

> **MEMO**
> **不眠による症状**
> 不眠が続くと、あくび、めまい感、頭重感、頭痛、食欲減退、倦怠感、作業能率の低下、注意力の散漫、思考力の低下、活動性の低下、などの症状が現れる。

> **MEMO**
> **ナルコレプシー**
> 日中覚醒中に突然レム睡眠モードに入り、極端な眠気と筋弛緩がおそう病気である。

24 不眠

「夜間に異常感覚はあるか？」

床に入ると脚がむずむずするような異常感覚がある場合は、むずむず脚症候群（レストレスレッグ症候群）の疑いがあります。

「睡眠中に異常な行動はあるか？」

睡眠中に大声を上げる、手足を動かす、動き回るなどの行動がみられる場合は、レム睡眠行動障害の疑いがあります。

「昼夜逆転はあるか？」

日中に眠り、夜になると起きるという昼夜逆転がある場合は、サーカディアンリズム睡眠障害の疑いがあります。

「服用している薬はあるか？」

中枢神経刺激薬、降圧薬、インターフェロン、ステロイド、SSRI（選択的セロトニン再取り込み阻害薬）、抗パーキンソン薬、抗がん薬などで、不眠を引き起こすこともあります。

● 睡眠衛生についても質問する

患者が、どのような睡眠をとっているのか具体的に聞きます。不適切な睡眠による「不眠」もあるからです。次の10の質問のどれかが当てはまれば、不適切な睡眠といえます。

①長時間（30分以上）の昼寝をしている。とくに15時以降。
②起床時間や就寝時間が不規則である。
③週に2～3回はベッドの中で長時間を過ごしている。
④就寝前にアルコールやコーヒー、緑茶などを飲む習慣がある。
⑤就寝時間の直前に運動をする習慣がある。
⑥就寝時間の直前に興奮したり、感情的な行動をしたり、高度な精神集中を必要とする作業をすることが多い。
⑦ベッドのなかで読書をしたり、テレビを見ることが多い。
⑧寝心地のよくない寝具を使用している。
⑨寝室が明るすぎる、うるさい、寒い・暑いなど、環境がよくない。
⑩ベッドに入ってから、思考、計画、回想などの精神活動にふけることが多い。

ケアのポイントは

不眠治療薬による事故を起こさないように指導を行い、日常生活にも気を配ります。

● 治療薬の知識

不眠治療は、不眠を引き起こしている原因に対する治療が優先されます。しかし、不眠によって日常生活に多大な影響が及んでいたり、不眠への恐怖感が強いような場合は、不眠治療薬（睡眠薬）の投与を検討することもあります。不眠治療薬についての知識を得ておきましょう。

> MEMO
>
> **抗ヒスタミン薬と眠気**
> 抗ヒスタミン薬で眠気を催すのは、ヒスタミンを抑制する代わりにGABAの作用が強まるため。そのため、抗ヒスタミン薬を不眠治療薬として用いることもある。

一般的に、不眠治療薬として最も用いられているのはベンゾジアゼピン受容体作動睡眠薬です。このタイプの薬には中枢神経に対するGABAの抑制作用を増強する作用があり、睡眠に導きます。この系統の睡眠薬にはいくつかのタイプがあり、入眠障害には効果が早く現れる超短時間作用型、中途覚醒には作用時間が短い短時間作用型、早朝覚醒には効果が比較的長く続く中間作用型というように、症状によって使い分けます。

● 不眠治療薬服用時の注意点

　不眠治療薬を服用する際には、①規則的な時間に服用する、②服用後はすぐに就寝する、③使用量や使用方法に関する指示を守る、④アルコールとの併用を禁じる、（とくに超短時間作用型のハルシオンは、アルコールと併用すると作用が増強されて危険です）などの注意点をしっかり伝えます。

　不眠治療薬は、その日の体調や活動などによって効き目に差が出ますので、服用しても睡眠時間は必ずしも一定にならないことを伝えることも重要です。患者によっては、「効き目が悪い」と勝手に増量する危険性もあります。

● 良質の睡眠を得るためのポイント

　8時間眠る人もいれば、3時間で十分という人もいるように、睡眠時間は人それぞれです。日中に眠気で困らなかったら、それで十分ということを説明し、不眠に対する不安の除去に努めましょう。また、寝る前に刺激物を避ける、自分なりのリラックス法を行う、規則正しく3回の食事をする、適度な運動をするなど、日常生活を見直すことで良質の睡眠につながることもあります。

● 不眠治療薬と転倒

　不眠治療薬を服用するとふらつきが生じ、転倒や転落などの事故につながることがあります。ふらつきのピークは、薬効成分が最高血中濃度に達した時間とほぼ一致しますので、薬のタイプによる「ふらつき危険時間」を把握しておくことが必要です。

MEMO 🖊
不眠治療薬と禁忌

不眠治療薬のほとんどは、急性狭偶角緑内障と重症筋無力症に禁忌となっている。

MEMO 🖊
不眠治療薬と依存

睡眠薬の依存性は、量よりも時間で出現する。服用して8か月以内の依存は5%以内だが、8か月以上服用し続けると45%に依存が起きる。

MEMO 🖊
不眠治療薬の副作用

不眠治療薬の副作用として最も問題なのが、翌日に鎮静作用が残ってしまう「持ち越し効果」。この他、健忘作用、筋弛緩作用、依存性、反跳性不眠（突然に服用を中断することによって起きるさらに強い不眠）などの副作用もある。

● 不眠の症状と不眠治療薬

分類	一般名	商品名	入眠障害	中途覚醒	早期覚醒	熟眠感欠如
超短時間作用型	トリアゾラム ゾルピデム ゾピクロン	ハルシオン マイスリー アモバン	○			○
短時間作用型	リルマザホン	リスミー	○	○		○
中間作用型	フルニトラゼパム エスタゾラム	サイレース ユーロジン			○	
	ラメルテオン	ロゼレム		○	○	○

薬を服用したらただちにベッドに横になるように指導し、血中濃度が高い間は1人で活動させないようにします。そのためには、患者の排泄パターンの把握が欠かせません。

症状 25 せん妄

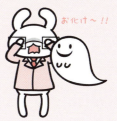

Q せん妄とは

A 一時的に起きる意識障害で、幻覚、妄想、錯覚などが生じ、理解力や注意力が低下します。

　脳の機能的失調によって起きる精神症状で、軽度の意識障害に精神的な興奮が加わった状態のことです。幻覚、妄想、錯覚などが生じ、周囲の状況が理解できなかったり、人物や事物を誤認したり、不安が顕著になったりします。理解力や注意力が低下し、応答がとんちんかんになり、見えないものが見え、トイレの場所がわからずにうろうろするようなこともあります。抑うつや睡眠障害が現れることもあります。

　せん妄によって現れる症状には個人差がありますが、行動や訴えの内容は一貫性に欠けることが特徴です。症状だけみると認知症と似ていますが、せん妄は発症のしかたが急性で、短い場合は数時間、長くても1日から数日で症状が消失します。

MEMO

せん妄の有病率
せん妄の有病率は、一般入院患者で10～30％。高齢者は若年者の4倍の確率でせん妄を起こしやすいというデータもある。

● せん妄と認知症の相違点

臨床徴候	せん妄	アルツハイマー型認知症
発症の形式	急激（数時間～数日）	潜在性（数か月～数年）
発症症状	注意集中困難、意識障害	記憶障害（近い記憶）
経過と持続	動揺性（数日～数週間）	慢性進行性
注意（力）	阻害される	通常正常である
覚醒水準	動揺する	正常
思考内容	通常豊か（しかし無秩序）	不毛である
脳波	異常（高範囲の徐波）	正常、あっても軽度異常

（一瀬邦弘：せん妄ってどんな状態なの？　ナーシングケアQ&A－全科に必要な精神的ケア、9：66～67、2006）

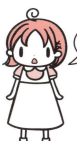

せん妄は、急激に発症して、数日でもとに戻るのね

認知症は、ゆっくり進行してもとに戻らない

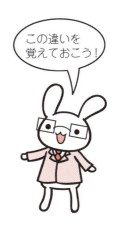

この違いを覚えておこう！

173

せん妄は疾患ではなく症状の1つで、多くの場合、それを引き起こす原因が存在します。高齢者の場合は、肝不全や腎不全などの代謝異常、感染症などがあると、せん妄が起きやすくなります。また、手術後に起きる術後せん妄、日常とは異なる空間にいることによるICU症候群（リカバリー症候群）なども、せん妄の一種です。

せん妄の原因は

脳内の病変をはじめ、肝臓や腎臓、内分泌などの疾患でもせん妄は起こります。

　せん妄は脳の機能的失調が原因で起こりますので、脳血管障害や脳腫瘍、脳炎、てんかんなどの頭蓋内病変が発症のきっかけになることは多いものです。この他、肝硬変が高度に進行すると起きる肝性脳症、有毒物質が排泄されないようになる尿毒症、呼吸不全や心不全などで起きる低酸素血症、甲状腺や副甲状腺の機能異常、低血糖、全身性エリテマトーデス、電解質異常、ビタミン欠乏症、物質や薬物などでもせん妄状態になることがあります。
　看護上、見逃してはいけない病態について把握しておきましょう。

①夜間せん妄
　とくに、高齢者は夜間にせん妄を起こすことが多く、夕方になるとそわそわと落ち着きがなくなり、徘徊が始まったり、気分が高揚するなどの行動がみられるようになります（黄昏症候群）。次第に興奮性が増し、怒りっぽくなり、目的のはっきりしない行動をとることもみられます。ほとんどの場合、睡眠障害を伴います。

②アルコール離脱せん妄
　アルコールを長期間にわたって大量に摂取し続けていた人が一時的に断酒をすると、せん妄が現れることがあります。断酒から数日以内に、小さな虫が動いて見える幻視が出現することが多いようです。

③術後せん妄・ICU症候群
　大手術の術後には、せん妄を起こしやすくなります。また、ICUのように常に電燈が灯って人の動きが慌ただしいような場所で、輸液ルートやドレーン、酸素マスクなどを装着されて拘束状態で過ごしているときにも、せん妄は起きやすくなります。輸液ルートを抜去したり、手術部位を手で触れるような行動がみられることもありますので、注意しなければなりません。
　多くの場合、患者は突然に不穏や興奮状態になります。しかし、こうした不穏や興奮はせん妄だけでなく、低酸素血症やショックによる脳の循環不全によって引き起こされることもあります。薬剤によって不用意に鎮静させてしまうと、取り返しのつかない状況になってしまいますので、不穏や興奮が呼吸、循環、疼痛あるいは代謝

MEMO

夜間せん妄と睡眠薬
夜間せん妄には、睡眠障害が少なからず影響している。しかし、安易に睡眠薬を投与すると周囲への認識や判断力がさらに低下し、せん妄を悪化させることもあるので注意が必要。

MEMO

低酸素血症
ICUでは、せん妄と低酸素血症との区別を行うことが重要。肺炎による呼吸困難、痰が詰まることによる無気肺などによって低酸素血症になり、脳の機能が低下してせん妄を起こすこともある。また、脳出血や脳梗塞によってせん妄と似た状態になることもある。

● せん妄を引き起こす病態

1. 頭蓋内病変	頭蓋内占拠性病変	脳血管性病変、脳腫瘍、脳挫傷
	中枢神経系炎症疾患	脳炎（ヘルペス、結核など）、神経梅毒、HIV脳症
	てんかん	
2. 全身性疾患あるいは機序	肝性脳症	
	尿毒症	
	低酸素血症	呼吸不全、CO_2ナルコーシス、心不全、貧血
	内分泌疾患	甲状腺機能障害、クッシング症候群、副甲状腺機能障害、低血糖
	全身性エリテマトーデス（SLE）などの膠原病	
	電解質異常	低ナトリウム血症、低カルシウム血症など
	ビタミン欠乏症	ウェルニッケ脳症、ペラグラ脳症、敗血症
	術後せん妄	
	その他	
3. 物質および薬物	アスピリン、インドメタシン、H_2遮断薬など多数	

（八田耕太郎：高齢者せん妄にかかわる身体疾患と検査．老年精神医学雑誌、17：605～609、2006より一部改変）

異常によるものではないことを十分に確認してから行わねばなりません。

④薬剤によるせん妄

　せん妄を引き起こしやすい薬剤があります。抗パーキンソン薬、抗うつ薬、抗不安薬、睡眠薬、鎮痛薬、消化性潰瘍治療薬、降圧薬、脳循環代謝改善薬などは、せん妄を起こす可能性がありますので、服薬内容を確かめることは重要です。

観察のポイントは

「いつもと違う」という気づきが重要。患者の様子を観察し、早期発見に努めます。

　患者がせん妄状態であることを、いち早く発見することが重要です。せん妄を起こすと、チューブ類の抜去やベッドからの転落など、危険な事態が生じかねません。せん妄の前駆症状として、注意障害や軽い意識障害が現れますので、見逃さないようにしましょう。

　患者と会話をしている時、「一見正常にみえても、いつもと様子が違う」「本来の活発さがない」「いつもに比べておしゃべりで、はしゃいでいる」「いつもに比べて不機嫌そうで、返事をしない」「ぼんやりとしている」「単純な単語を何度も間違う」など、日頃とは異なる様子が観察された場合は、せん妄が疑われます。スタッフに報告し、全員で情報を共有して観察するようにします。早期発見にはDST（せん妄スクリーニングツール、p.176）が役立ちます。まず、Aの項目で当てはまる項目があるかどうか判断し、B、Cと進

MEMO

消化性潰瘍治療薬

最も使用されているのは制酸薬で、H_2遮断薬はヒスタミンH_2受容体に作用している。また、プロトンポンプ阻害薬はプロトンポンプ（H^+K^+-ATPase）に直接作用して、強力に酸分泌を抑える。一見関係のない消化性潰瘍治療薬でもせん妄を起こしうることを理解しておく。

● DST（せん妄スクリーニング・ツール）

患者さん氏名	様	性別 男・女	年齢 歳	検査年月日	年 月 日

身体疾患名

A 意識・覚醒・環境認識レベル

現実感覚 　　　　　1ある　2ない
夢と現実の区別がつかなかったり、ものを見間違えたりする。たとえば、ゴミ箱がトイレに、寝具や点滴のビンがほかのものに、さらに天井のシミが虫にみえたりするなど。

活動性の低下 　　　1ある　2ない
話かけても反応しなかったり、会話や人とのやりとりがおっくうそうにみえたり、視線を避けようとしたりする。一見すると「うつ状態」のようにみえる。

興奮 　　　　　　　1ある　2ない
そわそわして落ち着きがなかったり、不安な表情を示したりする。あるいは点滴を抜いてしまったり、興奮し暴力を振るったりする。ときに鎮静処置を必要とすることがある。

気分の変動 　　　　1ある　2ない
涙もろかったり、怒りっぽかったり、焦りやすかったりする。あるいは実際に、泣いたり、怒ったりするなど感情が不安定である。

睡眠−覚醒のリズム 　1ある　2ない
日中の居眠りと夜間の睡眠障害などにより、昼夜が逆転していたり、あるいは1日中、明らかな傾眠状態にあり、話しかけてもうとうとしていたりする。

妄想 　　　　　　　1ある　2ない
最近新たに始まった妄想（誤った考えを固く信じている状態）がある。たとえば、家族や看護師がいじめる、医師に殺されるなどといったりする。

幻覚 　　　　　　　1ある　2ない
幻覚がある。現実にはない声や音が聞こえる。実在しないものがみえる。現実的にありえない、不快な味や臭いを訴える（口がいつも苦い、渋い、いやな臭いがするなど）。身体に虫が這っているなどといったりする。

B 認知の変化

見当識障害 　　　　1ある　2ない
見当識（時間・場所・人物などに関する認識）障害がある。たとえば、昼なのに夜だと思ったり、病院にいるのに、自分の家だというなど、自分がどこにいるのかわからなくなったり、看護師を孫だというなど、身近な人の区別がつかなかったりするなど。

記憶障害 　　　　　1ある　2ない
最近、急激に始まった記憶の障害がある。たとえば、過去の出来事を思い出せない。さっき起こったことも忘れるなど。

C 症状の変動

現在の精神症状の発症パターン 　1ある　2ない
現在ある精神症状は、数日から数週間前に、急激に始まった、あるいは急激に変化した。

症状の変動性 　　　1ある　2ない
現在の精神症状は1日のうちでも出たり引っ込んだりする。たとえば、昼ごろは精神症状や問題行動もなく過ごすが、夕方から夜間にかけて悪化するなど。

> **せん妄の可能性あり**

検査方法

1 最初に、「A：意識・覚醒・環境認識のレベル」について、上から下へ「1ある、2なし」についてすべての項目を評価する。

2 次に、もし、A列において1つでも「1ある」と評価された場合「B：認知の変化」についてすべての項目を評価する。

3 次に、もし、B列において1つでも「1ある」と評価された場合「C：症状の変動」についてすべての項目を評価する。

4 「C：症状の変動」のいずれかの項目で「1ある」と評価された場合は「せん妄の可能性あり」、ただちに精神科にコンサルトする。

＊注意：このツールは、患者面接や病歴聴取、看護記録、さらに家族情報などによって得られる全情報を用いて評価する。さらに、せん妄の症状は1日のうちでも変転するため、DSTは少なくとも24時間を振り返って評価する

〔町田いづみ、上出晴奈、岸泰宏ほか：看護スタッフ用せん妄評価スケール（DST-J）の作成. 総合病院精神医学雑誌、14：1〜8、2002より一部改変〕

んでいきます。Cの項目が1つでもあったら、せん妄と考えられます。精神科医にただちにコンタクトをする必要があります。

ケアのポイントは

A まず、安全を確保することが重要。睡眠のリズムを整え、不安の軽減に努めましょう。

●せん妄の治療

せん妄を起こした原因により、対処の方法は異なります。服用している薬剤が原因と考えられる場合は、その薬剤の投与をいったん中止し、様子をみます。

十分に病態を把握した段階で鎮静が必要と判断された場合は、薬剤による鎮静を行います。急激な精神運動興奮状態の場合は、統合失調症の興奮時に使用されるハロペリドールがよく用いられます。ただし、アルコール性せん妄の薬剤による鎮静には、痙攣、血圧低下、体温異常などの危険が伴いますので、慎重に行う必要があります。せん妄が高度な場合には薬剤によって鎮静を行いますが、ほとんどの場合、時間の経過によって鎮静化していきますので、全身状態や脱水の有無などを管理しながら対応していきます。

●安全を確保する

せん妄状態にあることを発見したら、何よりもまず安全を確保します。認知機能に障害をきたしていますので、輸液ラインの自己抜去やベッドからの転落を起こさないように、速やかに対処する必要があります。点滴の固定を強化する、ベッドをなるべく低くする、ベッド柵を設置する、目が届くようにナースステーションの近くにベッドを移動するなど、安全確保に努めます。

●睡眠と覚醒のリズムをつくる

せん妄を引き起こす1つのきっかけが、睡眠と覚醒のリズムの乱れです。ICUでは昼夜にかかわりなく生命を守るための集中治療が施されますので、患者の覚醒・睡眠のリズムは乱れがちになります。乱れたリズムをもとに戻すためには、ベッド位置や照明を工夫し、昼は明るく、夜は暗い環境を整えることです。

とくに、朝いちばんに一度しっかりと覚醒させることが、睡眠のリズムの修正に役立ちます。最近では、窓から外の景色が見えるように工夫されたICUも多くなっています。

一般病棟でも、昼間はできるだけ覚醒を促します。補聴器や眼鏡を使用している場合は、日中はこれらの器具を装着し、活動的に過ごすように働きかけましょう。

MEMO

身体の内部環境のチェック
せん妄を未然に防ぐためには、水分や電解質が不足していないか、貧血はないか、血圧や脈拍は正常か、排泄パターンに変化はないかなど、内部環境の観察も重要。

MEMO

せん妄と抑制
治療の必要上、やむをえず手足の抑制を行うことがある。しかし、抑制はストレスにつながってさらなるせん妄を引き起こす可能性もあるため、できるだけ短時間で終了させる。

● 騒音、静寂……どちらもだめ

　せん妄を引き起こす原因の1つが、さまざまな機器の音です。断続的なモニターの音、アラーム音、人の声、足音などは、治療を行ううえで必要な音ではありますが、騒がしすぎると過剰な刺激となり、安静を保つことができません。とはいえ、あまりにも静かすぎることも、せん妄を引き起こすきっかけになります。静寂により、不安や焦燥感が強くなることが引き金になると考えられます。

　心身の安定には適度な刺激も必要です。頻回に訪室したり、時計やテレビなどで時間を意識できるようにするなど工夫しましょう。

● 不安を引き起こさないために

　高齢者は新たな環境になじみにくいため、症状にかかわりなくせん妄の予備軍と考えましょう。せん妄を起こさないように、あらかじめ予防的な環境調整を行うことが必要です。家族の写真、愛用している物品、家庭で見慣れた物品などをベッド回りに置くだけで、不安が軽減することもあります。

MEMO

コミュニケーション

せん妄状態では、時間、場所、状況などの見当識が障害される。スタッフは、「今日は○月○日ですね」「今日で入院して○日ですね」「昨日○○さんがいらっしゃってましたね」など、現在の状況を説明することも必要。

MEMO

家族とのかかわり

せん妄は認知症と症状が似ているため、家族は不安になる。せん妄と認知症の違いをわかりやすく説明しよう。

症状 26 痙攣

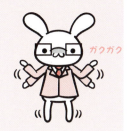

Q 痙攣とは

A 意思では止められない全身あるいは局所の筋肉の収縮のことです。さまざまなタイプがあります。

痙攣とは、急激に起きる筋肉の不随意の収縮のことです。不随意運動ですから、自分の意思で収縮を止めることはできません。

広義の痙攣には、パーキンソン病でみられる振戦、運動中のこむら返り、まぶたの細かな痙攣、驚愕反応といった生理的現象や、発熱時の悪寒戦慄、チック、ヒステリー発作なども含まれますが、狭義の場合はこれらは含めません。ここでは狭義の痙攣を取りあげます。

痙攣は、**全般発作（全身性痙攣）** と **部分発作（局所性痙攣）** に分けられます。また、筋収縮の性質により、① **突っ張るタイプ（強直性発作）**、② **突っ張りと弛緩を繰り返すタイプ（間代性発作）**、③ **この両者がともにみられるタイプ（強直間代性発作）** の3つに分けることができます。

❶ 強直性発作

筋肉が持続的に収縮し、体幹や四肢が強く屈曲したまま、あるいは伸展したまま突っ張ります。全身に現れた場合は、頸背部が後ろに反ります。

MEMO

不随意運動
意思に基づかない異常運動のこと。

MEMO

パーキンソン病
中脳の黒質ではドパミンを産生し、大脳基底核の線条体に投射しているため、パーキンソン病患者の線条体ではドパミン欠乏が生じ、運動障害をきたす。振戦、筋固縮、無動・寡動、姿勢反射障害などの症状が出現する。高齢者ほど有病率が高い。

MEMO

スパスム
顔面痙攣や眼瞼痙攣など、1つの神経によって支配されている筋や筋群に限局した痙攣をスパスム（攣縮）という。血管の収縮もスパスムという。どちらも、広義の痙攣。

● 痙攣発作の分類

部分発作	単純部分発作	意識障害なし。発作が身体の一部から次第に広がっていくこともあり、これをジャクソン型痙攣という。運動性、感覚性、精神性、自律神経性などの症状が出現する
	複雑部分発作	意識障害あり。舌なめずり、舌打ち、衣服をまさぐるなどの行為が続く
全般発作	欠神発作	突然意識が消失し、数秒～数十秒で意識が戻る。一瞬、ぼんやりしたようにみえる。凝視、眼球の上方偏位がある
	ミオクロニー発作	四肢の筋肉がピクンピクンと震える。短時間の意識障害あり
	間代性痙攣	筋収縮と弛緩が交互に起きる。意識障害あり
	強直性痙攣	筋肉が強く収縮する。呼吸は停止し、チアノーゼが出現
	強直間代性痙攣	急激な意識消失と全身性の強直性痙攣が起こり、その後、間代性痙攣に変わる。瞳孔散大、呼吸抑制、チアノーゼ、尿失禁などを伴う
	脱力発作	姿勢を保つ筋肉群に突然、脱力が起きる。転倒の危険性あり

❷ **間代性発作**

筋肉の収縮と弛緩がある程度規則的に交互に起こり、四肢がガクガクと大きく屈曲します。

❸ **強直間代性発作**

強直性発作を起こした後、間代性発作を起こします。

痙攣が起きる原因は

> **A** 脳の神経細胞の異常放電が原因です。脳の損傷や代謝異常などが引き金になります。

　正常な筋肉の随意運動は、大脳皮質の運動野から発せられた興奮が筋肉に伝わり、筋肉が収縮することで起こります。たとえば「腕を動かそう」という意思が、筋肉収縮の原動力となります。

　一方、痙攣は何らかの原因で神経細胞に電気的な異常放電が生じ、それが大脳皮質の運動野に伝わることで起こります。異常放電による興奮が筋肉に伝わり、不随意的な運動が出現するのです。

　痙攣を起こすきっかけになるのは、脳の損傷や代謝異常などです。脳に対するさまざまな物理的刺激（脳圧亢進、炎症など）や、化学的刺激（酸素供給の減少、カルシウムイオンの低下、血糖値の低下、酸塩基平衡の異常、浸透圧の異常など）が神経細胞の膜の安定性を障害し、イオンの濃度勾配の異常のため、脳細胞に電気放電が起こり、痙攣となります。なかには、原因がはっきりしない痙攣もあります。

腎不全と痙攣
尿毒症を起こすと老廃物の排泄が障害され、痙攣がみられることがある。

痙攣を起こす疾患とは

> **A** 年齢によって原因はさまざま。年齢ごとに起きやすい疾患を頭に入れておくと、慌てずに対処できます。

　痙攣を起こす疾患は、原因不明の**本態性てんかん、脳疾患、脳以外の疾患**に大きく分けられます。年齢によって原因が異なってきます。

- 乳児の場合：低酸素血症、出産時の外傷、脳出血など
- 幼児の場合：熱性痙攣、本態性てんかん、心因性、中枢神経感染症など
- 思春期～成人の場合：本態性てんかん、心因性、中枢神経感染症、薬物中毒、低血糖、低カルシウム血症、低ナトリウム血症、外傷など
- 高齢者の場合：脳血管障害、脳腫瘍、外傷、薬物中毒、腎不全、低カルシウム血症、低ナトリウム血症など

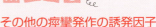

その他の痙攣発作の誘発因子
薬物の服用、薬物の中止、精神的ストレス、外界からの刺激、疲労、過換気症候群、泣き入りひきつけなどが発作の引き金になることもある。

観察のポイントは

意識や呼吸を確認し、痙攣のタイプや口腔内、目などを観察します。気道の確保は最優先項目です。

●痙攣を起こしている最中の観察

痙攣中の患者に遭遇することはめったにありませんが、だからこそ、慌てずに対処するための観察ポイントを頭に入れておく必要があります。転落や打撲などの危険の予防を行い、応援を呼びます。発作中は患者のそばを離れてはいけません。観察のポイントは次のような点です。

関連症状

●lecture● てんかん

てんかんには、原因不明の**本態性てんかん**と、脳血管障害や脳腫瘍、外傷、内分泌・代謝性疾患などによって二次的に起きる**症候性てんかん**があります。

痙攣が主な症状で、部分発作と全般発作があります。部分発作は大脳皮質の一部で異常な興奮が始まり、全般発作は大脳皮質全体で同時に異常な興奮が始まります。

てんかんの発作は突然に始まり、突然に終わります。大発作とよばれている強直間代性発作では、強直性発作で始まり、次第に間代性発作に移行し、最後に昏睡に陥ります。

こうした経過から、てんかんは急性疾患のようにみえますが、症状が出ない時でも脳波を調べると、発作波形が反復しており、慢性疾患であることがわかります。

●てんかんの発作と脳波

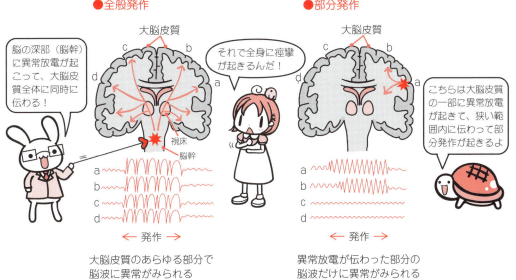

26 痙攣

「痙攣のタイプはどのようなものか」

強直性か間代性か、全身性か局所性か、まず痙攣のタイプを観察します。

「意識障害はあるか」

名前がわかっていれば「○○さん！」と大きな声で呼びかけます。

「呼吸はどうか」

呼吸数、型、規則性などを観察します。呼吸が停止している場合は気道の確保を行い、医師の指示のもとに酸素吸入、経口エアウェイ、人工呼吸器などの準備を行います。

「口腔内の状態はどうか」

舌の状態、吐物の有無、口唇チアノーゼなどを確認します。嘔吐があれば吸引し、窒息を防ぐために顔を横に向けます。

「目の症状はあるか」

発作中は目の偏位、瞳孔の変化（大きさ、形、左右差）について観察しますが、ペンライトを使って対光反射をみることは避けましょう。

「随伴症状はあるか」

発作中の失禁、発熱、過呼吸、発作後の麻痺など、随伴症状の観察を行います。

● 痙攣の前駆症状を知っておく

痙攣が起きる前に、めまい、頭重感、食欲不振、不安感、幻覚、幻聴、幻臭、欠神、巨視（物が大きく見える症状）、自動症（口をもぐもぐさせたり、手もみをする症状）などの前駆症状を伴うことがあります。

MEMO 痙攣の検査

痙攣の原因を確かめるため行うのは、画像診断と脳波検査。画像診断ではCTあるいはMRIを用い、脳腫瘍や脳血管障害などの器質的異常の有無を調べる。一方、脳波検査では大脳皮質の電気的興奮を増幅し、頭皮上に置いた電極で記録する。これはてんかんの診断に欠かせない検査。

MEMO 目の偏位

てんかん発作のときには、眼球が一側へ強く偏位することがある。これを共同偏視という。

● 痙攣時の観察のポイント

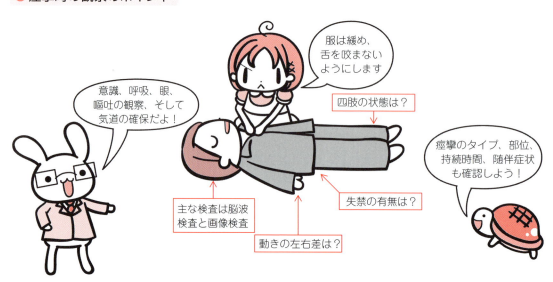

ケアのポイントは

A 再発作を起こさないようにするのが重要。薬の服用や日常生活について具体的な指導を行います。

●再発作を起こさせない

発作が治まった後は、再発作を起こさないように生活の指導を行います。精神的なストレス、肉体的疲労、不規則な生活、刺激などは痙攣の誘因になりますので、これらを取り除けるように生活改善のお手伝いをしましょう。

熱い湯に入らない、お湯は少なめにする、1人で入浴しないなど、生活上の注意は具体的に行います。また、車の運転や高所での作業は控えたほうがよいということも伝えます。

●薬は確実に服用する

抗てんかん薬を服用している場合は、血中濃度を一定に保つために確実に服用するように指導を行います。長期間発作が起きないと服用を中止してしまうケースもありますので、服用を中止すると再発の可能性があることを説明します。

また、薬剤それぞれに特有の副作用がありますので、副作用が生じたときの対処法の説明が必要です。

●熱性痙攣を繰り返す場合は服薬指導を

熱性痙攣を繰り返す幼児は、痙攣を起こさないように家庭で薬を常備しておくと安心です。よく用いられるのはジアゼパム系の座薬です。

●家族に痙攣時の対処法を指導する

家庭内でてんかんの発作を起こしたときの対処方法をわかりやすく説明しましょう。ポイントは、転倒によるけがの防止、呼吸が抑制されている場合の気道の確保、前駆症状の説明などです。

●緊急時に使われる抗てんかん薬（注射薬）

ジアゼパム（セルシン®）	痙攣発作に対する第一選択薬。脂溶性であり、希釈すると濁る。筋弛緩作用があるため、急速に静脈に投与すると呼吸抑制が起きやすい
ミダゾラム（ドルミカム®）	抗痙攣作用、安全性などについての評価は高い
フェニトイン（アレビアチン®）	抗痙攣作用は強いが、即効性はない。浸透圧が非常に高いので血管痛が強い。5倍程度に希釈して静脈に投与する

MEMO

気道の確保
痙攣発作を起こしたときは、気道確保と誤嚥防止のために側臥位にする。

MEMO

てんかん重積状態
てんかん発作が15〜30分以上続いている状態をてんかん重積状態という。短い発作を反復し、発作と発作の間に意識が戻らない状態も同様。知能低下や運動麻痺などの神経学的後遺症や死亡につながる危険性もある。

MEMO

抗てんかん薬の副作用
眠気、注意力・集中力・反射運動能力の低下など。

MEMO

術後痙攣
髄膜腫、脳動静脈奇形、脳内出血、脳膿瘍などの脳神経外科手術後、48時間以内に発症することが多く、これを術後痙攣という。手術部位の脳細胞の興奮性が高いために起こる。

関連症状

●lecture●　　乳幼児の熱性痙攣

いわゆる「ひきつけ」です。1〜2分程度の全身性の痙攣（強直間代性痙攣）で、長くても数分以内におさまります。大半は39℃以上の急激な熱の上昇に伴って起こり、扁桃腺炎、咽頭炎、中耳炎、肺炎、突発性発疹、麻疹、インフルエンザなどが原因となることが多いようです。中枢性感染症や頭蓋内異常はありません。また、発作後に運動麻痺を起こすこともありません。

小児の3〜4％にみられ、最も起きやすいのは1〜2歳ですが、まれに10歳ぐらいまで起こすことがあります。そのうち、30〜40％に再発がみられます。家族歴もみられます。

幼児の脳は発達途上で調整機能が未熟なため、発熱に伴う酸素消費量の増大や発熱による二次的細胞膜の透過性の亢進、膜電位の変化などが脳細胞の興奮性を高めるものと考えられています。

再発を繰り返す場合は、1割程度がてんかんに移行するとされています。

症状 27 関節痛

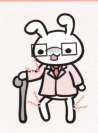

関節痛とは

何らかの原因で関節部に障害が生じると、痛みのために滑らかな動きができなくなります。

　関節痛とは、骨と骨を連結している関節に感じる痛みのことです。関節部に何らかの障害が発生すると、痛みが生じます。

　まず、関節の構造を簡単に説明しましょう。関節には、ほとんど運動性がない**不動関節**と、よく動く**可動関節**があります。一般的に関節というと、可動関節を指します。

　可動関節の一般的な構造は次のとおりです。関節は、**関節腔**という間隙をはさんで接する2本の骨と、これらを包む袋状の膜（**関節包**）から構成されています。骨の関節面は軟骨（**関節軟骨**）でおおわれており、骨と骨が直接接しないようになっています。また、関節腔には少量の液体（滑液）が満たされており、関節軟骨とともにショックアブソーバーとして働き、摩擦を減らす作用もしています。

　膝関節も基本的な構造は同じですが、常に大きな負担がかかる部分であるだけに、**半月**や**脂肪体**、**靱帯**などの特別な構造を有しています。半月は関節腔の間隙を埋めるように存在する組織で、関節部の安定性を増し、滑液の循環を円滑にする作用があります。脂肪体

MEMO

滑液
関節腔に存在している液体で、関節内の潤滑油として作用する。また、軟骨細胞へ栄養を補給する作用ももつ。

MEMO

関節の種類
形状により、球関節、蝶番関節、車軸関節、楕円関節、鞍関節、臼状関節、平面関節、不動関節などの種類がある。

● 関節の構造

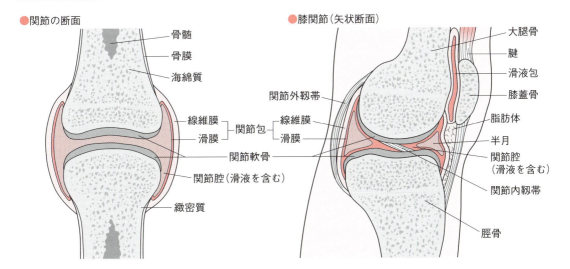

185

は、関節の保護に関与しています。靭帯は関節と骨を連結することで、関節を強化します。

こうした構造により、関節を中心にして骨格の運動を滑らかに行うことができるのです。

痛みが起きるメカニズムは

関節部の痛覚神経の終末に刺激が加わると、大脳の痛覚中枢に伝わります。

骨、関節軟骨、滑膜、関節包、骨膜、関節腔、靭帯など、関節を構成する部位のいずれかが障害されると、疼痛が発生します。関節包、靭帯、骨膜、骨などには痛覚神経の終末が多く分布し、何らかの刺激が加えられると大脳皮質の痛覚中枢に情報が伝わり、そこで痛みとして意識されるのです。

痛覚神経を刺激する要因には、変形や炎症、外傷などさまざまなものがありますが、炎症を起こしたときに発生する関節痛のメカニズムも簡単に説明しましょう。炎症によって関節部に組織障害が起きると、細胞が破壊されて細胞内からカリウムが流出し、発痛作用をもつ**化学伝達物質のプロスタグランジンとブラジキニン**が障害された組織と血管から各々産生されます。これらの伝達物質が、痛みを大脳に伝える痛覚線維の末端を刺激することによって疼痛が生じます。

一方、痛覚線維の末端からも**化学伝達物質（サブスタンスP）**が放出されてヒスタミンやセロトニンなどを遊離させ、これらが痛覚線維を刺激することによって痛みがさらに強まります。また、血管を拡張させて透過性を亢進させ、炎症をさらに進めます。

関節痛が起きる原因は

痛みの部位や起き方、随伴症状などにより、原因となる疾患を類推できます。

関節痛は、**単発性・多発性、急性・慢性、炎症性・非炎症性**という6つのポイントから分類することができます。関節痛を起こす疾患は100以上ありますので、こうした分類ごとの代表的疾患を知っておくとよいでしょう。

1つの関節に限局する単発性の痛みのうち、急性に発症するのは痛風、感染性関節炎などで、慢性の痛みがあるのは変形性関節症、結核性関節症などです。一方、多くの関節に痛みが生じる多発性関節痛のうち、溶レン菌による咽頭炎の後に起こるのはリウマチ熱などで、慢性的に痛みがあるのが関節リウマチ、変形性関節症などです。変形性関節症は単発性の場合も多発性の場合もありますが、い

MEMO
ヒスタミン
顆粒として肥満細胞内に保存されている活性アミンの一種。外部からの刺激によって細胞外へと放出され、炎症やアレルギー反応の原因となる。

MEMO
セロトニン
90％が消化管粘膜に存在するが、血小板中にも8％程度存在する。出血が起きると血小板から放出され、血小板の作用を増強する働きがある。

MEMO
急性と慢性
急性と慢性の明確な診断基準はないが、急性は数日から2週間ぐらい、慢性は数週間から1か月以上持続する痛みと考えればよい。

ずれにしても慢性の経過で発症し、炎症の所見がなく、荷重による痛みが主です。

なお、炎症を起こしている場合には、疼痛のほか、発赤、熱感、腫脹といった症状が現れます。これを「炎症の4徴候」といいます。この4徴候に機能障害を加えて、5徴候という場合もあります。炎症性の関節痛のうち、過度の運動後に起きた痛みであれば腱鞘炎や滑液包炎など、性交や尿道炎の後にきた痛みであれば淋菌性関節炎やライター症候群（反応性関節炎）などが考えられます。また、利尿薬を服用している場合は痛風に、抗不整脈薬や抗てんかん薬を長期にわたって服用している場合は薬剤誘発性ループスというように、薬と関連する関節痛もあります。

観察のポイントは

ていねいな問診を行うとともに、関節や全身の状態も観察します。

● 問診のポイント

関節痛を引き起こす原因は多岐にわたりますので、発症の経過や痛みの性状などを細かに聞いていきます。急性・慢性、炎症性・非炎症性、単発性・多発性という分類を、頭のなかに入れながら話を聞きましょう。

「どの関節が痛むか」

現在、痛みがある関節を確認します。手指の関節痛であれば関節リウマチ（RA）、肩関節であれば肩関節周囲炎（五十肩）、膝関節

● 関節痛で想定すべき主な疾患

病態	疾患
関節変形	変形性関節症
関節外リウマチ	腱鞘炎、滑液包炎
汎発性結合組織病	関節リウマチ、全身性エリテマトーデス、多発性筋炎、全身性硬化症、壊死性血管炎、リウマチ熱
結晶性関節炎	痛風
骨付着部炎	強直性脊椎炎、乾燥性関節炎、ライター症候群、慢性炎症性腸疾患
感染性病原体に伴う　直接的　間接的	感染性関節炎（ブドウ球菌、淋菌） 反応性関節炎（細菌性、ウイルス性）
外傷	血性関節症
その他	新生物、神経系疾患、副甲状腺機能亢進症、血友病

（内科学Ⅰ：医学出版、p155より改変）

MEMO

ライター症候群
関節炎、結膜炎、非特異性尿道炎を3主徴とする。関節炎の2〜3週間前に、性交後の尿道炎を伴う。

MEMO

薬剤誘発性ループス
薬剤によって誘発された全身性エリテマトーデス（SLE）。原因となった薬剤の使用を中止すれば、通常は消失する。

MEMO

関節リウマチ
（RA：reumatoid arthritis）
膠原病の一種で、左右対称に多発性の関節炎が発症する。中年の女性に多く、初発症状は関節痛と関節の腫脹。起床後に関節が動かしにくい「朝のこわばり」がある。病状が進行すると関節が破壊され、変形・脱臼などが起きる。

27 関節痛

● 痛みの種類

● 自発痛

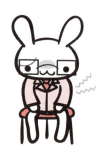

刺激を加えないのに痛む。じっとしていても痛む。痛みは、拍動性性あるいは灼熱性。急性の炎症で起きやすい。

● 圧痛

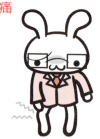

関節に圧迫を加えると痛む。急性の炎症で起きやすい。

● 運動痛

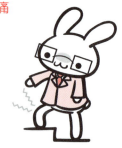

関節を動かすと痛む。急性・慢性の炎症、血行不良、変形などで起きやすい。

であれば変形性関節症というように、痛む部位によって原因疾患の推測ができることもあります。一関節だけの痛みなのか、多くの関節が痛いのか、左右対称に痛いのかなど、できるだけ詳しく聞き取りをしましょう。

「痛みの経過は？」

急激に痛みが始まったのか、徐々に痛み始めたのか、外傷や運動など痛みを誘発した心当たりはあるかなどを聞きます。また、同じ程度の痛みが続いている、徐々に痛みが強くなった、いったん治まって再発したなど、痛みの経過も聞きます。

「痛みの性状は？」

じっとしていても痛いのか（自発痛）、圧迫すると痛いのか（圧痛）、関節を動かしたときだけ痛いのか（運動痛）など、痛みの性状を聞きます。

「既往歴、家族歴、現在の病歴は？」

関節痛の原因となりうる基礎疾患の有無を聞きます。糖尿病、腎臓結石、炎症性腸症候群などは、関節の痛みを引き起こしやすい疾患です。外傷の既往についても聞きます。また、全身性エリテマトーデス（SLE）のように遺伝子的な因子が発症に関係していると考えられる疾患もありますので、家族内での関節痛の発症の有無についての問診は重要です。

● 関節の状態を観察する

痛みのある関節を十分に観察します。とくに注意をしたいのが、発赤、腫脹、熱感など炎症を疑わせる要素があるかどうかという点です。また、関節の変形や萎縮の有無についても観察を行います。

● 全身状態の観察をする

関節以外の徴候にも注意を払う必要があります。全身性エリテマ

MEMO

全身性エリテマトーデス(SLE)

慢性的な経過をたどる自己免疫疾患で、関節や皮膚をはじめ多臓器に炎症が生じる。半数以上の初発症状が関節痛であるとされ、手指、手、肘、肩、膝、足関節と痛みが移動する。

トーデスでは、関節痛だけでなく皮膚症状や腎臓障害、中枢神経障害、感染症などさまざまな症状が出現します。

検査の方法は

A 必要に応じて画像診断や滑液を調べる検査を行います。経過観察が必要な疾患もあります。

　問診、観察で原因疾患をある程度絞り込み、臨床検査やX線検査などを行います。ただし、関節リウマチのように進行性の疾患では、初期の段階では形態的な変化が少ないため、画像診断でははっきりと現れないことがあります。このような場合は、経過観察を行う必要があります。

　滑液の性状を調べる検査は、原因疾患の鑑別に役立つこともあります。正常な滑液は透明で薄い黄色をしていますが、外傷や血液凝固異常があると血性になります。また、痛風では滑液中に尿酸結晶が見られます。感染性関節炎を起こすと滑液が混濁してきますので、細菌学的検査を行います。

ケアのポイントは

A 急性期には安静の保持と痛みの緩和、慢性期にはリハビリテーションを行います。

●痛みを緩和する

　関節部の痛みを緩和するためには、原因となっている疾患の治療が重要です。治療の間にも生じる強い痛みに対しては、対症療法によって痛みの緩和を行います。原因疾患に応じて、非ステロイド抗炎症薬（NSAIDs）、抗菌薬、尿酸排泄薬などが処方されます。患部の温罨法や冷罨法が鎮痛効果を上げることもあります。

●患者に疾患の理解を求める

　関節痛を起こす疾患は、関節リウマチや全身性エリテマトーデスをはじめとして慢性的に経過し、徐々に悪化していく傾向があります。原因疾患に対する患者の理解のあるなしで、経過の良否に影響が及ぶこともありますので、できるだけわかりやすく疾患について説明します。経過が長くなるだけに、患者の治療への協力が欠かせません。

●慢性期にはリハビリを行う

　急性期に強い炎症症状がある場合には、患部の安静の保持が必要です。安静が保てないと、神経障害、循環障害、疼痛の増強などが

---

27 関節痛

> **MEMO**
>
> **非ステロイド抗炎症薬**
> **（NSAIDs：nonsteroidal antiinflammatory drugs）**
> 関節リウマチの治療でよく用いられ、酸性と塩基性（非酸性）がある。アスピリン、メフェナム酸、ジクロフェナクナトリウム、インドメタシン、ロキソプロフェンナトリウムなどで、いわゆる痛み止めのこと。

生じることもあります。

慢性期には、積極的に関節を動かすことを勧めていきましょう。リハビリテーションを行うことで、関節の拘縮や強直を予防することができます。

● 日常生活の援助をする

関節リウマチなどで関節の機能障害や変形が生じると、日常生活動作（ADL：activity of daily living）の低下がみられるようになります。関節可動域をきちんと把握し、どのような日常生活動作ができないのか具体的に観察し、補助具の利用などを含めた援助を行っていきます。自立をめざし、できる動作の評価も行いましょう。

> **MEMO**
> **慢性疾患患者の不安**
> 関節リウマチのように慢性的な経過をたどる疾患では、関節の機能障害が進むにつれて社会活動が低下し、経済的な不安、将来的な不安などが強くなる。抑うつ症状が現れることもあり、場合によってはカウンセリングや抗うつ薬の投与が必要になることもある。

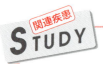

STUDY　変形性関節症

関節の老化によって生じる疾患で、軟骨が次第にすり減っていき、関節の骨が変形してきます。膝関節、股関節など上体の荷重を支える関節に多くみられますが、肘関節、肩関節、足関節などでもみられることもあります。

関節軟骨に変性や摩耗が生じると関節面に滑らかさが失われ、滑膜に炎症が起きて次第に肥厚してきます。それに伴って関節の辺縁部ではトゲ状の骨の増殖が起こり（骨棘形成）、関節全体に変形が及んできます。関節包に炎症が起きて、関節水症を起こすこともあります。いわゆる「水が溜まった状態」です。

その結果、関節可動域が狭くなり、日常生活動作に支障をきたすようになります。

治療には、保存療法と手術療法があります。保存療法は痛む部分に荷重負担がかからないように工夫をし、リハビリテーションを行います。変形性膝関節症では、大腿四頭筋の筋力低下が生じていることが多いので、運動による筋力強化を指導することもあります。ただし、ジョギングやランニングなどの運動は症状を悪化させることもありますので、荷重負荷の少ない水中ウォーキングや水泳などを行うように指導しましょう。

症状 28 運動麻痺

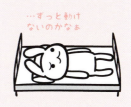

運動麻痺とは

随意運動が困難になることを運動麻痺といいます。大脳から骨格筋に至る間の障害で起こります。

　大脳皮質の運動野から末梢の骨格筋に至るまでの間で、運動神経や筋肉のどこかが障害されることで出現する「随意運動ができなくなった状態」を、運動麻痺といいます。

　まず、健康な状態では、運動指令がどのように伝わるのか、「右膝を伸ばそう」と決心した場合を例にとって簡単に説明しましょう。こうした行為の決心は、大脳前頭葉で行われます。すると、そのインパルス（電気信号）が、左脳の**二次体性運動野（補足運動野）**に伝わります。二次体性運動野の役割は、「どのように運動を組み立て、

MEMO

延髄・脊髄
大脳皮質の一次体性運動野から出た神経線維は、延髄・脊髄へと向かう。これを皮質延髄路、皮質脊髄路といい、合わせて錐体路ともよぶ。皮質脊髄路は延髄の錐体で交叉して下降するが、皮質延髄路はもっと上部で交差し、錐体は通らない。

● 大脳皮質の一次体性運動野と錐体路

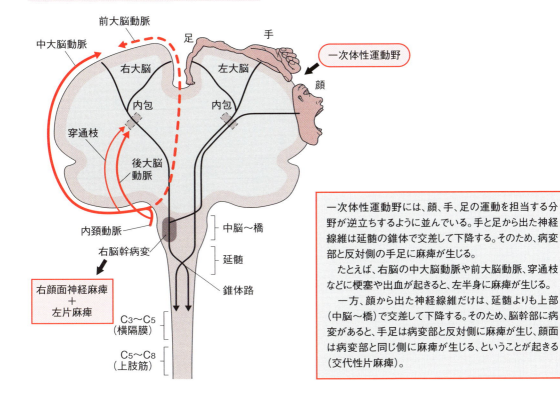

一次体性運動野には、顔、手、足の運動を担当する分野が逆立ちするように並んでいる。手と足から出た神経線維は延髄の錐体で交叉して下降する。そのため、病変部と反対側の手足に麻痺が生じる。

　たとえば、右脳の中大脳動脈や前大脳動脈、穿通枝などに梗塞や出血が起きると、左半身に麻痺が生じる。

　一方、顔から出た神経線維だけは、延髄よりも上部（中脳～橋）で交差して下降する。そのため、脳幹部に病変があると、手足は病変部と反対側に麻痺が生じ、顔面は病変部と同じ側に麻痺が生じる、ということが起きる（交代性片麻痺）。

いつ開始するのか」など、運動のデザインを行うことです。

ここで組み立てられた運動のデザインは、左脳の**一次体性運動野**に伝わります。一次体性運動野はブロードマン第4野ともいい、顔、上肢、下肢の運動を担当する分野が、人が逆立ちをするように分布しています。「右膝を伸ばそう」という運動刺激に反応して、末梢の筋肉（大腿四頭筋）に対応する脳神経（ニューロン）が興奮します。

次に、興奮したニューロンから伸びた神経線維は、大脳内部の内包から脳幹へと伝わり、延髄の**錐体**で左から右に交叉します。そして、**脊髄**の側索を下降し、脊髄前角にある運動ニューロンへと至ります。ここで、「右膝を伸ばそう」という指令が具体化されます。L_2、L_3、L_4の腰髄から大腿神経に刺激が伝わり、神経筋接合部を経て右大腿四頭筋へと伝えられ、実際に筋肉の収縮が起こり、右膝が伸びることになるのです。

こうした一連の情報伝達の過程で何らかの障害が起きると、随意運動が行えなくなります。

MEMO
上位・下位運動ニューロン
大脳皮質にある一次・二次運動野、内包、脳幹などを上位運動ニューロン、脊髄、末梢神経線維、神経・筋接合部などを下位運動ニューロンとよぶ。上位運動ニューロンの障害は中枢性運動障害とよばれ、下位運動ニューロンの障害は末梢性運動障害とよばれる。

麻痺の分類は

単麻痺、片麻痺、対麻痺、四肢麻痺という型の分類のほか、程度や性質でも分類できます。

運動麻痺は、型、程度、性質など、いくつかに分類することができます。

❶ 出現する型による分類
- **単麻痺**：四肢のうち、一肢のみに運動麻痺が生じた状態。一般的には、下位運動ニューロンの障害によって起きやすく、限局性の脳梗塞や脳出血などでも生じることがあります。
- **片麻痺**：一側の上肢・下肢に運動麻痺が生じた状態。錐体交叉よりも上では、障害側と反対側に片麻痺が生じます。一側の脳梗塞、脳出血、脳腫瘍などで生じやすい麻痺です。交代性片麻痺、交叉性片麻痺という特殊な型もあります。
- **対麻痺**：両側の下肢に麻痺が生じます。脊髄圧迫、脊髄梗塞、脊髄炎などの脊髄の病変によって起こります。
- **四肢麻痺**：両側の上肢・下肢に麻痺が生じます。脊椎疾患、脊髄炎、ギラン・バレー症候群、重症筋無力症、両側大脳半球病変、脳幹の大きな出血や梗塞などで生じます。

❷ 程度による分類
- **完全麻痺**：完全に運動機能を失った状態です。
- **不完全麻痺**：筋力が低下している状態。運動麻痺の程度が軽く、ある程度の運動はできます。

MEMO
片麻痺の特殊な型
障害側と同じ側の脳神経麻痺（顔面神経麻痺や動眼神経麻痺）と反対側の片麻痺が出現することもある。これを交代性片麻痺という。また、一側の上肢と反対側の下肢に麻痺が生じることもあり、これを交叉性片麻痺という。

MEMO
ギラン・バレー症候群
感染後の自己免疫異常と考えられ、末梢神経の髄鞘を標的とする。四肢の筋力が低下し、やがて麻痺するが、多くは回復に向かう。

● 運動麻痺の型

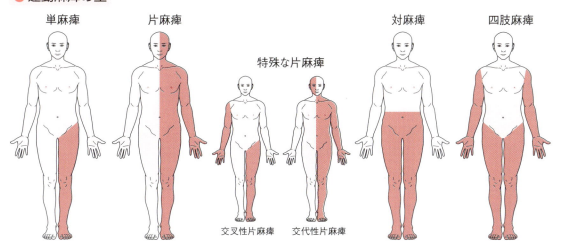

単麻痺　片麻痺　特殊な片麻痺　対麻痺　四肢麻痺

交叉性片麻痺　交代性片麻痺

❸ 性質による分類

- **痙性麻痺**：筋緊張（トーヌス）が亢進し、突っ張った硬い感じの麻痺が生じます。上位運動ニューロン（中枢神経）の障害で起こります。
- **弛緩性麻痺**：筋緊張が弱まり、だらりとした麻痺が生じます。下位運動ニューロン（末梢神経）の障害で起こります。

運動麻痺の原因部位は

病変を起こした部位により、運動麻痺の現れ方に違いが生じてきます。

障害を起こした部位により、麻痺の型や程度が異なってきます。それぞれの特徴を知っておきましょう。

❶ 大脳病変による麻痺

大脳半球の内部には前大脳動脈が流れ込み、外側には中大脳動脈が流れ込んでいます。前大脳動脈が閉塞すると、足の単麻痺が生じます。一方、中大脳動脈が閉塞すると足の麻痺は軽く済みますが、上肢に重度の麻痺が生じます。片麻痺が生じることもあります。

内頸動脈が閉塞すると、重度の片麻痺が生じます。この場合は、意識状態の確認が重要になります。また、内包を栄養する穿通枝に梗塞が起きた場合にも（ラクナ梗塞）、片麻痺が起きます。

❷ 脳幹部病変による麻痺

脳幹部の病変では、顔面と上・下肢の麻痺側が反対になる交代性片麻痺が生じることが特徴です。上・下肢に向かう神経線維は延髄

> **MEMO**
>
> **穿通枝**
> 頸動脈、椎骨動脈などの太い主幹動脈から直接分枝する直径1mm以下の細い動脈。脳の深部を栄養している。

28 運動麻痺

の錐体で交叉するため、障害側と反対側の片麻痺が生じますが、顔面神経はすでにもっと上位で交叉していますので、障害側と同じ側に顔面神経麻痺が起こります（交代性片麻痺）。その結果、右脳幹部に病変がある場合は、左片麻痺と右顔面神経麻痺が現れることになります。

❸ 脊髄病変による麻痺

頸髄には第1～第8頸神経（C_1～C_8）があります。このうち、運動を支配しているのはC_3からC_8までの神経で、C_3～C_5からは呼吸に関連する横隔膜の運動神経が出ており、C_5～C_8からは上肢を動かす神経が出ています。

脊髄損傷が生じた場合、損傷された神経部分に対応する運動ができるかどうか確認することで、呼吸に障害が及ぶ危険性があるかどうか判断することができます。肘の屈曲や肩の外転はC_5とC_6の神経が対応していますので、これらの運動ができない場合は、横隔膜呼吸に対応する部分（C_3～C_5）にまで損傷が及んでいる可能性があります。このような場合は、呼吸に危険性があると考えるべきです。反対にこれらの運動ができる場合は、横隔膜呼吸に対応する部分（C_3～C_5）の損傷はないと考えられます。

❹ その他の病変による麻痺

末梢神経や全身疾患に伴う麻痺もあります。低カリウム血症、てんかんに伴うトッド麻痺、低血糖発作、顔面神経麻痺などです。顔面神経麻痺には、末梢性のものと中枢性のものがあります（「鑑別する際のポイント」はp.196参照）。

> **MEMO**
> **頸神経と対応する動き**
> C_5、C_6に対応しているのは肩外転や肘屈曲、C_7に対応しているのは肘伸展。

> **MEMO**
> **トッド麻痺**
> てんかん発作後の一過性麻痺。数分、数時間、あるいは数日間、上肢、下肢、あるいは半身に運動麻痺が起きる。

観察のポイントは

A 何よりも麻痺の状態をていねいに観察し、診断を助けるために問診を行います。

● 問診のポイント

「家族歴や既往歴は？」

家族歴、既往歴、現病歴などを聞きます。

「急に起きたのか、徐々に起きたのか」

麻痺が起きた経過を聞きます。急に発症したのか、ゆっくりと発症したのか、確かめます。

急性に発症した場合は、脳血管障害、急性外傷、腫瘍、中毒・代謝障害、重症筋無力症、てんかん発作後のトッド麻痺などの可能性があります。慢性に発症した場合は、慢性硬膜下血腫、腫瘍、中毒・代謝障害、筋ジストロフィー、内分泌疾患によるミオパチー（筋力の低下）、糖尿病、変性疾患、先天性疾患などの可能性があります。

また、亜急性に発症した場合は、亜急性硬膜下血腫、腫瘍、中毒・代謝障害、感染・炎症性疾患、多発筋炎、ウイルス性筋炎などの可能性があります。

「運動麻痺以外の症状はあるか」

意識障害、言語障害、視野障害、感覚障害などの有無を聞きます。

● 観察のポイント

麻痺している部分はどこか、どの程度の麻痺か、筋の萎縮はあるか、反射に異常はないかなどを観察します。

・麻痺の部分と型を観察する

麻痺している部分を観察し、単麻痺、片麻痺、対麻痺、四肢麻痺のどの型なのか判断します。まれに、交代性片麻痺、交叉性片麻痺という特殊な型もありますので注意しましょう。

・麻痺の程度を観察する

完全麻痺か不完全麻痺か、鑑別します。多くの場合、徒手筋力テストを行います。

・筋緊張状態（トーヌス）を観察する

患者に、肘・手関節や膝関節を素早く屈伸してもらい、その動きを観察します。筋緊張が亢進していると、痙縮や固縮がみられます。反対に筋緊張が低下しているとだらりと弛緩します。

・筋萎縮があるかどうか観察する

筋肉の体積が減少してやせている状態であれば、筋萎縮があると判断できます。麻痺が長期間にわたると、筋萎縮が生じます。

・反射を観察する

上位運動ニューロンの障害では、深部腱反射が亢進します。ゴムハンマーなどで上腕二頭筋や上腕三頭筋、大腿四頭筋、下腿三頭筋など太い骨格筋につながる腱を叩くと、不随意に収縮します。また、バビンスキー反射などの病的反射が起こります。

下位運動ニューロンの障害の場合は深部腱反射が低下し、病的反射も起こりません。

● 徒手筋力テスト（MMT）の評価基準

	評価	内容
5	Normal（N）	強い抵抗を加えても、完全に運動できる
4	Good（G）	若干の抵抗に打ち勝って運動できる
3	Fair（F）	重力の抵抗に打ち勝って運動できる
2	Poor（P）	重力による影響を取り除けば運動できる
1	Trace（T）	筋収縮は認められるが、関節の動きはみられない
0	Zero（Z）	筋収縮を認めない

28 運動麻痺

MEMO

病的反射
皮膚表面の刺激で引き起こされる異常な足の動きのこと。足底の外縁に近い部分をこすると母指が背屈する（バビンスキー反射）、外側のくるぶしの下を後ろからこすると母指が背屈する（チャドック反射）など多数の種類がある。

MEMO

徒手筋力テスト
機械を使わず、医療者の手で筋力を確認するテスト。手で筋肉に抵抗を与えながら作動具合をみる。

195

● 顔面の麻痺の違い

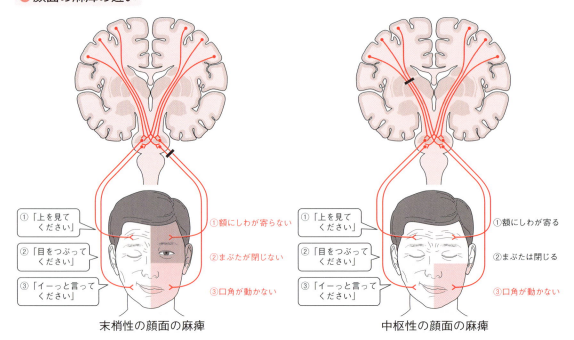

末梢性の顔面の麻痺 / 中枢性の顔面の麻痺

● 顔面の麻痺を詳しく観察する

顔面の麻痺には、下位運動ニューロンの障害による末梢性の麻痺と、上位運動ニューロンの障害による中枢性の麻痺があります。末梢性の場合は、障害側と同じ側の顔面（片側の顔面上部と下部）に麻痺が生じます。一方、中枢性の場合は、障害側と反対側の顔面下部にだけ麻痺が生じます。患者に簡単な動作を行ってもらうことで、どちらの麻痺であるか見分けることができます。

- 「上を向いて」と指示したとき
  末梢性では、麻痺側の額にしわが寄りません。
  中枢性では、左右の額にしわが寄ります。
- 「目をつぶって」と指示したとき
  末梢性では、麻痺側のまぶたを閉じることができません。
  中枢性では、両側のまぶたを閉じることができます。
- 「イーっと言って」と指示したとき
  末梢性でも中枢性でも、麻痺側の口角が動きません。

ケアのポイントは

A 残存機能を生かしながら、麻痺側の廃用性萎縮を予防できるように、援助を行います。

● 摂食・嚥下障害の有無を観察する

顔面に麻痺がある場合は、食事の際に誤嚥を起こさないように十

分に注意をします。まず、顔のどちら側が麻痺しているのか、正確にみきわめることが大事です。表情の観察、舌を出したときの傾き（麻痺側のほうに傾いて突き出る）、前口蓋弓を片方ずつ舌圧子で上から下へ刺激したときの軟口蓋の動き（健側の軟口蓋は上に上がるが、麻痺側の軟口蓋は動かない）などで総合的に判断します。

● 麻痺側で行ってはいけないことを知っておく

麻痺側での点滴はできるだけ避けます。麻痺側は感覚が低下しているため、薬剤の血管外への漏れや静脈炎などの発見が遅くなる危険性があるからです。また、点滴ルートによって関節の可動域が制限されますので、リハビリテーションにも支障をきたします。

血圧を測定する場合も、できれば健側で行いましょう。麻痺側では循環動態が変化していることが多く、正確な測定ができません。

● 体位の交換を行う

自分で寝返りを打てない場合は、安楽な姿勢を保てるように、さらには褥瘡を防ぐために、体位の交換を行います。原則として、麻痺側を下にした長時間の側臥位は避けるべきですが、短時間で無理のない姿勢であれば問題ありません。

常に念頭に置くべきことは、①麻痺側の緊張が過度にならないようにする、②麻痺側の関節可動域をなるべく制限しない、③無理な体位にして麻痺側を脱臼させないなどの点です。

● 早期のリハビリテーションを行う

機能回復を早めるために、できるだけ早期のうちから麻痺側のリハビリテーションを開始します。現在では、早ければ早いほどよいといわれています。理学療法士、作業療法士などと意見を交換しながら、機能訓練を続けていきます。リハビリテーションにおける看護師の役割は、訓練室でできたことが病室でできるか、さらには退院後に家庭でできるかという視点に立ってチェックし、励ますことです。残存機能を最大限に活用できるように安全な補助用具や自助具を取り入れ、自ら生活を管理できるように援助していきましょう。

● 転倒や転落を予防する

麻痺があると、常に転倒や転落の危険性があります。どういう動作ができて、どういう動作ができないのか、危険性が高いのはどのような動作かなどのアセスメントを行い、予防のための対策を講じます。

MEMO

食事の介助

片麻痺がある患者に対してベッド上で食事の援助を行うときは、基本的に、健側を下にした側臥位をとる。こうすることで、食物が重力によって健側の咽頭に集まり、嚥下しやすくなる。

MEMO

麻痺側からのアプローチ

麻痺側から声かけを行ったり、折にふれて患者自身が麻痺側を意識できるようにすることは、今後の生活を円滑に行ううえで重要なことである。

MEMO

歩行杖

歩行が不安定な場合は、歩行杖を用いて歩行訓練を行う。四脚杖、三脚杖、一本杖などの種類がある。

28

運動麻痺

197

症状 29 易感染性

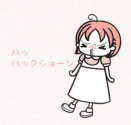

Q 易感染性とは

A 感染しやすく、感染すると悪化しやすい状態を易感染性といいます。

　感染に対する抵抗力が低下した状態を易感染性といいます。健康であれば病気を引き起こさない程度の弱毒の微生物でも、容易に感染症を引き起こします（**日和見感染**）。また、感染すると症状が悪化して重篤になりやすいという特徴もあります。高齢、低栄養状態（低アルブミン血症）、チューブ・カテーテルの頻挿入、術後、免疫抑制薬の使用、糖尿病の合併症などにより、入院中の患者は易感染状態であることが多いので注意が必要です。
　ところで、感染は、ウイルス、細菌、真菌、寄生虫などの病原体が生体内で増殖することによって成立します。感染の成立には、①**感染源があること**、②**感染経路を通じて伝播すること**、③**感受性のある人が存在すること**、の3つの要素がすべて必要です。

> **MEMO**
> **宿主**
> ウイルスを含めた寄生生物が寄生する相手の生物を宿主という。免疫機構が何らかの原因で破綻した宿主を易感染性宿主とよぶ。

Q 免疫機構とは

A 自然免疫機構は常設の防衛部隊、獲得免疫機構は緊急時に動員される防衛部隊です。

　私たちの身体が感染からどのようにして守られているのか、簡単に説明しましょう。60兆個にも及ぶ身体の細胞は、それぞれ目的をもって存在し、調和をとりつつ働いています。身体の中に病原体

● 感染成立の輪

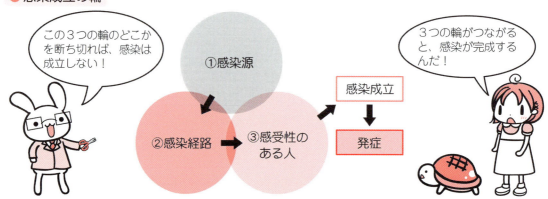

や外界の異物が侵入すると、それまでの正常な状態を維持できなくなる可能性がありますので、物理的・化学的に侵入を阻止して撃退するシステムが働きます。これが**免疫＝生体防御反応**です。免疫が働く際の基準は、「**自己と非自己の識別**」です。免疫機構が「非自己」と判断したものに対しては、敢然と戦いを挑んでいきます。

免疫系には、自然免疫機構と獲得免疫機構があります。

●自然免疫機構（非特異的生体防御機構）

もともと生体に備わっている免疫機構で、あらゆるウイルスや細菌、異物に対して真っ先に出動し、防御行動を起こします。しかし、非常に強い毒性をもった病原体や、身体に侵入しやすい病原体に対しては、完全に防ぎきれません。

自然免疫機構を担当する主な免疫細胞には、次のようなものがあります。

①好中球

白血球のうちで最も大きい顆粒球で、異物や細菌が侵入してくると血管を抜け出して侵入場所（炎症を起こしている部位）にいち早く駆けつけ、食作用によって異物を処理します。血管内で活動することもできます。

②マクロファージ

血液中にあるときは単球とよばれ、組織の中にあるときはマクロファージとよばれます。骨髄で成熟して単球として血管内に入り、数日後に血管壁を通過して組織に入り、マクロファージに変化します。単球もマクロファージも、なんでも食べてしまうため貪食細胞ともよばれます。マクロファージはとり込んだ異物の情報を他の免疫細胞（ヘルパーT細胞）に伝え（抗原提示）、免疫系全体を活性化し、抗体をつくるのを助けます。

③その他の顆粒球

好酸球、好塩基球なども顆粒をもつ免疫細胞ですが、食作用は弱く、主にアレルギーに関与しています。

●獲得免疫機構（特異的生体防御機構）

侵入してきた病原体や異物に対して、自然免疫機構では防ぎきれない場合に働くのが**獲得免疫機構**です。ある病原体に感染したときの記憶をストックしておき、次に同じものが侵入してきたときに速やかに細胞性免疫の部隊（キラーT細胞）を戦いに向かわせ、飛び道具の武器（**抗体**）をつくり出して攻撃を加えるシステムです。この免疫機構を担当するのはリンパ球です。

①T細胞（Tリンパ球）

細胞性免疫の主役がT細胞で、リンパ球の約80％を占めます。マクロファージから病原体や異物の抗原提示を受けたヘルパーT細胞がキラーT細胞とB細胞を活性化し、免疫系全体をも活性化します。

29

易感染性

MEMO

自然免疫機構とヒスタミン

細菌の侵入により組織が障害されると、肥満細胞からヒスタミンが放出される。ヒスタミンは、血管の拡張、血管透過性の亢進、好中球の血管からの遊出などを促進し、好中球やマクロファージの働きを側面から援助する。

MEMO

皮膚・粘膜の役割

病原菌の侵入を真っ先に食い止めるのは皮膚と粘膜。皮膚は角質層でおおわれ、呼吸器、消化器、泌尿器、生殖器などの表面は粘膜で覆われ、外界とのバリアの役割を果たしている。

MEMO

食作用

病原体や異物を細胞内に取り込み、分解・消化する作用。好中球、単球、マクロファージなどが有している。貪食ともいう。

199

● 免疫にかかわる細胞

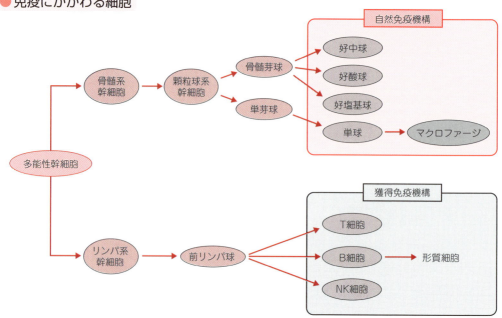

　攻撃力をもったキラーT細胞は、病原菌や異物を直接攻撃します。
　病原体が撃退されると、サプレッサーT細胞がヘルパーT細胞の機能を抑制する化学物質を放出し、免疫反応としての戦は終焉します。侵入した病原体（抗原）の情報は、メモリーT細胞によって記憶されます。

②B細胞（Bリンパ球）
　液性免疫に携わるのがB細胞です。ヘルパーT細胞から刺激を受けるとB細胞がどんどん増殖し、さらにB細胞が形質細胞へと形を変えます。形質細胞は、抗体（免疫グロブリン）をつくり出す細胞です。免疫グロブリンは抗原と結合し、抗原の増殖を阻みます。なお、形質細胞にならなかったB細胞はメモリー細胞になります。

③NK細胞
　ナチュラルキラー（Natural Killer）細胞の略で、血液やリンパ中に存在します。免疫機構が反応する前に単独で行動し、病原体やがん細胞などを貪食して破壊します。エイズが発症するとNK細胞の貪食能が失われ、炎症が起きやすくなったり、がんが発症しやすくなります。

易感染性が起きる原因は

糖尿病や肝硬変などの基礎疾患をもっている患者だけでなく、手術や治療、薬でも易感染状態になります。

易感染性は、免疫機構のどこかに障害が生じることによって引き起こされます。多いのは、基礎疾患に続いて起きるケース、医療が原因となって起きるケース、先天性の免疫機構の異常で起きるケースなどです。

●基礎疾患に続いて起きるケース

①局所疾患によるもの

- **胃を全摘した患者**
  胃液が分泌されないので、食中毒を起こしやすくなります。
- **中枢神経の障害をもつ患者、食道裂孔ヘルニアの患者**
  誤嚥性肺炎を起こしやすいので注意が必要です。
- **胆石の患者**
  胆道の感染症を起こしやすくなります。
- **気管支の線毛運動に障害がある患者**
  呼吸器の感染症を起こしやすくなります。喫煙者は要注意です。

②全身性障害によるもの

- **高齢者**
  高齢になると、自然免疫機構も獲得免疫機構もともに低下してきます。自然免疫機構では、好中球やマクロファージの遊走能や貪食能が低下してきます。また、獲得免疫機構では、T細胞のトレーニング道場のような役割を果たしている胸腺が萎縮し、細胞性免疫が低下してきます。さらに、免疫細胞をつくり出す骨髄の老化が進み、長管骨の骨髄が脂肪髄となり、造血機能が低下してリンパ球の産生も減少してしまいます。こうした免疫力の低下は、手術と重なると著しくなります。
- **糖尿病**
  好中球の機能が低下し、病原体などの異物にいち早く駆けつける能力、接着する能力、貪食する能力などが衰え、感染を起こしやすくなります。肥満があると、それだけで炎症を悪化させるといわれています。
- **肝硬変**
  肝臓が産生するアルブミンが低下して低栄養状態となり、免疫力が低下します。また、補体の値が低下することも易感染状態になる原因の１つ。補体は病原体などの微生物と直接結合して細胞膜を破壊したり、食細胞の機能を高める作用があります（オプソニン効果）。肝硬変になると、腸管内細菌が過剰に増殖する傾向が認められてお

MEMO

長管骨
手足を構成する細長い骨。中が空洞で管の形をしており、これを骨髄腔という。骨髄腔に入っている組織が骨髄。

り、特発性細菌性腹膜炎などを起こすこともあります。

・骨髄の疾患

白血病、再生不良性貧血などによって顆粒球が減少します。その結果、CMV（サイトメガロウイルス）感染症、深在性真菌症、敗血症などが起こりやすくなります。

・HIV

HIVがT細胞（CD4陽性細胞）に感染するとエイズを発症します。エイズでは、カリニ肺炎、CMV（サイトメガロウイルス）感染症、深在性真菌症などさまざまな感染症を引き起こします。

・栄養障害

タンパク質やエネルギーなどが十分に供給されないと細胞性免疫が低下します。これは、栄養障害によって胸腺が萎縮し、T細胞（CD4陽性細胞）の割合が低下するためです。

③医療が原因となって起きるケース

・手術

手術侵襲が加わると、出血により免疫に関連する物質が減るだけでなく、麻酔をかけただけでも免疫が低下します。そのために術後性肺炎が起きることがあります。手術中からすでに免疫力の低下が始まっていますので、術中に予防的に抗生物質を投与します。また、術後には、手術部位の感染（surgical site infection：SSI）に対する注意も必要です。

・体内異物

各種ドレーン、ステント、人工弁、尿路カテーテル、IVHカテーテル、血管留置カテーテルなど、体内に挿入した異物による感染が起きやすくなります。一部が外に出ているものはとくに感染を起こしやすいので、感染徴候をみきわめる必要があります。IVHカテーテルを入れた患者が原因不明の発熱を起こした場合は、カテーテル部の感染による発熱（カテーテル熱）を疑いましょう。

・血液製剤

ウイルスで汚染した製剤が混入することがあり、ウイルス性肝炎、HIV感染などが起きる危険性があります。

・抗がん薬・放射線治療

抗がん薬や放射線による治療を行うと、顆粒球の減少が生じます。好中球が1000/μL以下の場合はG-CSF（顆粒球コロニー刺激因子）の投与が必要です。

・抗菌薬による菌交代現象

何らかの原因で正常菌叢が減少することにより、通常では少数しか存在しない菌が異常に増えることを菌交代現象といいます。抗菌薬を使用すると、その薬剤に対する感受性の高い細菌が減少し、非感受性菌あるいは耐性菌が異常に増殖してしまいます。抗菌薬を使用している場合は、MRSA感染症、MRSA腸炎、偽膜性腸炎などに対する注意が必要です。

MEMO

特発性細菌性腹膜炎
腹水を合併する疾患に発生する腹膜炎。肝硬変を基礎疾患として有している患者にまれに発症する。腸の常在菌が腹腔内の腹水に移行し、腹膜炎を起こす。

MEMO

CMV（サイトメガロウイルス）感染症
通常は幼児期あるいは小児期にCMV（サイトメガロウイルス）に不顕性感染し、免疫力が低下した状態で活性化して症状を引き起こす。

MEMO

深在性真菌症
皮膚以外の臓器や組織が真菌で侵される感染症。カンジダ、アスペルギルス、クリプトコッカス、接合菌が4大病原真菌。好中球が減少すると深在性真菌症が発生しやすくなる。最も深刻なのは、血液中に真菌が侵入することによって起きる敗血症。

MEMO

G-CSF（顆粒球コロニー刺激因子）
骨髄に作用し、顆粒球のコロニーを刺激して産生を促進し、末梢血の顆粒球数を増やしたり、顆粒球の機能を高める作用がある。遺伝子組み換えヒトG-CSFが用いられる。

MEMO

顆粒球
白血球のうち細胞質の細かな顆粒をもつ好中球、好酸球、好塩基球はあわせて顆粒球とよばれている。

・免疫抑制作用のある薬剤

関節リウマチ、膠原病などではステロイドを長期にわたって使用します。ステロイドには免疫抑制作用があるため、免疫力の低下が起きて感染しやすくなります。また、リウマチ治療に用いられる生物学的製剤、抗リウマチ薬や抗がん薬として用いられるメトトレキセートなどにも免疫抑制作用があります。臓器移植後の拒絶反応を抑制させるために用いる免疫抑制薬によっても、易感染性が生じます。

④先天性の免疫機構の異常で起きるケース

先天性の白血球機能不全、補体異常、液性免疫不全、細胞性免疫不全などにより、易感染性が生じます。

観察のポイントは

A 易感染性を示す症状や徴候を聞き出し、検査や問診で原因や誘因を探求します。

● 現れやすい前駆症状

原因となる疾患と感染症の種類によって症状の現れ方はさまざまですが、易感染状態にある人は、全身倦怠感や疲労感、脱力感などを感じていることが多いようです。また、頭痛、頭重感、食欲不振、腹痛、悪心・嘔吐、下痢、関節痛、発熱などの症状を常日頃から伴っていることもあります。

● 検査の方法

原疾患の経過をみる検査とともに、白血球分画を含む血液一般検査を行います。β-Dグルカン（深在性真菌症に感染していると陽性になる）、血液細菌培養なども行います。また、尿、便、分泌物、抜去したIVHカテーテルなど、細菌培養ができるものはできるだけ培養します。

問診も、易感染性の原因を確かめるために重要です。過去に感染症を繰り返していないか、アレルギーや自己免疫疾患はないか、現在治療中の疾患はないか、易感染性を起こしやすい基礎疾患はないか、易感染性を引き起こす薬剤を服用していないか、などの質問は原因や誘因を導き出すうえで重要です。また、栄養状態や皮膚、リンパ節の腫脹の有無も確かめます。

MEMO

MRSA感染症

メチシリン耐性黄色ブドウ球菌による感染症。抗菌薬を長期間使っている患者のほか、未熟児、高齢者、術後の患者、気管切開をしている患者などに発症しやすい。MRSA菌は、今では黄色ブドウ球菌の多くを占めるようになり、常在菌としても存在するようになった。

MEMO

MRSA腸炎

胃や食道の切除手術後に抗菌薬を用いることによって起きる腸炎。腸管内にMRSAが増殖し、1日3〜5Lに及ぶ激しい下痢が起きる。脱水によって数日のうちに容体が重篤化するので、この腸炎の疑いがある場合は検査と並行して治療を行う。バンコマイシンを用いるが、血管から腸管内へ移行せず、点滴では効果がないので経口投与を行う。

MEMO

偽膜性腸炎

抗菌薬を長期間投与すると、大腸にクロストリディウム・ディフィシルという耐性菌が異常に増殖し、毒素を産出して腸管粘膜を傷つけ、正常の構造を持たない偽膜を形成する。

MEMO

VRE感染症

VREとはバンコマイシン耐性腸球菌で、入院中の易感染性患者に感染すると、重篤になりやすい。院内感染菌の重要な1つになっている。

ケアのポイント

A 手洗い、無菌操作などを徹底して行い、感染を起こさないようにします。

●感染防止のための働きかけ

感染が成立するためには、①感染源の存在、②感染経路による伝播、③感受性のある人の3要素で構成される輪をどこかで断ち切ることが必要です。状況に応じて、適切な感染防止対策を行いましょう。

①必要に応じて隔離する

感染症を発症している患者が感染（伝播）を促進させる状況にある場合は、個室あるいはクリーンルームに移動させます。面会の制限が必要になることもあります。なお、感染（伝播）が促進される状況とは、被覆材から滲出液が頻繁に漏れている状態、下痢をしている状態などです。

②スタンダードプレコーションを徹底する

感染防止対策の基本であるスタンダードプレコーション（標準予防策）は、患者と医療従事者の双方を感染から守ります。①血液、②汗以外のすべての体液、分泌物、排泄物（具体的には、唾液、痰、鼻汁、尿、便、腹水、胸水、滲出液、涙、母乳など）、③傷のある皮膚、④粘膜などは、すべて感染性のあるものとして扱います。

なお、リネンや器具が病原菌を含む汚染物で汚染されている場合は、滅菌・消毒を行います。

③手袋の着用を徹底する

手洗い、手指消毒、手袋装着、ガウンテクニックなど、感染を起こさせないための対策を徹底させます。とくに手袋の扱いには注意しましょう。ディスポーザブルの手袋は、新しいものであってもピンホールがある可能性があります。使用後の手袋はさらに多くのピンホールが生じている可能性がありますので、外した後は必ず手洗いや手指消毒をして感染予防対策をとります。

手袋交換のタイミングもきちんと知っておきましょう。次のようなケアを行った後には必ず手袋を交換します。①患者の処置が終わり、次の患者の処置に移る前、②採血を行うときは患者ごとに、③口腔ケア、陰部ケアなどを行った後、④不潔なものの後に清潔なものに触れるとき、⑤体液や血液が付着したとき、⑥長時間手袋を装着して汗をかいたとき、⑦肉眼でピンホールが見えたとき、⑧もしかしたら？と迷ったとき、などです。

④無菌操作を徹底する

針、カテーテル、カニューレの挿入など、病原体が体内に侵入する可能性の高い処置を行う場合は、厳密な無菌操作で行います。使用前には、滅菌器具の有効期限や包装の破損などの確認も重要です。

MEMO

手洗い

液体石けんを十分に泡立て、3分程度の時間をかけて洗う。手のひら、手背、指間、指先、親指、手首の順ですり合わせ、流水で洗い流してペーパータオルで拭く。洗い残しがちな部分は、指先、指間、親指など。

MEMO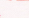

手指消毒

速乾性手指消毒剤を3mLほど手のひらにプッシュし、次の順序で手指にすり込む。
①指の先を立てるようにして液体に浸す。
②手のひらにすり込む。
③手背にすり込む。
④指を交差させ、指の間にすり込む。
⑤親指を包み込むようにしてすり込む。
⑥手首にすり込む。

●室内の清掃や消毒を徹底する

易感染状態の患者がいる場合は、室内の清掃に加えて、トイレ、洗面台、浴室など湿潤環境の清掃を十分に行います。また、使用物品や器具の消毒、衛生的な衣類の着用も重要です。

●身体の清潔を保持する

感染の予防のためには、身体の清潔を保持することが重要です。患者の状態に応じて、入浴、シャワー浴、清拭、陰部洗浄などを行います。また、免疫力が低下していると口腔カンジダ症やヘルペス性口内炎などの日和見感染を起こしやすくなりますので、患者に合った方法で口腔ケアを行います。バリアの役割を果たしている皮膚や粘膜を清潔に保つことは、細菌の増殖を防止するうえで大変に重要です。

●栄養の補給を行う

低栄養状態が続くと、免疫力の低下が促進されます。とくにタンパク質の摂取量の低下は、食細胞や補体の働きを弱めます。高カロリー、高タンパクの食事摂取を行えるように援助しましょう。

●心身の安静をはかる

身体的・精神的ストレスは、NK細胞の活性化の低下やインターフェロン産生の抑制などをまねき、免疫機構の低下につながります。十分な睡眠と休養をとれるように環境を整備し、ときには気分転換を行ってストレスをためないように援助を行い、心身の安静をはかりましょう。

MEMO

膀胱留置カテーテル挿入中

残尿があると細菌の増殖を助長するので、体位変換によって完全排尿を試みることが大事。また、カテーテルの折れ曲がりも、感染の原因になる。

MEMO

易感染性の患者教育

易感染状態であることを患者や家族にわかりやすく説明し、感染症の徴候や症状、感染経路、予防法などについて具体的に指導する。治療に伴って易感染性が生じる可能性がある場合は、事前に治療内容や感染症の初期症状、期間などについての説明を行う。

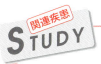

STUDY 関連疾患

白血病

骨髄や脾臓で白血球系細胞が無制限に増殖する疾患で、造血器のがんともいえます。何らかの原因で血液の幹細胞のDNAに変異が生じることで発症します。白血球が増殖するために赤血球や血小板などの血球が減少し、貧血、出血傾向、易感染性などが現れます。

病勢により急性と慢性に分けられ、増殖する白血病細胞により、骨髄性白血病とリンパ性白血病に大別されます。

血液検査、骨髄穿刺などにより診断が行われ、白血病と診断された場合は抗白血病薬による寛解導入療法、完全寛解に導く地固め療法、完全寛解状態を維持するための維持強化療法などの治療を行います。白血球抗原（HLA抗原）の形が一致するドナーから採取した骨髄を静脈から輸血する骨髄移植も行われます。

なお、急性白血病が幼若な芽球タイプの白血病細胞からなるのに対し、慢性白血病は成熟型細胞を主とするもので、末期になると急性白血病と同じ症状になります（急性転化）。

症状 30 不正出血

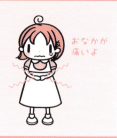

Q 不正出血とは

A 子宮や腟の組織障害やホルモン異常などで、女性性器から生じる出血を不正出血といいます。

不正出血とは、女性性器からの病的な出血のことです。正式には**不正性器出血**といいます。病的なものですから、月経、分娩、産褥期にみられる生理的な出血は除きます。多くの女性が経験するもので、治療の必要のないものから、緊急に処置を行わねばならないものまで多種多様です。

不正出血は、**器質性不正出血**と**機能性不正出血**に分けられます。

● 器質性不正出血

悪性腫瘍、良性腫瘍、炎症、外傷など、子宮や腟の組織障害によって出血するものを、器質性不正出血といいます。子宮外妊娠や流産など妊娠に関連した出血も、これに含まれます。

● 機能性不正出血

子宮や腟に器質的な疾患がない状態で、卵胞発育と女性ホルモンの異常によって子宮内膜から出血するものを、機能性不正出血といいます。止血機能の異常による性器出血も含みます。

> **MEMO**
>
> **器質と機能**
> 器質とは臓器や器官の形態のこと。たとえば、器質性不正出血は、形態に異常が起きることによって生じる出血。機能とは、働きのこと。働きのうえで出血が起こる場合を機能性不正出血という。

● 器質性不正出血の原因

分類	頻度の多い疾患
妊娠	子宮外妊娠、切迫流産、切迫早産、常位胎盤早期剥離、前置胎盤
悪性腫瘍	子宮頸癌、子宮体癌、外陰癌
良性腫瘍	子宮筋腫、子宮腺筋症、子宮内膜ポリープ
炎症	子宮腟部びらん、老人性腟炎、子宮内膜炎、卵管炎
外傷	腟壁裂傷、会陰裂傷、子宮頸管裂傷
器具・異物	避妊用器具、異物

● 子宮外妊娠

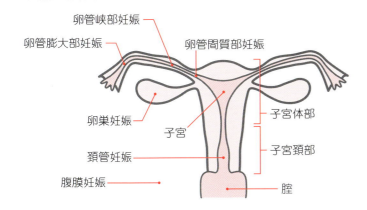

> **MEMO**
> **子宮外妊娠（異所性妊娠）**
> 受精卵が子宮以外に着床した状態。最も多いのは卵管への着床で、通常、妊娠5〜8週くらいの間に卵管破裂や卵管流産を起こし、性器出血や下腹部痛が出現する。腹腔内に多量に出血すると生命の危険もある。

年齢による特徴は

患者の年齢から不正出血の原因となる疾患をある程度、予測することができます。

年齢によって、不正出血の原因は微妙に異なります。年齢ごとに頻度の高い疾患を理解しておきましょう。

● 思春期前

外陰炎や腟炎などの器質性不正出血が大半を占めます。腟内異物や外傷による出血の場合は性的虐待、周期的な月経に似た出血の場合は思春期早発症の可能性もあります。

● 思春期

初経以後2〜4年までの排卵が不規則な時期に多量の出血が長期に続く場合は、無排卵性の機能性不正出血の可能性が高くなります。特発性血小板減少症などの血液疾患の初発症状として不正出血が現れることもあります。

● 性成熟期

この時期の不正出血の原因は多岐にわたります。妊娠に関する不正出血をはじめ、子宮内膜ポリープや子宮筋腫、子宮頸癌などの器質性不正出血、主に排卵性出血による機能性不正出血など、原因を精査する必要があります。

● 更年期

卵巣機能の低下による無排卵性の機能性不正出血が多くなりますが、器質性不正出血の可能性もありますので検査が必要です。

> **MEMO**
> **小児の観察**
> 診察時に、おびえた様子をみせたり、泣いている小児は、性的虐待の可能性もある。付き添っている親の様子を含め、きめ細かく観察する必要がある。

> **MEMO**
> **思春期早発症**
> 二次性徴が異常に早く現れるホルモン疾患。原因は特発性のことが多いが、脳腫瘍が原因となっていることもある。治療しないと女性ホルモンが骨に作用して成熟が促され、早期に成長が停止して低身長になることもある。

● 老年期

　エストロゲン作用の低下によって腟壁が萎縮し、老人性腟炎による不正出血が多くなります。悪性腫瘍による場合もあります。

 機能性不正出血の原因は

A　出血の時期や量により、排卵性・無排卵性など出血の原因が何なのか推測することができます。

　機能性不正出血は、排卵や薬剤使用の有無などにより、排卵性出血、無排卵性出血、女性ホルモン薬服用に伴う出血、止血機能の異常による出血などに分類するとわかりやすくなります。

● 排卵性出血

　月経周期が規則的で、なおかつ排卵が障害されていない女性に起きる、月経以外の時期の出血を指します。原因は女性ホルモンのごくわずかの変調で、少量の出血が短期間続きます。病的意義は少なく、性成熟期の機能性不正出血の大半はこのタイプです。出血する時期により、次の3つがあります。

① 卵胞期出血
　月経終了後に、少量の出血がダラダラと続きます（過長月経）。子宮内膜の剥離の不完全によって生じます。

② 排卵期出血
　排卵前にピークを形成したエストロゲンが急速に低下することによる消退出血です。

③ 黄体期出血
　排卵後に起きる出血で、プロゲステロンの作用不足で生じます。

● 無排卵性出血

　月経周期が不規則で、月経量や持続日数も不定な出血を指します。

老人性腟炎
委縮性腟炎ともいう。腟の自浄作用が低下して炎症が起きる。悪性腫瘍で両側の卵巣の摘出手術を受けた場合は、更年期以前であっても委縮性腟炎を起こすことがある。

エストロゲン
卵胞ホルモン。主に成熟卵から分泌され、卵胞期後期には排卵を誘発する。また、子宮頸管粘液の粘性を低下させ、精子が通りやすい環境をつくる作用もある。卵の着床が不成立の場合は、プロゲステロンとエストロゲンの両者が減少し、内膜は剥離し月経が起こる。

プロゲステロン
黄体ホルモン。卵胞から変化した黄体から分泌され、排卵後、子宮内膜を充実させて受精卵が着床しやすいようにする。着床後は子宮内膜の剥離を抑え、妊娠10週後は、主に胎盤から分泌され、ヒト絨毛性ゴナドトロピン（hCG）とともに妊娠を維持する。

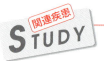

子宮癌

　器質性不正出血のなかでもとくに重要なのは、子宮頸癌、子宮体癌などの悪性腫瘍です。
　子宮頸癌は、ヒトパピローマウイルスの感染によって生じる扁平上皮癌です。危険因子は、①性交渉の年齢が低い、②性交渉の相手が多い、③頻回の妊娠、④性感染症の既往など。性成熟期の若い女性に多く、検診によって死亡率は低下していますが、発生率は下がっていません。性交渉による少量の接触出血や帯下の増加などがみられます。
　子宮体癌は、女性ホルモンバランスの乱れによって生じる腺癌です。危険因子は、①肥満、②未妊娠、③出産回数が少ない、④閉経が遅い、⑤乳癌の既往など。近年、増加しています。

● 機能性不正出血

●性周期と排卵性出血

●無排卵性周期

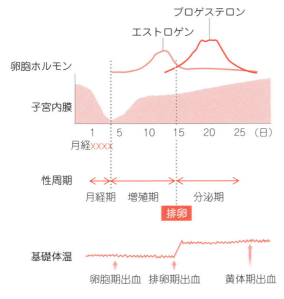
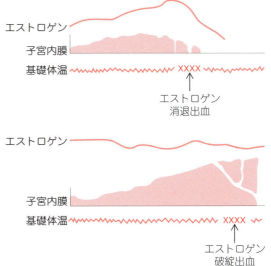

（岩佐武ほか：臨牀看護、31（6）：973-977、2005より改変）

思春期や更年期の女性に多くみられ、プロゲステロンが作用しないために出血は長期に及ぶ傾向があります。内分泌的な機序の違いにより、次の2つに分けられます。

①**エストロゲン消退出血**
　子宮内膜の増殖期にエストロゲンの分泌が低下し、内膜が剥離して出血します。

②**エストロゲン破綻出血**
　エストロゲンが持続的に分泌されるために子宮内膜が過度に増殖し、内膜が維持できなくなって破綻し、出血します。

● 女性ホルモン薬服用に伴う出血

経口避妊薬の服用、更年期のホルモン補充療法などによって出血が生じます。

● 血液疾患による出血

血小板減少症、白血病、再生不良性貧血など止血機能の異常によって出血が生じます。

> **MEMO**
> **ホルモン補充療法**
> 内服あるいは貼付により、不足している女性ホルモンを補う治療法。乳癌の発生を高めるという報告がある。

観察のポイントは

A プライバシーに配慮しながら妊娠の可能性の有無を確かめ、出血量や随伴症状、内服薬などを確認します。

● 妊娠の可能性を確認する

妊娠の有無は今後の検査にも影響しますので、第一に確かめるべき要件です。過去数か月以内に性交渉があったかどうか聞きますが、未成年の場合は家族のいないところで聞くなど、きめ細かな配慮が必要です。若年者や更年期に近い患者であっても、安易に妊娠を否定することは危険です。

性交渉があった場合は、本人の同意のうえで妊娠反応検査を行います。妊娠反応が陽性の場合は、放射線の被曝に注意しながら検査を進めます。

● 問診のポイント

プライバシーに配慮しながら、次のような項目を聞き出します。

「出血の量や性状は？」
出血の量、性状、帯下の有無、持続日数、性交渉と出血の関連などを聞きます。大量出血の場合は緊急処置が必要になります。

「随伴症状はあるか」
下腹部痛、貧血、腹部腫瘤、発熱、体温低下、血圧低下、排尿障害、悪心・嘔吐、意識障害などの有無を確認します。

「既往症は？」
婦人科疾患の既往症だけでなく、血液疾患の既往も確認する必要があります。

「最終月経はいつか」
妊娠の可能性を探る目安になります。閉経している場合は閉経年齢を聞きます。

「妊娠の有無、妊娠歴は？」
妊娠している場合は何週目か聞きます。また、妊娠の主治医の有無の確認も大事なことです。

「内服薬の服用は？」
ワーファリン、アスピリンなどの抗凝固薬、ホルモン薬、経口避妊薬などの服用の有無を確かめます。

● 婦人科疾患以外の可能性

問診を上手に行うことで、婦人科以外の疾患の可能性を発見できることもあります。血小板減少症などの出血性素因、白血病や再生不良性貧血などの血液疾患、抗凝固薬の効きすぎ、直腸や尿道からの出血などの可能性も念頭に置きながら、話を聞きましょう。

 MEMO
帯下
子宮内膜や子宮頸管の粘液、腟粘膜の分泌液、剥離した古い細胞、バルトリン腺や皮脂腺、汗腺などからの分泌液が混じり合ったもの。不正出血があると、帯下がピンク色になることがある。

 MEMO
緊急処置が必要な不正出血
子宮外妊娠、常位胎盤早期剥離などによって不正出血がある場合は、緊急処置が必要になる。

 MEMO
排尿障害
排尿時に痛みがあって出血がみられる場合は、腎・尿路系の疾患の可能性もある。

● **妊娠時には専門医へ連絡する**

　胎児の心音が減弱している場合、あるいはパターンの変化があるような場合は緊急度が高くなります。速やかに産婦人科の専門医に連絡します。

ケアのポイントは

 大量出血が予想される場合はショックの前兆を早めにキャッチし、重篤な疾患を合併しないように観察します。

● **プライバシーに配慮する**

　婦人科の疾患は、年齢にかかわらず羞恥心を伴います。処置や検査をするときには、患者の心理状態を考えながら十分にプライバシーに配慮しましょう。また、これから行われる診察や検査に対して前もって十分な説明を行い、安心感を与えることも大事なことです。

● **大量出血が予想されたら**

　不正出血によって緊急入院してきた患者の場合、どの程度の出血量なのか正確に把握するのは困難です。大量出血をすると循環動態が急激に変化し、循環血液量減少性ショックを起こすことがありますので、全身状態の観察が重要になります。

　バイタルサインの変化、意識レベルの低下、四肢の冷感、チアノーゼなどのショック症状が認められる場合は、緊急処置が必要となります。ただちに輸液ルートの確保を行いますが、輸血の可能性を考慮して太い静脈を選びます。また、酸素吸入、輸血などの準備も行います。

　妊娠に関する大量出血時には、脳の血液循環を確保するために殿部を挙上した仰臥位またはトレンデレンブルグ体位にするとよいでしょう。

● **DICの症状を見逃さない**

　常位胎盤早期剥離は、剥離の程度が大きくなって腹腔内にも大量出血をすると、DIC（播種性血管内凝固症候群）を引き起こす危険性が大きくなります。DICは血液の凝固機能の生理的平衡が破られることによって小動脈中に微小な血栓が多発し、止血機能が破綻する重篤な疾患です。血液検査で診断されますが、血尿や下血、腹痛、呼吸困難などの症状を見逃さないようにしましょう。

● **貧血の場合は食事指導を行う**

　少量の出血であっても長期にわたって続く場合は、貧血症状を呈することがあります。貧血改善のための食事指導を行いますが、改

MEMO

循環血液量減少性ショック

出血、広範な熱傷、高度の脱水などにより、循環血液量が減少して起きるショック。循環血液量が20％以上失われると血圧が低下する。出血が原因の場合は、出血性ショックともいう。

MEMO

トレンデレンブルグ体位

仰臥位で、頭部低位・腰部高位のことで、骨盤高位ともいう。

MEMO

常位胎盤早期剥離

出産後にはがれる胎盤が妊娠継続中（妊娠後期あるいは分娩中）にはがれてしまう疾患。胎盤からの酸素供給が断たれるため、多くの場合、緊急帝王切開が行われる。

善がみられない場合は鉄剤による薬物治療を考慮します.

●清潔の保持に関する指導を行う

　ナプキンを長期間にわたって使用せざるをえない場合は、清潔を保持するための指導が重要になります。ムレやかぶれを起こさないように、ナプキンを頻回に交換し、通気性の悪い下着や衣服を避けるようにします。すでに外陰部に炎症が起きている場合は、石けん類の使用は控えるように指導します。

MEMO

腟の自浄作用

腟口は肛門の近くにあるため、大腸菌などの雑菌が侵入しやすい環境にある。こうした雑菌の腟内への侵入を防いでいるのが、デーデルライン桿菌のつくる酸性の帯下による自浄作用。閉経後や卵巣の摘出後に炎症による出血を起こしやすくなるのは、腟の自浄作用が低下するため。

本書に登場する略語

AED	automated external defibrillator	自動体外除細動器
ADH	antidiuretic hormone	抗利尿ホルモン
AGML	acute gastric mucosal lesion	急性胃粘膜病変
ALP	alkaline phosphatase	アルカリホスファターゼ
ALT（＝GPT）	alanine aminotransferase	アラニンアミノトランスフェラーゼ
APTT	activated partial thromboplastin time	活性化部分トロンボプラスチン時間
ARDS	adult respiratory distress syndrome	成人呼吸促迫症候群
AST（＝GOT）	aspartase aminotransferase	アスパラギン酸アミノトランスフェラーゼ
BMI	body mass index	体格指数
CCU	coronary care unit	冠動脈疾患治療ユニット
CMV	cytomegalovirus	サイトメガロウイルス
COPD	chronic obstructive pulmonary disease	慢性閉塞性呼吸器疾患
CRP	C-reactive protein	C反応性タンパク
CT	computerized tomography	コンピュータ断層撮影
CTZ	chemoreceptor trigger zone	化学感受引き金帯
DC	direct current shock	直流除細動器
DIC	disseminated intravascular coagulation	播種性血管内凝固症候群
DST	delirium screening tool	せん妄スクリーニングツール
ENBD	endoscopic naso biliary drainage	経鼻胆道ドレナージ
FUO	fever of unknown origin	不明熱
GCS	glasgow coma scale	グラスゴーコーマスケール
GI値	glucose insulin	血糖上昇係数
Hb	hemoglobin	ヘモグロビン（血色素）
hCGホルモン	human chorionic gonadotropin	ヒト絨毛性ゴナドトロピン
HIV	human immunodeficiency virus	ヒト免疫不全ウイルス
HMV	home mechanical ventilation	在宅人工呼吸療法
HOT	home oxygen therapy	在宅酸素療法
HPT	hepaplastin test	ヘパプラスチンテスト
Ht	hematocrit	ヘマトクリット値
ICD	implantable cardioverter debrillator	植え込み型除細動器
IVR	Intervention radiology	画像下治療
JCS	japan coma scale	ジャパンコーマスケール（3-3-9度方式）
LAP	leucine aminopeptidase	ロイシンペプチターゼ
LES	lower esophageal sphincter	下部食道括約筋
MCHC	mean corpuscular hemoglobin concentration	平均赤血球ヘモグロビン（血色素）濃度
MCV	mean corpuscular volume	平均赤血球容積
MMT	manual muscle test	徒手筋力テスト
MRA	magnetic resonance angiography	磁気共鳴血管造影法
MRI	magnetic resonance imaging	磁気共鳴画像診断装置
MRSA	methicillin resistant staphylococcus aureus	メチシリン耐性黄色ブドウ球菌
NSAIDs	non steroidal anti inflammatory drugs	非ステロイド抗炎症薬

PaCO2	arterial carbon dioxide tension	動脈血二酸化炭素分圧
PaO2	arterial O2 pressure	動脈血酸素分圧
PBC	primary biliary cirrhosis	原発性胆汁性肝硬変
PEG	percutaneous endoscopic gastrostomy	内視鏡的胃瘻造設術
PONV	postoperative nausea and vomiting	手術・麻酔後の悪心・嘔吐
PPI	proton pump inhibitor	プロトンポンプインヒビター製剤
PSA	prostate specific antigen	前立腺特異抗原
PSC	primary sclerosing cholangitis	原発性硬化性胆管炎
PT	prothrombin time	プロトロンビン時間
PTCD	percutaneous transheptatic cholangio drainage	経皮経肝的胆道ドレナージ
QOL	quarity of life	生活の質、生命の質
RA	rheumatoid arthritis	関節リウマチ
RBC	red rlood cell count	赤血球数
SaO2	arterial O2 saturation	動脈血酸素飽和度
SAS	sleep apnea syndrome	睡眠時無呼吸症候群
SIRS	sytemic inflammatory response syndrome	全身性炎症反応症候群
SLE	systemic lupus erythematosus	全身性エリテマトーデス
SPO2	oxygen saturation of arterial blood measurd by pulse oximeter	パルスオキシメーターによる動脈血酸素飽和度
TIA	transient cerebral ischemic attack	一過性脳虚血発作
VIP	vasoactive intestinal polypeptide	血管作動性腸管ポリペプチド
WPW症候群	Wolff-Parkinson-White syndrome	ウォルフ・パーキンソン・ホワイト症候群
γ-GTP	γ-glutamyl transpeptidase	ガンマ・グルタミル・トランスペプチターゼ

引用・参考文献

1) 岡田忍監修：看護のための症状Q&Aガイドブック、サイオ出版、2016
2) 山田幸宏監修：看護のためのからだの正常・異常ガイドブック、サイオ出版、2015
3) 高木永子監修：看護過程に沿った対象看護、第5版、学研メディカル秀潤社、2018
4) 橋本信也：症状からみた病態生理、照林社、1997
5) 斎藤宣彦：看護につなげる病態生理、照林社、2016
6) 日本高血圧学会：高血圧治療ガイドライン2019、https://drive.google.com/file/d/1XHkktNWBv-bVdf-OVX-twwwqGTsM9A6BP/view
7) 相川大、羽田勝征：胸痛に問診だけでどこまで迫れるか?、Heart View、9（1）：98、2005
8) 賀古真一、齋藤ゆかり：出血傾向、岩岡秀明責任編集；症状が起きるメカニズムとケア、エキスパートナース、5月臨時増刊号、24（6）、2008
9) 高久史麿：新臨床内科学、第9版、2009
10) 一瀬邦弘：せん妄ってどんな状態なの?、ナーシングケアQ&A―全科に必要な精神的ケア、9:66～67、2006
11) 八田耕太郎：高齢者せん妄にかかわる身体疾患と検査、老年精神医学雑誌、17：605～609、2006
12) 池松裕子、山内豊明編：症状・症候別アセスメントと看護ケア、医学芸術社、2008

INDEX

欧文索引

ADH	130
AED	13
AGML	96
ALP	104
ALT	104
ARDS	28
AST	23、104
BMI	107
CCU	23
CRP	23、92
CTZ	82、85
CVP	135
DB	105
DIC	28、69、70、139、211
DST	175
ENBD	105
ERCP	105
FUO	139
GABA	168、171
GCS	153
G-CSF	202
GOT	104
GPT	104
hCG	208
HOT	42
HPT	72
Ht	65
HVT	42
ICD	18
ITP	69
IVH	100
JCS	153
LAP	104
MCHC	65
MCV	65
MMT	195
MRSA	90
NSAIDs	69、189
$PaCO_2$	38
PAI-1	110
PaO_2	38、40
PEG	156
PONV	83
PPI	99
PSA	120
PT	72
PTCD	105
RA	187
RBC	65
SaO_2	52
SAS	108
SIRS	139、140
SLE	188
SpO_2	41、52
SSI	202
SSRI	167
TB	105
TIA	162
TNF-α	110
TTP	69
TUR	118
γ-GTP	104

和文索引

あ

R on T の不整脈	17
ICU症候群	174
アカラシア	84
亜急性咳嗽	45
亜急性発症の頭痛	144
悪性高熱症	139、140
悪性リンパ腫	69
アシドーシス	132
アスペルギルス	202
アダムス・ストークス症候群	14
圧痕	128
圧痛	75
圧痛（関節痛）	188
アディポネクチン	110
アデノウイルス	90
アデノシン	34
アドレナリン	11、34
アナフィラキシーショック	25
アメーバ赤痢	92
アルコール性肝炎	103
アルコール離脱せん妄	174
α（アルファ）波	167
アルブミン	124、201
—製剤	29
アレルギー	199
鞍関節	185
アンジオテンシノゲン	110
アンジオテンシンⅡ	34
—受容体拮抗薬	37
安静時狭心症	23
安静と代謝	141
罨法	80

い

易感染性	198
—の患者教育	205
息切れ	46
維持液（3号液）	135
意識障害	150
意識清明	150
維持強化療法	205
意識レベルの確認	153
意識レベルの確かめ方	154
異常呼吸	154
異所性妊娠	207
胃洗浄	98
痛みの種類（関節痛）	188
痛みの違い	77
痛みの放散	144
Ⅰ型呼吸不全	38
一次止血	67
一次性頭痛	144
一次体性運動野	192
—と錐体路	191
1回拍出量	11
一過性心室細動	16
一過性脳虚血発作	162
一酸化炭素中毒	52
溢流性尿失禁	117
いびき音	46
イベントレコーダー	17
イレウス	78
飲酒と血圧	35
インスリン	108
インターフェロン	167
インターロイキン1	139
院内感染の防止	93
陰部神経	114

う

ウイルス性腸炎	89
ウイルス性の下痢	90
植え込み型除細動器	18
ウォームショック	27
ウォルフ・パーキンソン・ホワイト 症候群	13
右左シャント	50
右室肥大	51
うっ血性心不全	125
うつ熱	138
うつ病と不眠	166
ウロビリノゲン	102
ウロビリン	102
運動亢進性下痢	89
運動後の飲水	134
運動失調	161
運動痛（関節痛）	188
運動負荷心電図検査	17
運動麻痺	191
—の現れ方	193

215

INDEX

え

エイズ･････････････････････202
H_2遮断薬 ･････････････････175
栄養障害性浮腫････････････127
ACE阻害薬 ･･････････････ 37
液性免疫･･･････････････････200
　―不全･････････････････････203
S状結腸軸捻転症 ･･････ 78
エストロゲン･･･････････････208
　―消退出血･･･････････････209
　―破綻出血･･･････････････209
SpO_2とPaO_2の関係･･･ 41
SBチューブ ･････････････ 99
NK細胞 ･･････････････････200
エフェドリン･･･････････････ 11
MRSA感染症 ･･･････････202
MRSA腸炎 ･･････････92、203
エルゴタミン･･･････････････149
エルゴメーター･･･････････ 17
塩酸ヘマチン･･･････････････ 96
炎症性サイトカイン･･････137
炎症性腸疾患･･････････････ 89
炎症の4徴候･･････････････187
延髄･･･････････････････････････191
　―の循環中枢･･･････････ 34
エンテロトキシン･････････ 88
横隔膜呼吸･･･････････････････194
黄体期出血･･･････････････････208
黄体ホルモン･･･････････････208
黄疸･･･････････････････････････101
　―の主な原因･･･････････103
嘔吐中枢･･････････････････････ 81
嘔吐と呼吸･･････････････････ 81
嘔吐の原因･･･････････････････ 83
嘔吐のメカニズム･･････････ 82
悪寒･･･････････････････138、142
悪寒戦慄･･････････････････････179
悪心・嘔吐 ･･････････ 15、81
　―の原因･･･････････････････ 82
悪心相･･･････････････････････････ 81
オプソニン効果･･･････････201
温罨法･･･････････80、149、189
温度受容器･･･････････････････137

か

加圧相･･････････････････････････ 43
下位運動ニューロン
　････････192、193、195、196
開始液（1号液）･･･････135
概日リズム･･････････････････169
咳嗽･･･････････････････････････ 58
回転性めまい･･････････････160
外尿道括約筋･･････････････114
潰瘍性大腸炎･･････････････ 93
解離性大動脈･･････････････ 19
外リンパ瘻 ･･･････159、161
ガウンテクニック････････204
化学感受引き金帯･･････ 82
化学受容体･･････････････････ 38
過活動膀胱 ･･･････115、117
過換気症候群････････････ 11
下気道･･･････････････････････ 55
蝸牛･････････････････････････158
蝸牛神経･････････････････････158
核黄疸･･･････････････････････106
核心温･･･････････････････････137
覚醒中枢･････････････････････168
拡張期血圧･･･････････････････ 31
獲得免疫機構 ･････198、199
加湿･･･････････････････････････ 47
過食症･･･････････････････････109
ガス交換･････････････････････ 48
　―の障害･･･････････････････ 39
仮性球麻痺･････････････････108
仮性めまい･････････････････157
片足起立検査･･････････････164
肩関節周囲炎･･････････････187
片麻痺･･･････････････････････192
滑液･･･････････････････････････185
喀血･･･････････････････55、71
　―と吐血の違い･･････ 56
　―の泡立ち･････････････ 56
　―の原因疾患･･････････ 57
　―の治療･･･････････････ 58
活性生菌薬･･････････････････ 93
括約筋機能低下･････････117
カテーテルアブレーション･･････ 18
カテーテル熱･･･････････････202
可動関節･････････････････････185
金縛り･･･････････････････････167
過敏性腸症候群･････････ 89
下腹神経･････････････････････114
下部消化管･････････････････ 95
　―出血の検査･････････ 99
下部尿路通過障害･･････118
過眠症･･･････････････････････169
仮面高血圧･･････････････････ 36
かゆみ･･･････････････････････108
空えずき相･････････････････ 81
カリウム･･････････････････････ 34
カリニ肺炎･････････････････202
顆粒球･･･････････････････････199
顆粒球コロニー刺激因子･･････202
カルシウム拮抗薬･････ 17、37、149
寛解導入療法･･････････････205

感覚毛･･･････････････････････159
間欠的自己導尿･････････121
間欠熱 ･･･････････････139、141
還元型ヘモグロビン･･･ 48
肝硬変 ･････103、125、201
カンジダ･････････････････････202
間質液･･･････････････････････123
感受性を有する宿主･･････198
眼振検査･････････････････････163
乾性咳嗽･･･････････････45、47
肝性浮腫･････････････････････127
関節腔･･･････････････････････185
関節痛･･･････････････････････185
　―のメカニズム･･････186
関節内出血･･････････････････ 71
関節軟骨･････････････････････185
関節の拘縮･････････････････155
関節の種類･････････････････185
関節の変形･････････････････155
間接ビリルビン･････････101
関節リウマチ･･････････････186
眼前暗黒感･･･････････16、157
感染経路･････････････････････198
感染症法･･･････････････････ 93
感染性関節炎･･････････････186
感染性下痢･････････････････ 89
感染成立の輪･･････････････198
完全尿閉･････････････････････116
感染防止･････････････････････204
完全房室ブロック･･･････ 14
完全麻痺･････････････････････192
間代性発作 ･･･････179、180
冠動脈疾患治療ユニット･･････ 23
嵌頓･･･････････････････････････ 76
肝内胆汁うっ滞･････････103
柑皮症･･･････････････････････104
顔面神経麻痺 ･････192、194
顔面の麻痺の違い･･････196
関連痛･･･････････････････････ 77
　―のメカニズム･･････ 21

き

記憶･･･････････････････････････150
期外収縮･･････････････････････ 12
気管支音･･････････････････････ 46
気管支拡張症･･････････････ 45
気管支鏡検査･･････････････ 58
気管支喘息･････････････････ 45
気管支の構造･･････････････ 44
気管支の左右差･･････････ 55
気管腺･･･････････････････････ 44
危険な頭痛･････････････････146
起座位･･･････････････････････ 41

器質性不正出血……………………206
器質的便秘……………………… 94
前胸部痛………………………… 19
基礎代謝…………………………112
喫煙と血圧……………………… 35
気道内異物……………………… 53
気道の確保（ショック）………… 29
希尿………………………………116
機能性頭痛………………………144
機能性尿失禁……………………117
機能性不正出血…………………206
機能的便秘……………………… 94
偽膜性腸炎………………………203
QOLスコア………………………119
球関節……………………………185
球形嚢……………………………159
臼状関節…………………………185
急性胃粘膜病変………………… 96
急性嘔吐………………………… 86
急性音響性難聴…………………163
急性咳嗽………………………… 45
急性肝炎…………………………103
急性胸膜炎……………………… 21
急性下痢……………………… 89、90
急性循環不全…………………… 25
急性胆管炎……………………… 78
急性胆嚢炎……………………… 78
急性転化…………………………205
急性白血病……………………… 69
急性発症の頭痛…………………144
急性腹症……………… 78、79、85
吸着薬…………………………… 93
吸入相…………………………… 43
驚愕反応…………………………179
狭心症と心筋梗塞の違い……… 23
強直間代性発作……………179、180
強直性発作………………………179
胸痛………………… 15、19、58
　―の３大疾患の特徴………… 20
胸内苦悶………………………… 58
胸膜摩擦音……………………… 46
局所性痙攣………………………179
局所性浮腫………………………127
虚血性心疾患…………………… 20
拒食症……………………………109
巨赤芽球性貧血……………62、66
虚脱（ショック）………27、98
去痰薬…………………………… 47
キラー細胞………………………200
ギラン・バレー症候群…………192
起立性調節障害…………………160
緊急度の判断（ショック）…… 27
緊急処置が必要な不正出血………210

筋緊張……………………………193
菌交代現象………………………202
筋弛緩薬…………………………149
筋ジストロフィー………………194
筋性防御………………………… 77
筋肉内出血……………………… 71
筋力低下………………155、194

く

クスマウル大呼吸……………… 39
ぐずり…………………………… 53
口すぼめ呼吸………………41、42
くも状血管腫……………………104
くも膜下出血……………………146
グラスゴーコーマスケール……153
クリグラー・ナジャー症候群……106
クリプトコッカス………………202
グルクロン酸抱合………………101
クレアチン……………………… 23
群発呼吸…………………………155
群発頭痛………………144、145

け

経口摂取困難時…………………112
経口避妊薬………………………209
経口補水薬………………………134
痙性麻痺…………………………193
頚椎横突起………………………161
頚動脈の怒張…………………… 52
経尿道的前立腺切除術…………118
経皮経肝的胆道ドレナージ……105
経鼻胆道ドレナージ……………105
経皮的酸素飽和度……………… 40
稽留熱…………………139、141
痙攣………………………………179
　―の検査………………………182
　―の前駆症状…………………182
　―を起こす疾患………………180
痙攣時の観察のポイント………182
痙攣発作の分類…………………179
痙攣発作の誘発因子……………180
下血…………………… 71、95
血圧……………………………… 31
　―に影響する因子…………… 35
　―の調節機能………………… 34
血圧異常………………………… 31
血圧測定法……………………… 36
血液凝固………………………… 68
血液凝固因子…………………… 70
血液細胞の分化………………… 61
血液透析療法……………………129
血液分布異常性ショック……… 25

結核性関節症……………………186
血管運動中枢…………………… 34
血管内圧…………………………125
血管の障害……………………… 69
血算……………………………… 65
血小板…………………………… 67
　―の異常……………………… 69
血小板検査……………………… 71
血小板減少……………………… 69
血小板減少症……………………209
血小板無力症…………………… 69
血小板輸血……………………… 73
欠神発作…………………………179
血栓性血小板減少性紫斑病…… 69
血痰………………………44、55
血中抗体価……………………… 92
血糖上昇係数……………………111
血尿………………………………122
血便……………………………… 97
血流の停滞……………………… 50
血友病……………………70、71
ケトン体…………………………133
解熱薬……………………………142
下痢……………………87、132
　―のメカニズム……………… 89
ケルニッヒ徴候………146、148
減黄処置…………………………105
顕性黄疸…………………………101
原尿………………………………115
原発性硬化性胆管炎……………103
原発性胆汁性肝硬変……………103
原発性肥満………………………108
原発性不眠………………………166
原発性やせ………………………108
検便……………………………… 92

こ

降圧薬の種類と特徴…………… 37
好塩基球…………………………200
構音障害…………………………161
高カロチン血症…………………104
交感神経と不整脈……………… 17
高間接ビリルビン血症…………103
抗がん薬…………………………163
口腔ケア…………………………100
口腔粘膜出血…………………… 72
高血圧…………………………… 33
　―とめまい……………………160
　―のガイドライン…………… 33
　―の合併症…………………… 34
抗原提示…………………………199
膠原病…………………………… 69
抗コリン薬………………………121

INDEX

交差試験…………………………66
交叉性片麻痺……………………192
好酸球……………………………200
膠質浸透圧………………124、125
恒常性機構の維持…………26、168
甲状腺……………………………108
甲状腺機能亢進症…………………11
甲状腺ホルモン……………………11
口唇チアノーゼ…………………182
高浸透圧非ケトン性脱水………133
向精神薬…………………………163
抗体…………………………199、200
交代性片麻痺……191、192、194
好中球………………………199、200
高張性脱水………………130、131
高直接ビリルビン血症…………103
抗てんかん薬……………163、183
　─の副作用……………………183
行動療法…………………………112
高度急性膵炎………………………78
高トリグリセリド血症…………107
抗ヒスタミン薬…………………170
抗不安薬…………………………149
項部硬直…………………146、148
抗不整脈薬…………………………17
興奮の伝わり方……………………10
硬膜下血腫………………………151
抗めまい薬………………………164
絞扼性イレウス……………………78
抗利尿ホルモン…………130、131
誤嚥性肺炎………………156、201
コーヒー残渣様……………84、96
コールドショック…………………27
呼吸音と副雑音……………………46
呼吸筋………………………………38
呼吸困難………15、38、46、58
　─を起こす原因疾患……………40
呼吸中枢……………………………38
呼吸パターン………………………39
呼吸不全（ショック）……………27
呼吸不全……………………38、98
　─の原因…………………………39
呼吸リハビリテーション…………42
黒褐色………………………………96
国際前立腺症状スコア…………119
黒色便………………………………96
五十肩……………………………187
呼出相………………………………43
骨髄異形成症候群……………62、69
骨髄移植…………………………205
骨髄穿刺…………………………205
骨折による出血……………………25
骨盤高位……………………………30

骨盤内臓神経……………………114
こむら返り………………………179
混合型チアノーゼ…………………50
混合性脱水………………………132

さ

サーカディアンリズム…………169
サージカル・サイト・インフェク
　ション…………………………202
細菌性腸炎…………………………89
細菌性の下痢………………………90
最高血圧……………………………31
再生不良性貧血…62、69、202、209
在宅酸素療法………………………42
在宅人工呼吸療法…………………42
最低血圧……………………………31
サイトカイン……………………137
サイトメガロウイルス感染症……202
再分極………………………………10
細胞外液……………………123、130
細胞性免疫不全…………………203
細胞内液……………………123、130
杯細胞………………………………44
嗄声…………………………………46
サブスタンスP…………………186
サポウイルス………………………90
左右シャント………………………50
サルモネラ…………………………90
サルモネラ菌中毒…………………89
産科ショック………………………26
酸化ヘモグロビン…………………48
三叉神経痛………………………144
3-3-9度方式…………………153
酸素投与の危険性…………………53
酸素飽和度…………………………60
残尿感……………………………116
残尿検査…………………………120
三半規管…………………………158

し

GI値………………………………111
CMV感染症……………………202
CO₂ナルコーシス…………………53
θ（シータ）波…………………167
視覚系……………………………157
地固め療法………………………205
弛緩性麻痺………………………193
ジギタリス…………………………17
子宮外妊娠………………………207
子宮外妊娠破裂……………………78
子宮癌……………………………208
止血…………………………………73
　─のメカニズム…………………68

止血・凝固機構……………………67
自己と非自己の識別……………199
四肢の冷感…………15、97、211
四肢麻痺…………………………192
止瀉薬………………………………93
思春期早発症……………………207
耳石………………………………159
耳石器……………………………158
自然気胸……………………20、21
自然免疫機構………………198、199
自然免疫とヒスタミン…………199
持続性吸息呼吸…………………155
弛張熱………………………139、141
失外套症候群……………………152
失血による貧血……………………64
湿性咳嗽……………………45、47
失調性呼吸………………………155
自動対外式除細動器………………13
歯肉出血……………………………71
自発痛………………………………75
自発痛（関節痛）………………188
紫斑…………………………………71
指標追跡検査……………………163
脂肪体……………………………185
視野欠損…………………………145
車軸関節…………………………185
視野の歪み………………………145
ジャパンコーマスケール………153
収縮期血圧…………………………31
重心動揺検査……………………164
収斂薬………………………………93
宿主………………………………198
熟眠障害…………………………166
手指消毒…………………………204
手術部位の感染…………………202
手掌紅斑…………………………104
出血傾向……………………………67
出血時間……………………………72
出血性ショック……………………98
出血斑………………………………70
出血部位……………………………96
出血量………………………………96
術後痙攣…………………………183
術後せん妄………………………174
循環血液量減少性ショック
　………………25、98、134、211
　─の重症度………………………98
上位運動ニューロン
　……………192、193、195、196
常位胎盤早期剥離………………211
消化管出血…………………………71
消化管穿孔…………………75、78
消化管の運動………………………87

消化管の水分の出入り	87
消化器癌の腹痛	80
消化・吸収異常	110
消化性潰瘍治療薬	175
上気道	55
小球性低色素性貧血	65
症候性頭痛	144
症候性てんかん	181
症候性肥満	108
症候性やせ	108
上室性期外収縮	12
上室性不整脈	12
上腹部圧迫法	53
上部消化管	95
静脈性浮腫	127
ショートラン型	17
食作用	199
食事と嘔吐の関係	84
褥瘡	128
―の予防	156
食道静脈瘤	96
食道の痛み	21
食道裂孔ヘルニア	201
植物状態	152
食欲不振	113
女性と鉄欠乏性貧血	62
ショック	25
―の5徴	26、27、98
―の分類と原因	26
ショックインデックス	27、98
ショック指数	27、98
ショックスコア	27、28
ショック体位	30
ショック肺	28
除脳硬直	154
除皮質硬直	154
徐脈	154
徐脈性不整脈	12
ジルベール症候群	106
心エコー検査	29
心外閉塞・拘束性ショック	26
腎機能低下	33
心筋梗塞	12
神経因性膀胱	115、117
神経原性ショック	25
神経性食欲不振症	108
心原性ショック	25
人工呼吸器の適応の目安	41
人工ペースメーカー	18
深在性真菌症	202
心室細動	12、13
心室性期外収縮	12、15
心室性頻拍症	13

心室性不整脈	12
心室中隔欠損	51
滲出性下痢	89
新生児の黄疸	103
腎性浮腫	127
真性めまい	157、160
振戦	179
心臓神経症	11
心臓性浮腫	127
心臓促進中枢	34
心臓電気生理学的検査	17
靫帯	185
心タンポナーデ	26
シンチグラフィー	24
シンチグラム	24
心電図検査	16
浸透圧	124
浸透圧性下痢	88
浸透圧利尿	133
心拍出量	32
心拍数の変化	34
深部感覚系	157
心不全	11
心房細動	12、15
心房粗動	12

す

膵臓障害とやせ	111
錐体	192
水分電解質維持量	131
水分の移動	124
水分バランス	123
水泡音	40、46
髄膜刺激症状	148、152
睡眠衛生	170
睡眠時無呼吸症候群	
	108、167、169
睡眠障害	173
睡眠中枢	168
睡眠と覚醒のリズム	177
睡眠の周期	168
睡眠の必要性	168
睡眠薬	170
頭蓋内圧の上昇	151
頭蓋内出血	72
スタンダードプレコーション	204
頭痛	143
―の原因	143
―のパターン	146
―の分類	145
頭痛中枢	143
ステロイド	167
ストレスと下痢	91

スパスム	179
スワン・ガンツカテーテル	29

せ

正球性正色素性貧血	65
性周期と排卵性出血	209
性周期による変動	137
成人呼吸促拍症候群	28
生体防御反応	143、199
制吐薬	85
―の特徴	86
成分輸血	29、66、73
咳	43
咳受容体	43
脊髄	191
脊髄圧迫	192
脊髄損傷	194
―と排尿障害	117
脊髄病変による麻痺	194
咳中枢	43
赤血球指数	64
赤血球数	65
赤血球の分解と黄疸	101
接合菌	202
摂食・嚥下障害	196
セットポイント	137
―と体温の関係	139
切迫性尿失禁	117
セロトニン	186
線維素溶解現象	68
遷延性嘔吐	86
閃輝暗点	145
鮮血	84
鮮紅色	96
全身倦怠感	142
全身性エリテマトーデス	188
全身性炎症反応症候群	139、140
全身性痙攣	179
全身性浮腫	127
喘息	53
前大脳動脈	193
選択的セロトニン再取り込み阻害薬	
	167
疝痛	75
穿通枝	193
前庭器	158
前庭系	157
前庭神経	158
前庭神経炎	159、160
蠕動運動	87
全般発作	179、181
喘鳴	45、46、58
せん妄	173、174

219

INDEX

―と認知症の相違点‥‥‥‥‥173
―と抑制‥‥‥‥‥‥‥‥‥177
―の治療‥‥‥‥‥‥‥‥‥177
せん妄スクリーニングツール
‥‥‥‥‥‥‥‥‥‥175、176
線毛運動‥‥‥‥‥‥‥‥44、201
線溶‥‥‥‥‥‥‥‥‥‥‥‥68
戦慄‥‥‥‥‥‥‥‥‥138、142
前立腺特異抗原‥‥‥‥‥‥120
前立腺肥大症‥‥‥‥‥115、118

そ

造血必須物質‥‥‥‥‥‥‥‥66
早朝覚醒‥‥‥‥‥‥‥166、171
蒼白（ショック）‥‥‥‥27、98
総ビリルビンの基準値‥‥‥‥105
側胸部痛‥‥‥‥‥‥‥‥‥‥19
側頭動脈炎‥‥‥‥‥‥‥‥147
速脈‥‥‥‥‥‥‥‥‥‥‥‥16

た

タール便‥‥‥‥‥‥‥‥‥‥96
体位ドレナージ‥‥‥‥‥‥‥47
体液性の調節‥‥‥‥‥‥‥‥34
体温調節中枢‥‥‥‥‥‥‥137
大球性正色素性貧血‥‥‥‥‥65
帯下‥‥‥‥‥‥‥‥‥‥‥210
大後頭ヘルニア‥‥‥‥‥‥154
太鼓ばち指‥‥‥‥‥‥‥‥‥52
体質性黄疸‥‥‥‥‥‥‥‥106
体脂肪率‥‥‥‥‥‥‥‥‥107
代謝水‥‥‥‥‥‥‥‥‥‥131
体循環‥‥‥‥‥‥‥‥‥‥‥31
帯状回ヘルニア‥‥‥‥‥‥154
体性痛‥‥‥‥‥‥‥‥‥‥‥76
大腸への移動‥‥‥‥‥‥‥‥88
大動脈騎乗‥‥‥‥‥‥‥‥‥51
大動脈の弾性‥‥‥‥‥‥‥‥32
体内水分量‥‥‥‥‥‥‥‥130
体内時計機構の維持‥‥‥‥168
体内の恒常性‥‥‥‥‥‥‥130
大脳基底核‥‥‥‥‥‥‥‥150
大脳皮質‥‥‥‥‥‥‥‥‥150
楕円関節‥‥‥‥‥‥‥‥‥185
多血症‥‥‥‥‥‥‥‥‥‥‥50
多源性期外収縮‥‥‥‥‥‥‥17
多臓器不全‥‥‥‥‥‥‥‥‥28
脱水‥‥‥‥‥‥‥‥‥‥92、130
―の3つのタイプ‥‥‥‥131
―の有無‥‥‥‥‥‥‥‥‥91
―の重症度‥‥‥‥‥‥‥133
脱分極‥‥‥‥‥‥‥‥‥‥‥10
脱力発作‥‥‥‥‥‥‥‥‥179

多尿‥‥‥‥‥‥‥‥‥‥‥116
WPW症候群‥‥‥‥‥‥‥‥13
ダブルルーメンカテーテル‥‥29
ダブルルーメンチューブ‥‥‥59
痰‥‥‥‥‥‥‥‥‥‥‥‥‥44
単球‥‥‥‥‥‥‥‥‥199、200
胆汁‥‥‥‥‥‥‥‥‥‥‥101
単純性イレウス‥‥‥‥‥‥‥78
単純部分発作‥‥‥‥‥‥‥179
胆石発作‥‥‥‥‥‥‥‥‥‥76
断続性ラ音‥‥‥‥‥‥‥‥‥46
短腸症候群‥‥‥‥‥‥‥‥‥90
単麻痺‥‥‥‥‥‥‥‥‥‥192

ち

チアノーゼ‥‥‥15、48、58、211
チェーン・ストークス呼吸‥39、155
蓄尿障害‥‥‥‥‥‥‥‥‥117
蓄尿反射‥‥‥‥‥‥‥‥‥115
致死的な不整脈‥‥‥‥‥‥‥13
チック‥‥‥‥‥‥‥‥‥‥179
腟の自浄作用‥‥‥‥‥‥‥212
遅脈‥‥‥‥‥‥‥‥‥‥‥‥16
中心静脈圧‥‥‥‥‥‥‥‥135
中心静脈栄養‥‥‥‥‥‥‥100
中枢神経‥‥‥‥‥‥‥‥‥193
中枢神経性過呼吸‥‥‥‥‥155
中枢神経刺激薬‥‥‥‥‥‥167
中枢性嘔吐‥‥‥‥‥‥‥‥‥82
中枢性チアノーゼ‥‥‥‥‥‥50
中枢性発熱‥‥‥‥‥‥‥‥138
中枢性めまい‥‥‥‥‥‥‥160
中大脳動脈‥‥‥‥‥‥‥‥193
中途覚醒‥‥‥‥‥‥‥166、171
腸運動抑制薬‥‥‥‥‥‥‥‥93
腸炎ビブリオ‥‥‥‥‥‥‥‥90
長管骨‥‥‥‥‥‥‥‥‥‥201
腸肝循環‥‥‥‥‥‥‥‥‥102
直腸内指診‥‥‥‥‥‥‥‥120
蝶番関節‥‥‥‥‥‥‥‥‥185
腸内殺菌薬‥‥‥‥‥‥‥‥‥93
腸閉塞‥‥‥‥‥‥‥78、85、133
調律異常‥‥‥‥‥‥‥‥‥‥11
直接ビリルビン‥‥‥‥‥‥101
直立起立検査‥‥‥‥‥‥‥164
直流除細動器‥‥‥‥‥‥‥‥13
鎮痛薬‥‥‥‥‥‥‥‥‥‥149

つ

椎骨動脈‥‥‥‥‥‥‥‥‥161
椎骨脳低動脈循環不全‥‥160、161
対麻痺‥‥‥‥‥‥‥‥‥‥192
痛覚の受容器（頭痛）‥‥‥143

痛覚中枢‥‥‥‥‥‥‥‥‥186
痛風‥‥‥‥‥‥‥‥‥‥‥186
ツルゴール‥‥‥‥‥‥‥‥134
つわり‥‥‥‥‥‥‥‥‥‥‥81

て

手洗い‥‥‥‥‥‥‥‥‥‥204
低アルブミン血症‥‥‥‥‥198
DICの所見‥‥‥‥‥‥‥‥69
T細胞‥‥‥‥‥‥‥‥199、200
Tリンパ球‥‥‥‥‥‥‥‥199
低HDLコレステロール血症‥‥107
低栄養と浮腫‥‥‥‥‥‥‥125
低活動膀胱‥‥‥‥‥‥‥‥118
低カリウム血症‥‥‥‥‥‥‥92
啼泣‥‥‥‥‥‥‥‥‥‥‥‥53
低クロール性アルカローシス‥‥135
低血圧‥‥‥‥‥‥‥‥‥‥‥32
低血糖昏睡‥‥‥‥‥‥‥‥151
低血糖発作‥‥‥‥‥‥‥‥194
低酸素血症‥‥‥‥‥‥‥63、174
低張性脱水‥‥‥‥‥‥130、131
低拍出症候群‥‥‥‥‥‥‥‥26
デーデルライン桿菌‥‥‥‥212
笛音‥‥‥‥‥‥‥‥‥‥40、46
鉄欠乏性貧血‥‥‥‥‥‥‥‥62
手袋装着‥‥‥‥‥‥‥‥‥204
デュビン・ジョンソン症候群‥‥106
δ（デルタ）波‥‥‥‥‥‥167
電解質異常‥‥‥‥‥‥‥85、92
てんかん‥‥‥‥‥‥‥‥‥181
てんかん重積状態‥‥‥‥‥183
電気的除細動‥‥‥‥‥‥‥‥13
点状出血‥‥‥‥‥‥‥‥‥‥71
伝導遅延‥‥‥‥‥‥‥‥‥‥12
伝導ブロック‥‥‥‥‥‥‥‥12
テント切痕ヘルニア‥‥‥‥154
伝播経路‥‥‥‥‥‥‥‥‥198

と

動眼神経麻痺‥‥‥‥‥‥‥192
動悸‥‥‥‥‥‥‥‥‥‥10、64
―の原因‥‥‥‥‥‥‥‥‥11
瞳孔の固定‥‥‥‥‥‥‥‥152
瞳孔の変化‥‥‥‥‥‥‥‥182
動作と痛み‥‥‥‥‥‥‥‥145
洞性徐脈‥‥‥‥‥‥‥‥‥‥12
洞性頻脈‥‥‥‥‥‥‥‥‥‥12
等張性脱水‥‥‥‥‥‥‥‥130
等張電解質液‥‥‥‥‥‥‥‥98
洞調律‥‥‥‥‥‥‥‥‥‥‥10
疼痛スケール‥‥‥‥‥‥‥147
糖尿病‥‥‥‥‥‥‥‥‥‥201

―による排尿障害・・・・・・・・・116
糖尿病性ケトアシドーシス・・・・・132
頭部後屈頸顎先挙上法・・・・・・・・・29
洞不全症候群・・・・・・・・・・・・12、14
洞房結節・・・・・・・・・・・・・・10、12
動脈血酸素分圧・・・・・・・・・・・・40
動脈血の酸素化不足・・・・・・・・・・49
トーヌス・・・・・・・・・・・193、195
特異的生体防御機構・・・・・・・・・199
特殊気管内チューブ・・・・・・・・・・59
特発性血小板減少性紫斑病・・・・・・69
特発性細菌性腹膜炎・・・・・・・・・202
特発性心室頻脈・・・・・・・・・・・・15
特発性心房細動・・・・・・・・・・・・15
吐血・・・・・・・・・・・・・・・71、95
閉じ込め症候群・・・・・・・・・・・152
徒手筋力テスト・・・・・・・・・・・195
吐出相・・・・・・・・・・・・・・・・81
トッド麻痺・・・・・・・・・・・・・194
突発性難聴・・・・・・・・・159、161
吐物の性状・・・・・・・・・・・・・・84
トライツ靱帯・・・・・・・・・・・・95
トルサード・ド・ポアン・・・・・・・13
トレッドミル・・・・・・・・・・・・17
ドレナージ・・・・・・・・・・・・・85
トレンデレンブルグ体位・・・・30、211
トロポニン・・・・・・・・・・・・・23
トロンビン・・・・・・・・・・・・・68
貪食・・・・・・・・・・・・・199、200
貪食能・・・・・・・・・・・・200、201
鈍痛・・・・・・・・・・・・・・・・75

な

内因性睡眠障害・・・・・・・・・・・167
内頸動脈・・・・・・・・・・・・・・193
内耳・・・・・・・・・・・・・・・・158
内視鏡的胃瘻造設術・・・・・・・・・156
内視鏡的逆行性膵胆管造影・・・・・・105
内蔵脂肪型肥満・・・・・・・・・・・108
内臓痛・・・・・・・・・・・・・・・・76
内尿道括約筋・・・・・・・・・・・・114
内分泌性浮腫・・・・・・・・・・・・127
内リンパ・・・・・・・・・・・・・・158
ナチュラルキラー細胞・・・・・・・・200
ナトリウム欠乏性脱水・・・・・・・・131
ナルコレプシー・・・・・・・・・・・169
難消化性多糖類・・・・・・・・・・・111
難聴・・・・・・・・・・・・・・・・161

に

Ⅱ型呼吸不全・・・・・・・・・・・・38
二次止血・・・・・・・・・・・・・・67
二次性高血圧・・・・・・・・・・・・33

二次性頭痛・・・・・・・・・・・・・144
二次性貧血・・・・・・・・・・・・・・63
二次体性運動野・・・・・・・・・・・191
24時間ホルター心電図・・・・・・・17
日常生活動作の低下・・・・・・・・・190
日内変動・・・・・・・・・・・・・・137
ニトログリセリン製剤・・・・・・・・24
乳酸・・・・・・・・・・・・・・・・34
入眠障害・・・・・・・・・・166、171
尿が移動する速度・・・・・・・・・・115
尿細胞診・・・・・・・・・・・・・・120
尿失禁・・・・・・・・・・・・・・・116
―の分類・・・・・・・・・・・・117
尿線の異常・・・・・・・・・・・・・116
尿道括約筋・・・・・・・・・・・・・115
尿道狭窄・・・・・・・・・・・・・・118
尿道の男女差・・・・・・・・・・・・115
尿道膀胱撮影・・・・・・・・・・・・120
尿毒症・・・・・・・・・・・・・・・・69
尿の混濁・・・・・・・・・・・・・・120
尿の生成・・・・・・・・・・・・・・115
尿排泄障害・・・・・・・・・117、118
尿閉・・・・・・・・・・・・・・・・116
尿流量測定・・・・・・・・・・・・・120
尿量のモニタリング・・・・・・・・・136
妊娠高血圧症候群・・・・・・・・・・35

ね

熱型・・・・・・・・・・・・・・・・141
熱産生の亢進・・・・・・・・・・・・138
熱性痙攣・・・・・・・139、183、184
熱中症・・・・・・・・・・・・・・・132
熱放散の障害・・・・・・・・・・・・138
ネブライザー・・・・・・・・・・・・47
ネフローゼ症候群・・・・・・・・・・125
粘液腺・・・・・・・・・・・・・・・・44
捻髪音・・・・・・・・・・・・・40、46

の

脳幹反射の喪失・・・・・・・・・・・152
脳幹部・・・・・・・・・・・・・・・150
脳幹網様体・・・・・・・・・・・・・150
脳血管障害・・・・・・・・・160、161
脳死・・・・・・・・・・・・・・・・152
脳腫瘍・・・・・・・・・・・146、160
脳神経麻痺・・・・・・・・・・・・・192
脳脊髄液検査・・・・・・・・・・・・148
脳底動脈・・・・・・・・・・・・・・161
脳波・・・・・・・・・・・・・・・・167
―の消失・・・・・・・・・・・・152
脳浮腫・・・・・・・・・・・136、151
脳ヘルニア・・・・・・・・・・・・・154
ノルアドレナリン・・・・・・・・・・34

ノロウイルス・・・・・・・・・・・・90
ノンレム睡眠・・・・・・・・・・・・167

は

パーキンソン病・・・・・・・・・・・179
肺炎・・・・・・・・・・・・・・・・21
肺炎予防・・・・・・・・・・・・・・155
敗血症・・・・・・・・・・・139、202
敗血症性ショック・・・・・・・・・・26
肺血栓塞栓症・・・・・・・・・・・・20
肺循環・・・・・・・・・・・・・・・・31
肺動脈弁狭窄・・・・・・・・・・・・51
排尿困難・・・・・・・・・・・・・・116
排尿障害・・・・・・・・・・114、210
排尿痛・・・・・・・・・・・・・・・116
排尿反射・・・・・・・・・・・・・・115
背部叩打法・・・・・・・・・・・・・53
背部痛・・・・・・・・・・・・・・・・19
排便と血圧上昇・・・・・・・・・・・37
排便の確認・・・・・・・・・・・・・100
肺胞・・・・・・・・・・・・・・・・55
肺胞音・・・・・・・・・・・・・・・・46
肺胞換気量の低下・・・・・・・・・・39
ハイムリック法・・・・・・・・・・・53
廃用性萎縮・・・・・・・・・・・・・196
排卵期出血・・・・・・・・・・・・・208
排卵性出血・・・・・・・・・・・・・208
白衣高血圧・・・・・・・・・・・・・36
播種性血管内凝固症候群
・・・・・・・・・28、69、139、211
波状熱・・・・・・・・・・・139、141
ばち指・・・・・・・・・・・・・・・・52
白血病・・・・・・62、202、205、209
発熱・・・・・・・・・・・・・・・・137
―と黄疸・・・・・・・・・・・・105
―の仕組み・・・・・・・・・・・138
―のピーク・・・・・・・・・・・142
―をきたす疾患・・・・・・・・・140
発熱疾患と脈拍数・・・・・・・・・・141
パルスオキシメータ・・・・・・・・・40
半月・・・・・・・・・・・・・・・・185
反射性嘔吐・・・・・・・・・・・・・82
反射性尿失禁・・・・・・・・・・・・117
板状硬・・・・・・・・・・・・・・・・77
斑状出血・・・・・・・・・・・・・・71
半透膜・・・・・・・・・・・・・・・124

ひ

B細胞・・・・・・・・・・・・・・・200
Bリンパ球・・・・・・・・・・・・・200
ビオー呼吸・・・・・・・・・・・・・39
皮下脂肪型肥満・・・・・・・・・・・108
皮下出血・・・・・・・・・・・・・・71

ひきつけ	184	―の鎮痛薬	80	ヘパプラスチンテスト	72
脾機能亢進症	63	腹部静脈怒張	104	ヘパリン	70
鼻出血	71	腹膜	77	ヘマトクリット値	65
―と姿勢	73	腹膜刺激症状	77	ヘモグロビン	48、61
非消化吸収性物質	88	不顕性黄疸	101	ヘモグロビン尿	122
ヒスタミン	34、186	浮腫	15、36、52、123	ヘモグロビン濃度	61、63、65
ヒスタミンH_2受容体拮抗薬	99	―の原因	126	ヘモジデリン	56
ヒステリー発作	179	不随意運動	179	ヘルニア	151
非ステロイド抗炎症薬	189	不正出血	206	ヘルパーT細胞	199
ビタミンK欠乏症	70	不正性器出血	206	便ができるまで	88
ビタミンB_{12}	66	不整脈の原因	12	変形性関節症	186、190
非特異的生体防御機構	199	不整脈の治療	18	片頭痛	144、145
ヒト絨毛性ゴナドトロピン	208	腹腔出血	72	変性疾患	160
非抱合型ビリルビン	101	不動関節	185	便潜血検査	99
肥満	107	ブドウ球菌	90	ベンゾジアゼピン受容体作動睡眠薬	
―の判定基準	107	部分発作	179、181		170
―の薬物療法	112	不飽和脂肪酸	111	便の水分量	91
ヒュー・ジョーンズ分類	40、41	不眠	166	便秘	94
病因	198	―による症状	169		
病原性大腸菌	90	―の原因	166	**ほ**	
病原巣	198	不眠治療薬	170	膀胱炎	115
病原体	198	―と禁忌	171	抱合型ビリルビン	101
病的反射	195	―の副作用	171	膀胱鏡検査	120
日和見感染	198、205	不明熱	139	膀胱蓄尿機能低下	117
ビリルビン	101	ブラジキニン	21、186	膀胱内圧測定	121
―の正常な流れ	102	プラスミン	68	膀胱の収縮障害	118
ヒトパピローマウイルス	208	振子運動	87	膀胱留置カテーテルの管理	156
貧血	50、61、211	ブルンベルグ徴候	77	放散痛	77、78
―の原因疾患	62	フレンツェルめがね	163	房室ブロック	14
―の判定基準	61	ブロードマン第4野	192	歩行杖	197
頻尿	115、154	プロゲステロン	208	補足運動野	191
頻脈性不整脈	12	プロスタグランジン	186	補体異常	203
		プロスタグランジンE_2	138	歩調とり	10
ふ		ブロッカーバルーン付き気管内		発作性心房粗動	15
ファロー四徴症	51	チューブ	59	発作性上室性頻拍	15
不安神経症	11	プロトロンビン	68	発疹	141
不安定狭心症	23	プロトロビン時間	72	ホメオスタシス	26、130
フィブリノゲン	68	プロトンポンプインヒビター製剤		ホルモン補充療法	209
フィブリノゲン検査	72		99	本態性高血圧	33
フィブリン	68	分節運動	87	本態性てんかん	180、181
フォンビルブランド因子	68	分泌性下痢	88		
フォンビルブランド病	70			**ま**	
不感蒸泄	131、132	**へ**		マクロファージ	199、200
不完全尿閉	116	平均血圧	32	マジンドール	112
不完全麻痺	192	平均赤血球指数	65	末梢血管抵抗	32
腹圧性尿失禁	117	平衡器官	157	末梢神経	193
副雑音	46	閉塞性イレウス	78	末梢性チアノーゼ	50
複雑性イレウス	78	閉塞性黄疸	105	末梢性めまい	159
複雑部分発作	179	平面関節	185	末梢の循環不全	25
複視	161	ペースメーカー	10	麻痺側からのアプローチ	197
腹式呼吸	42	β遮断薬	17、37	麻痺の分類	192
腹水	104	β-Dグルカン	203	マロリー・ワイス症候群	96
腹痛	75	β（ベータ）波	167	マン検査	164

慢性咳嗽……………………… 45
慢性下痢………………… 89、90
慢性硬膜下血腫………………146
慢性呼吸不全………………… 38
慢性的な脱水…………………136
慢性発症の頭痛………………144

み

ミオクロニー発作……………179
ミオグロビン尿………………122
ミオパチー……………………194
水欠乏性脱水…………………131
耳鳴り………………………… 64
脈圧…………………………… 32
脈拍触知負荷………………… 98
脈の左右差…………………… 16
脈拍欠損……………………… 16
脈拍触知負荷（ショック）……… 27
脈拍のとり方………………… 16

む

無菌操作………………………204
無呼吸状態……………………155
むずむず脚症候群……………167
無排卵性出血…………………208

め

メタボリックシンドローム………108
　―の診断基準………………110
メトヘモグロビン…………… 50
メニエール病………… 159、160
目の偏位………………………182
めまい…………………64、157
メラトニン……………………169
免疫……………………………199
　―にかかわる細胞…………200
免疫グロブリン………………200
免疫抑制作用…………………203

も

毛細血管機能検査…………… 72
網状赤血球…………………… 65
門脈圧亢進症………………… 69
門脈圧亢進症状………………127

や

夜間せん妄……………………174
薬剤によるせん妄……………175
薬剤誘発性ループス…………187
薬物性ショック……………… 25
薬理学的不眠…………………167
やせ……………………………107
やせすぎの割合………………109

ゆ

有酸素運動……………………112
遊走能…………………………201
輸血の副作用………………… 66

よ

溶血性貧血………………62、103
予期性嘔吐…………………… 86
抑うつ…………………………173

ら

ライター症候群………………187
ラクナ梗塞……………………193
卵形嚢…………………………159
卵胞期出血……………………208

り

リウマチ熱………………186、187
リエントリー………………… 12
リカバリー・シンドローム………174
利尿薬………………………… 37
リハビリテーション…………155
良性発作性頭位めまい症…159、161
利尿薬…………………………129
リンパ…………………………158
リンパ管………………………123
リンパ管障害…………………126
リンパ性浮腫……………126、127
リンパ節の腫脹………………141

る・れ

ループ利尿薬…………………129
冷罨法……………80、149、189
　―の原理……………………142
冷汗（ショック）…………27、98
Reiter症候群　………………187
レジスチン……………………110
レプチン………………………110
レム睡眠………………………167
攣縮……………………………179
連続性ラ音…………………… 46

ろ

老人性腟炎……………………208
ロタウイルス………………… 90
肋間神経痛…………………… 21

223

症状の基本がわかる本

そのメカニズムと観察・検査・ケアのポイント

監修者	おおだてけいいち 大舘敬一
発行人	中村雅彦
発行所	株式会社サイオ出版
	〒101-0054
	東京都千代田区神田錦町 3-6 錦町スクウェアビル7階
	TEL 03-3518-9434　FAX 03-3518-9435
	http://www.scio-pub.co.jp
カバーデザイン	Anjelico
カバーイラスト	黒はむ
DTP	株式会社メデュード
本文イラスト	黒はむ、日本グラフィックス、渡辺富一郎
印刷・製本	株式会社朝陽会

2019年8月5日　第1版第1刷発行　　ISBN 978-4-907176-76-1　　Ⓒ Keiichi Oodate

●ショメイ：ショウジョウノキホンガワカルホン

乱丁本、落丁本はお取り替えします。

本書の無断転載、複製、頒布、公衆送信、翻訳、翻案などを禁じます。本書に掲載する著者物の複製権、翻訳権、上映権、譲渡権、公衆送信権、通信可能化権は、株式会社サイオ出版が管理します。本書を代行業者など第三者に依頼し、スキャニングやデジタル化することは、個人や家庭内利用であっても、著作権上、認められておりません。

JCOPY ＜(社)出版者著作権管理機構　委託出版物＞

本書の無断複写は著作権法上での例外を除き禁じられています。複写される場合は、そのつど事前に、(社)出版者著作権管理機構（電話 03-5244-5088、FAX 03-5244-5089、e-mail: info@jcopy.or.jp）の許諾を得てください。